新看護学
3

疾病のなりたち

● 執筆

甲斐　明美　東京医科大学兼任教授

貞升　健志　東京都健康安全研究センター
　　　　　　　微生物部長

〆谷　直人　国際医療福祉大学教授

柳井　広之　岡山大学教授

山田　俊幸　自治医科大学教授

医学書院

発行履歴

1970年2月1日 第1版第1刷	1993年2月1日 第8版第8刷
1971年2月1日 第1版第2刷	1994年1月6日 第9版第1刷
1972年2月1日 第2版第1刷	1997年2月1日 第9版第4刷
1974年2月1日 第2版第4刷	1998年1月6日 第9版新訂版第1刷
1975年2月1日 第3版第1刷	1999年2月1日 第9版新訂版第2刷
1977年2月1日 第3版第4刷	2000年1月6日 第10版第1刷
1978年2月1日 第4版第1刷	2003年2月1日 第10版第5刷
1980年4月1日 第4版第5刷	2004年1月6日 第11版第1刷
1981年1月6日 第5版第1刷	2009年2月1日 第11版第7刷
1982年3月15日 第5版第3刷	2010年1月6日 第12版第1刷
1983年2月1日 第6版第1刷	2013年2月1日 第12版第6刷
1984年1月6日 第7版第1刷	2014年1月6日 第13版第1刷
1987年1月6日 第7版第6刷	2017年2月1日 第13版第4刷
1988年1月6日 第8版第1刷	

新看護学3　疾病のなりたち

発　　　行　2018年1月6日　第14版第1刷 ©
　　　　　　2024年2月1日　第14版第7刷
著者代表　　柳井広之(やない ひろゆき)
発　行　者　株式会社　医学書院
　　　　　　代表取締役　金原　俊
　　　　　　〒113-8719　東京都文京区本郷1-28-23
　　　　　　電話　03-3817-5600(社内案内)
　　　　　　　　　03-3817-5657(販売部)

印刷・製本　大日本法令印刷

本書の複製権・翻訳権・上映権・譲渡権・貸与権・公衆送信権(送信可能化権を含む)は株式会社医学書院が保有します.

ISBN978-4-260-03175-2

本書を無断で複製する行為(複写,スキャン,デジタルデータ化など)は,「私的使用のための複製」など著作権法上の限られた例外を除き禁じられています.大学,病院,診療所,企業などにおいて,業務上使用する目的(診療,研究活動を含む)で上記の行為を行うことは,その使用範囲が内部的であっても,私的使用には該当せず,違法です.また私的使用に該当する場合であっても,代行業者等の第三者に依頼して上記の行為を行うことは違法となります.

JCOPY　〈出版者著作権管理機構　委託出版物〉
本書の無断複製は著作権法上での例外を除き禁じられています.複製される場合は,そのつど事前に,出版者著作権管理機構(電話 03-5244-5088,FAX 03-5244-5089,info@jcopy.or.jp)の許諾を得てください.

はしがき

看護を取り巻く環境

　私たちを取り巻く社会は目ざましい発展をとげ，治療法や医療技術，医療情報処理装置などの進歩も日々とどまるところを知らない。しかし一方では，高齢化・少子化の著しい進行と疾病構造の変化，労働力人口の逓減，世界規模での経済的な環境の変化など，広く社会構造に根ざし，医療界に波及する大きな問題が重くのしかかっている。

　それに伴って保健医療においても，法律・制度面だけでなく，業務の内容・運用や従事者の教育方針に関して真剣な検討や対応を迫られており，看護業務あるいは看護教育のあり方にもその影響が及びはじめている。

　このように情勢が大きくかわろうとしているいま，みなさんは「看護」という専門領域に進もうとしている。

看護の役割と専門基礎分野

　看護とは，「病んでいる」人，つまり患者を対象とし，その生命の維持，健康への回復を援助する専門業務である。そのような患者を対象としたとき，看護技術を単に覚えたというだけでは，本当の看護は実践できない。患者の身体の内部で生じている異常の意味を科学的に理解し，患者が示す症状や状態がなにに，どのように由来するのかということを追究しようとする姿勢が，看護実践の背景として必要とされるのである。

　専門基礎分野は，医学・生物学領域の知識の習得を通して，患者を正しく，正確に見る基礎を養うことを目的としている。学ぶ内容は，正常な人体のしくみ(身体の構造・解剖)とはたらき(機能・生理)，およびそれらが異常をきたした場合(疾患)，異常のおこり方や原因(病態生理)，あるいは疾患からの回復を促進する方法(治療)などである。また，看護を行うにあたっては，保健医療福祉のしくみや，看護に関係する法律について学ぶことも重要である。

　本書をもとに十分に学習し，しっかりとした知識を土台として，病む人の状態が理解でき，よい看護のできる看護職者になられることを願ってやまない。

改訂の経過とカリキュラムの変遷

本書は，1970（昭和45）年に准看護学生のための教科書として初版が刊行された。以来，その役割とその重要性に鑑みて，医学・看護学および周辺諸科学の発展・分化や，社会の変化などをいち早く読み取りながら，看護の質の向上に資するべく定期的に改訂を重ねてきた。あわせて，学習者の利便を考慮しながら，記載内容の刷新・増補，解説の平易化をはかり，より学びやすい教科書となるように努めてきた。幸い，このような編集方針は全国の教育施設から評価をいただき，本書を幅広く利用していただくこととなった。

2022（令和4）年度より適用となる新カリキュラムでは，これまで専門基礎分野に設定されていた「看護と倫理」および「患者の心理」が専門分野へと統合された。また「感染と予防」が「疾病のなりたち」に包含され，「薬理」は時間数が倍増された。

これら専門基礎分野を担う『新看護学』の各巻は，准看護師教育の基本的考え方にあげられている「保健・医療・福祉チームにおける各職種の役割を理解し，准看護師としての役割を果たす基礎的能力」が養えるよう，構成や情報量を考慮して改訂を進めている。

改訂の趣旨

本書では写真や図解を多数掲載して，学習のたすけになるよう工夫を凝らした。今回の改訂では，内容にさらにみがきをかけるとともに，各章末に「復習問題」を設けた。知識定着や試験対策にぜひ役だてていただきたい。

「病理学」では，写真と図を組み合わせて，病変発生の一般的なしくみから，各器官系統のおもな病態生理が広く，深く学べるものとした。

「感染と予防」では，病原微生物の知識の網羅性を高め，近年重要となっている新興・再興感染症や薬剤耐性菌についても詳述した。

特論の「臨床検査」はカリキュラムに教科の指定はないが，医療職者に共通して必須の知識として位置づけており，各検査に「看護のポイント」を設けて，効率よく大切な箇所がわかるように構成している。

なお，編集にあたって，文中での表現の煩雑さを避けるため，特定の場合を除いて看護師・准看護師に共通する事項は「看護師」と表現したので，あらかじめご了解いただきたい。

本書は今後とも，有用で使いやすい教科書を目ざしていく所存である。本書を准看護師教育にご活用いただき，各位の忌憚ないご意見をお寄せいただければ幸いである。

2021年12月

著者ら

目次

病理学
柳井広之

第1章 疾病のなりたちと病理学 …… 2

- A．病理学を学ぶにあたって …… 2
  - 1．病理学とは …… 2
  - 2．病理学を学ぶ意義 …… 3
- B．臨床医学における病理学 …… 3
  - 1．組織診 …… 4
  - 2．細胞診 …… 5
  - 3．病理解剖 …… 6
- C．疾患の原因 …… 7
  - 1．外因 …… 7
  - 2．内因 …… 8

第2章 疾病のなりたち——基本的病変 …… 10

- A．先天異常 …… 10
  - 1．遺伝が関与しない先天異常 …… 10
  - 2．遺伝が関与する疾患 …… 11
  - 3．染色体の異常による疾患 …… 11
  - 4．遺伝子の異常による疾患 …… 12
- B．細胞・組織の傷害と適応・修復 …… 13
  - 1．萎縮・肥大・過形成 …… 13
  - 2．変性 …… 15
  - 3．壊死とアポトーシス …… 16
  - 4．修復と治癒 …… 16
- C．体液循環の異常 …… 17
  - 1．充血とうっ血 …… 18
  - 2．浮腫 …… 19
  - 3．血栓と塞栓 …… 19
  - 4．虚血 …… 21
  - 5．梗塞 …… 21
  - 6．出血 …… 21
  - 7．ショック …… 22
  - 8．高血圧 …… 22
  - 9．循環ルートの異常 …… 23
- D．炎症 …… 23
  - 1．炎症の五徴候 …… 24
  - 2．急性炎症と慢性炎症 …… 25
  - 3．炎症の種類 …… 26
  - 4．免疫の異常 …… 26
    - ① 自己免疫疾患 …… 26
    - ② アレルギー …… 27
    - ③ 免疫不全 …… 27
- E．代謝障害 …… 28
  - 1．脂質代謝障害 …… 28
  - 2．アミノ酸・タンパク質代謝障害 …… 29
  - 3．糖代謝障害 …… 29
    - ① 糖尿病 …… 29
    - ② 糖原病 …… 31
  - 4．その他の代謝障害 …… 31
    - ① 黄疸 …… 31
    - ② 痛風 …… 31
    - ③ 結石 …… 32
- F．腫瘍 …… 32
  - 1．良性腫瘍と悪性腫瘍 …… 32
  - 2．がん腫と肉腫 …… 34

3．がんの進行度分類 ……………… 35
　① 早期がんと進行がん …………… 35
　② TNM 分類 ……………………… 36
4．がんの広がり方 ………………… 36
5．がんの原因 ……………………… 37
6．日本人のがんの特徴 …………… 38

第3章 おもな疾病のなりたち 41

A．呼吸器疾患 …………………… 41
1．肺炎・肺結核 …………………… 41
　① 肺炎 ……………………………… 41
　② 肺結核 …………………………… 43
2．肺気腫・慢性気管支炎 ………… 44
　① 肺気腫 …………………………… 44
　② 慢性気管支炎 …………………… 44
3．気管支喘息 ……………………… 44
4．肺・胸膜の腫瘍 ………………… 45
　① 肺がん …………………………… 45
　② 悪性中皮腫 ……………………… 46

B．循環器疾患 …………………… 46
1．心臓の疾患 ……………………… 46
　① 心奇形 …………………………… 46
　② 心肥大・心筋症 ………………… 47
　③ 狭心症・心筋梗塞 ……………… 47
　④ 心臓弁膜症 ……………………… 49
　⑤ 心膜炎 …………………………… 51
　⑥ 心不全 …………………………… 51
2．血管の疾患 ……………………… 52
　① 動脈硬化症 ……………………… 52
　② 動脈瘤・大動脈解離 …………… 52

C．消化器疾患 …………………… 52
1．食道の疾患 ……………………… 52
　① 食道静脈瘤 ……………………… 53
　② 食道がん ………………………… 53
2．胃の疾患 ………………………… 53
　① 急性胃炎・慢性胃炎 …………… 54

　② 胃潰瘍 …………………………… 55
　③ 胃がん …………………………… 56
3．腸の疾患 ………………………… 58
　① クローン病 ……………………… 58
　② 潰瘍性大腸炎 …………………… 58
　③ その他の大腸の炎症 …………… 59
　④ 大腸の腫瘍 ……………………… 60
　　・大腸腺腫 ………………………… 60
　　・大腸がん ………………………… 60
4．肝臓の疾患 ……………………… 61
　① 肝炎 ……………………………… 61
　② 肝硬変 …………………………… 62
　③ 肝臓のがん ……………………… 64
5．胆道の疾患 ……………………… 64
　① 胆石症 …………………………… 65
　② 胆囊炎 …………………………… 66
　③ 胆囊，胆管のがん ……………… 66
6．膵臓の疾患 ……………………… 66
　① 膵炎 ……………………………… 66
　② 膵腫瘍 …………………………… 66

D．血液・造血器疾患 …………… 67
1．貧血 ……………………………… 67
　① 鉄欠乏性貧血 …………………… 67
　② 巨赤芽球性貧血（悪性貧血）…… 68
　③ 再生不良性貧血 ………………… 68
　④ 溶血性貧血 ……………………… 68
2．白血病 …………………………… 68
3．骨髄異形成症候群 ……………… 70
4．悪性リンパ腫 …………………… 70
5．形質細胞腫・多発性骨髄腫 …… 71
6．凝固系の異常 …………………… 71

E．内分泌疾患 …………………… 72
1．下垂体の疾患 …………………… 73
2．甲状腺の疾患 …………………… 74
　① バセドウ病（グレーブス病）…… 74
　② 橋本病（慢性甲状腺炎）………… 74
　③ 甲状腺の腫瘍 …………………… 74
3．副甲状腺（上皮小体）の疾患 … 75
　① 副甲状腺機能亢進症 …………… 75
　② 副甲状腺機能低下症 …………… 75

- 4．副腎の疾患 …………………………… 75
  - ① 副腎皮質の疾患 ……………………… 76
  - ② 褐色細胞腫 …………………………… 76
- 5．膵臓ランゲルハンス島（膵島）の疾患 … 76

F．脳・神経疾患 …………………………… 77
- 1．脳虚血・脳梗塞 ……………………… 77
- 2．頭蓋内出血 …………………………… 78
  - ① 脳内出血 ……………………………… 79
  - ② クモ膜下出血 ………………………… 79
  - ③ 硬膜下血腫・硬膜外血腫 …………… 79
- 3．脳・神経の感染症 …………………… 79
- 4．アルツハイマー病 …………………… 80
- 5．脳腫瘍 ………………………………… 80

G．運動器の疾患 …………………………… 81
- 1．骨の疾患 ……………………………… 81
  - ① 骨折・骨粗鬆症 ……………………… 81
  - ② 骨の腫瘍 ……………………………… 81
- 2．筋肉の疾患 …………………………… 82

H．腎・尿路疾患 …………………………… 83
- 1．腎臓の疾患 …………………………… 83
  - ① 糸球体腎炎および関連疾患 ………… 83
  - ② 腎盂腎炎 ……………………………… 84
  - ③ 腎臓の腫瘍 …………………………… 85
- 2．尿路の疾患 …………………………… 85
- 3．前立腺・精巣の疾患 ………………… 86
  - ① 前立腺の疾患 ………………………… 86
  - ② 精巣の疾患 …………………………… 86

I．女性生殖器・乳腺疾患 ………………… 86
- 1．子宮頸部の疾患 ……………………… 86
  - ① 子宮頸管炎・性感染症 ……………… 87
  - ② 子宮頸部上皮内腫瘍 ………………… 87
  - ③ 子宮頸がん …………………………… 87
- 2．子宮体部の疾患 ……………………… 87
  - ① 子宮腺筋症 …………………………… 88
  - ② 子宮筋腫 ……………………………… 88
  - ③ 子宮内膜増殖症・子宮内膜異型増殖症 …………………………………………… 88
  - ④ 子宮体がん …………………………… 89
- 3．卵巣の疾患 …………………………… 89
  - ① 卵巣子宮内膜症 ……………………… 89
  - ② 卵巣腫瘍 ……………………………… 89
- 4．乳腺の疾患 …………………………… 90

J．皮膚疾患 ………………………………… 91

K．感覚器の疾患 …………………………… 92
- 1．視器の疾患 …………………………… 92
- 2．聴器の疾患 …………………………… 92

L．膠原病 …………………………………… 93
- ① 関節リウマチ ………………………… 93
- ② 全身性エリテマトーデス（SLE） …… 93

感染と予防

第1章 微生物の基礎知識

甲斐明美　98

A．微生物学の歩み ………………………… 98
- 1．微生物学の誕生 ……………………… 98
- 2．病原微生物（病原体）の発見 ………… 99
- 3．免疫・抗体・化学療法薬の発見 …… 100
- 4．新興・再興感染症の勃発 …………… 100

B．微生物の種類 …………………………… 101
- 1．微生物の種類と特徴 ………………… 101
- 2．病原微生物（病原体）と常在細菌叢 … 102

C．感染と発病 ……………………………… 103
- 1．感染と感染症 ………………………… 103
- 2．感染経路と病原微生物 ……………… 106
- 3．感染の成立，発病と生体の反応 …… 108

D．免疫 ……………………………………… 108
- 1．自然免疫 ……………………………… 109
- 2．獲得免疫 ……………………………… 109
- 3．予防接種・受動免疫療法 …………… 112
- 4．免疫血清検査 ………………………… 115
- 5．アレルギー（過敏症） ………………… 115

E．感染症の予防 …………………………… 115

1．感染症法 …………………………… 116
2．感染症の予防 ……………………… 117
　① 感染の予防 ……………………… 117
　② 院内感染防止対策 ……………… 118
　③ 標準予防策と感染経路別予防策 … 118
3．滅菌・消毒 ………………………… 119
　① 滅菌と消毒 ……………………… 119
　② 滅菌と消毒の実際 ……………… 119
　　1 熱による滅菌 ………………… 119
　　2 ガス滅菌 ……………………… 121
　　3 放射線・紫外線による滅菌・消毒
　　　　 ……………………………… 121
　　4 濾過除菌 ……………………… 121
　　5 消毒と消毒薬 ………………… 121
4．医療器具・廃棄物の取り扱い …… 124
5．バイオハザードとその予防 ……… 124
F．病原微生物と化学療法 ……………… 125
1．化学療法薬の種類と作用 ………… 125
2．菌交代現象 ………………………… 126
3．薬剤耐性菌 ………………………… 126
4．薬剤感受性の検査 ………………… 127

第2章 細菌

甲斐明美　　130

A．細菌の種類と特徴 …………………… 130
1．細菌の分類 ………………………… 130
2．細菌の一般的性状と検査法 ……… 130
　① 細菌の一般的性状 ……………… 131
　　1 細菌の大きさ ………………… 131
　　2 細菌の形 ……………………… 131
　　3 細菌の構造 …………………… 131
　　4 細菌の化学的組成 …………… 133
　　5 細菌の発育 …………………… 133
　　6 細菌の物質代謝と増殖 ……… 134
　　7 細菌の遺伝と変異 …………… 134
　② 細菌の検査法 …………………… 135
　　・染色法 ………………………… 135

　　　1 普通染色法 ………………… 135
　　　2 特殊染色法およびその他の染色法
　　　　 ……………………………… 135
　　　3 無染色 ……………………… 135
　　・顕微鏡による検査法（鏡検法） … 135
　　・細菌の同定 …………………… 136
　　・細菌検査材料（検体）の採取の注意事項
　　　 ………………………………… 137
B．おもな病原細菌 ……………………… 137
1．グラム陽性球菌 …………………… 137
　① ブドウ球菌属（スタフィロコッカス属）
　　 …………………………………… 137
　② レンサ球菌属（ストレプトコッカス属）
　　 …………………………………… 140
　③ 腸球菌属（エンテロコッカス属） … 142
2．グラム陰性球菌・球桿菌 ………… 142
　① ナイセリア属 …………………… 142
　　1 髄膜炎菌 ……………………… 143
　　2 淋菌 …………………………… 143
　② アシネトバクター属・モラクセラ属
　　 …………………………………… 144
3．グラム陰性好気性桿菌 …………… 144
　① シュードモナス属 ……………… 144
　　□ 緑膿菌（シュードモナス-エルジノーサ）
　　　 ………………………………… 144
　② ブルセラ属とバルトネラ属 …… 145
　③ ボルデテラ属 …………………… 145
　④ レジオネラ属 …………………… 145
　⑤ フランシセラ属・バークホルデリア属・コクシエラ属 …………… 146
4．グラム陰性通性嫌気性桿菌 ……… 146
　① 腸内細菌目 ……………………… 146
　　・大腸菌 ………………………… 147
　　・サルモネラ属 ………………… 148
　　　1 チフス菌 …………………… 148
　　　2 パラチフスA菌 …………… 148
　　　3 その他のサルモネラ属 …… 148
　　・赤痢菌 ………………………… 149
　　・クレブシエラ属 ……………… 150
　　・エルシニア属（エルシニア科） … 150

1 ペスト菌 ………………150
　　　2 腸炎エルシニア(エルシニア-エンテロコリチカ)・仮性結核菌(偽結核菌；エルシニア-シュードツベルクローシス) ………………150
　　・その他の腸内細菌目 ………………150
　　　1 セラチア属(エルシニア科) ………151
　　　2 プロテウス属(モルガネラ科) ……151
　② ビブリオ属 ………………151
　　　1 コレラ菌 ………………151
　　　2 非O1, 非O139コレラ菌(いわゆるNAGビブリオ) ……………152
　　　3 腸炎ビブリオ ………………152
　　　4 その他のビブリオ属 ……………153
　③ ヘモフィルス属 ………………153
　　　1 インフルエンザ菌 ……………153
　　　2 軟性下疳菌 ………………153
5. グラム陽性桿菌 ………………153
　① バシラス属 ………………153
　　　1 炭疽菌 ………………153
　　　2 セレウス菌 ………………154
　② リステリア属 ………………154
　③ コリネバクテリウム属 ……………154
　　　□ ジフテリア菌(コリネバクテリウム-ジフテリエ) ………………154
　④ 乳酸桿菌属(ラクトバシラス属) …155
6. 抗酸菌と放線菌類 ………………155
　① マイコバクテリウム属 ……………155
　　　1 結核菌 ………………155
　　　2 らい菌 ………………157
　　　3 非結核性抗酸菌(非定型抗酸菌) …157
　② 放線菌類 ………………158
　　　1 放線菌属(アクチノマイセス属) …158
　　　2 ノカルジア属 ………………158
7. 嫌気性菌(偏性嫌気性菌) ……………158
　① クロストリジウム属・クロストリディオイデス属 ………………158
　　　1 破傷風菌 ………………158
　　　2 ボツリヌス菌 ………………159
　　　3 ウェルシュ菌 ………………160

　　　4 ディフィシレ菌(クロストリディオイデス-ディフィシレ) ……………160
　② バクテロイデス属・フソバクテリウム属 ………………161
8. らせん菌 ………………161
　① カンピロバクター属 ……………161
　　　□ カンピロバクター-ジェジュニ/カンピロバクター-コリ …………161
　② ヘリコバクター属 ………………162
　　　□ ヘリコバクター-ピロリ ………162
9. スピロヘータ ………………162
　① トレポネーマ属 ………………162
　　　□ 梅毒トレポネーマ(トレポネーマ-パリダム) ………………162
　② ボレリア属 ………………163
　　　1 回帰熱ボレリア ……………163
　　　2 ライム病ボレリア ……………163
　③ レプトスピラ属 ………………164
　　　1 黄疸出血性レプトスピラ ………164
　　　2 その他のレプトスピラ属 ………164
10. マイコプラズマ科 ………………164
　○ マイコプラズマ属 ………………164
11. リケッチア科 ………………164
　① 発疹チフスリケッチア ……………165
　② 発疹熱リケッチア ………………165
　③ つつが虫病オリエンチア(つつが虫病リケッチア) ………………166
12. クラミジア科 ………………166
　① トラコーマクラミジア(クラミジア-トラコマチス) ………………167
　② オウム病クラミドフィラ(クラミドフィラ-シッタシ) ………………167
　③ 肺炎クラミドフィラ(クラミドフィラ-ニューモニエ) ………………168

第3章 ウイルス

貞升健志　170

A. ウイルスの種類と特徴 170
1. ウイルスの性状と分類 170
   ① ウイルスの一般的性状 170
   ② ウイルスと病型の分類 171
   ③ ウイルスの構造 171
   ④ ウイルスの抵抗力 172
   ⑤ ウイルスの感染と増殖 172
2. ウイルスの検査法 173
   ① ウイルスの分離・同定 173
   ② 免疫血清検査 175
   ③ 遺伝子診断 175
3. ウイルス性疾患の予防と治療 176

B. おもな病原ウイルス 177
1. DNAウイルス 177
   ① ポックスウイルス科 177
      1 痘瘡ウイルス 177
      2 伝染性軟属腫ウイルス 177
      3 エムポックスウイルス 177
   ② ヘルペスウイルス科 177
      1 単純ヘルペスウイルス 177
      2 水痘-帯状疱疹ウイルス 177
      3 EBウイルス 178
      4 サイトメガロウイルス 178
      5 ヒトヘルペスウイルス6，7 178
      6 その他のヘルペスウイルス 178
   ③ アデノウイルス科 178
   ④ パピローマウイルス科 179
   ⑤ ポリオーマウイルス科 179
   ⑥ パルボウイルス科 179
2. RNAウイルス 180
   ① ピコルナウイルス科 180
      ・エンテロウイルス属 180
         1 ポリオ(急性灰白髄炎)ウイルス 180
         2 コクサッキーウイルス 180
         3 エコーウイルス 181
         4 その他のエンテロウイルス 181
      ・ライノウイルス，その他の
        ピコルナウイルス 181
   ② レオウイルス科 181
      1 ロタウイルス 181
   ③ トガウイルス科 182
      1 風疹ウイルス 182
   ④ フラビウイルス科 182
      1 日本脳炎ウイルス 182
      2 デングウイルス 183
      3 黄熱ウイルス 183
      4 ウエストナイルウイルス 183
      5 ジカウイルス 183
   ⑤ コロナウイルス科 183
      1 SARS(サーズ)コロナウイルス 183
      2 MERS(マーズ)コロナウイルス 184
      3 SARS(サーズ)コロナウイルス2 184
   ⑥ カリシウイルス科 184
      1 ノロウイルス 184
   ⑦ アストロウイルス科 184
   ⑧ オルトミクソウイルス科 185
      1 インフルエンザウイルス 185
   ⑨ パラミクソウイルス科 186
      1 ヒトパラインフルエンザウイルス 186
      2 麻疹ウイルス 186
      3 ムンプスウイルス，その他のパラミクソウイルス 187
   ⑩ ニューモウイルス科 188
   ⑪ アレナウイルス科 188
   ⑫ フィロウイルス科 188
      1 マールブルグウイルス，エボラウイルス 188
   ⑬ ハンタウイルス科 188
   ⑭ ナイロウイルス科 189
   ⑮ phenui(フェニュー)ウイルス科 189
   ⑯ ラブドウイルス科 189
      1 狂犬病ウイルス 189
   ⑰ レトロウイルス科 190

目次 9

- 1 ヒト免疫不全ウイルス(HIV) …… 190
- 2 ヒトT細胞白血病ウイルス
  (HTLV-1またはATLV) …… 192
- 3．ウイルスの臨床的分類 …… 192
  - ① 肝炎ウイルス …… 192
    - 1 A型肝炎ウイルス(HAV) …… 192
    - 2 B型肝炎ウイルス(HBV) …… 192
    - 3 C型肝炎ウイルス(HCV) …… 194
    - 4 D型肝炎ウイルス(HDV) …… 194
    - 5 E型肝炎ウイルス(HEV) …… 194
  - ② 腫瘍ウイルス …… 195
  - 付 プリオン …… 195

第4章 真菌

貞升健志　197

A．真菌の種類と特徴 …… 197
1．真菌とは …… 197
2．真菌の一般的形態 …… 197
3．真菌の増殖 …… 199

4．真菌の検査法 …… 199

B．真菌感染症 …… 200
1．真菌感染症の分類 …… 200
2．おもな真菌感染症と病原真菌 …… 201
  - 1 深在性真菌症 …… 201
  - 2 深部皮膚真菌症 …… 203
  - 3 表在性真菌症 …… 203
3．真菌感染症の治療 …… 203

第5章 原虫類

貞升健志　205

1．赤痢アメーバ …… 205
2．腟トリコモナス …… 206
3．マラリア原虫 …… 206
4．トキソプラズマ …… 208
5．クリプトスポリジウム …… 208
6．ランブル鞭毛虫 …… 209
7．その他の原虫 …… 210

[特論] 臨床検査

第1章 臨床検査と看護

山田俊幸　212

A．臨床検査の意義と種類 …… 212
1．臨床検査とはなにか …… 212
2．臨床検査が行われる場所と機構 …… 212
3．臨床検査の担い手と看護師の役割 …… 214

B．臨床検査の介助における一般的な注意 …… 215
1．検査前の注意 …… 215
2．検査に関連する注意 …… 215
  - ① 検体の正しい採取 …… 215
  - ② 検査後の注意事項 …… 217
  - ③ とくに注意しなければならない場合 …… 218
  - ④ 検査情報の取り扱い …… 218

C．検査データについての一般的知識 …… 219

第2章 臨床検査とその介助法

山田俊幸・〆谷直人　222

A．一般検査 …… 山田俊幸 …… 222
1．尿検査 …… 222
  - ① 尿の検査項目 …… 222
  - ② 尿の採取と保存法 …… 224
2．便の検査 …… 225

- 3．脳脊髄液の検査 …………… 225
- 4．穿刺液の検査 …………… 226

B．血液学的検査 … 227
1. 血液検査とその意義 …………… 227
   - ① 血球数の検査 …………… 227
   - ② 血液像の検査 …………… 228
2. 血液凝固検査とその意義 …………… 229
3. 赤血球沈降速度検査 …………… 230

C．血液生化学検査 … 231
1. 肝臓・膵臓の検査，酵素の検査 …………… 232
2. 腎臓の検査 …………… 234
3. 心臓・筋肉の検査 …………… 236
4. 電解質・金属の検査 …………… 236
5. 糖尿病の検査 …………… 237
6. 脂質異常症の検査 …………… 238
7. タンパク質の検査 …………… 238
8. 炎症の検査 …………… 239
9. 悪性腫瘍の検査──腫瘍マーカー …………… 239
10. ホルモンの検査 …………… 240
    - ① 甲状腺疾患の検査 …………… 240
    - ② その他のホルモン検査 …………… 241
11. 血液ガス検査 …………… 242
12. 薬物血中濃度検査 …………… 243

D．免疫血清検査 … 243
1. 感染症の血清検査 …………… 244
2. 自己免疫疾患の検査 …………… 247
3. アレルギーの検査 …………… 247
4. 輸血や移植のための検査 …………… 248
5. イムノクロマトグラフィー検査 …………… 249

E．微生物検査 … 250
1. 培養検査と検体採取の注意点 …………… 251
2. 直接塗抹検査 …………… 252
3. 薬剤感受性検査 …………… 252
4. 迅速抗原検出検査 …………… 252

F．遺伝子検査 … 253

G．病理検査 … 254
1. 細胞診 …………… 255
2. 病理組織検査（組織診） …………… 255
3. 病理解剖（剖検） …………… 255

H．生理機能検査 … 〆谷直人 … 256
1. 循環機能検査 …………… 256
   - ① 心電図検査 …………… 256
   - ② 脈波伝播速度（PWV）検査・足関節-上腕血圧比（ABI）検査 …………… 258
2. 神経・筋機能検査 …………… 259
   - ① 脳波検査 …………… 259
   - ② 筋電図検査 …………… 260
     - ① 針筋電図検査 …………… 260
     - ② 神経伝導検査 …………… 260
3. 呼吸機能検査 …………… 261
4. 睡眠ポリグラフィ（PSG）検査 …………… 264
5. 聴力・平衡機能検査 …………… 265
   - ① 聴力検査 …………… 265
   - ② 平衡機能検査 …………… 266
6. 超音波検査 …………… 267
7. 磁気共鳴画像検査（MRI） …………… 269

〔付表〕おもな検査項目と基準範囲 …………… 山田俊幸 … 272
さくいん …………… 275

病理学

- 第1章 ● 疾病のなりたちと病理学 …………………………… 2
  - A．病理学を学ぶにあたって ……………………………… 2
  - B．臨床医学における病理学 ……………………………… 3
  - C．疾患の原因 ……………………………………………… 7
- 第2章 ● 疾病のなりたち――基本的病変 …………………… 10
  - A．先天異常 ………………………………………………… 10
  - B．細胞・組織の傷害と適応・修復 ……………………… 13
  - C．体液循環の異常 ………………………………………… 17
  - D．炎症 ……………………………………………………… 23
  - E．代謝障害 ………………………………………………… 28
  - F．腫瘍 ……………………………………………………… 32
- 第3章 ● おもな疾病のなりたち ……………………………… 41
  - A．呼吸器疾患 ……………………………………………… 41
  - B．循環器疾患 ……………………………………………… 46
  - C．消化器疾患 ……………………………………………… 52
  - D．血液・造血器疾患 ……………………………………… 67
  - E．内分泌疾患 ……………………………………………… 72
  - F．脳・神経疾患 …………………………………………… 77
  - G．運動器の疾患 …………………………………………… 81
  - H．腎・尿路疾患 …………………………………………… 83
  - I．女性生殖器・乳腺疾患 ………………………………… 86
  - J．皮膚疾患 ………………………………………………… 91
  - K．感覚器の疾患 …………………………………………… 92
  - L．膠原病 …………………………………………………… 93

第1章 疾病のなりたちと病理学

A 病理学を学ぶにあたって

1 病理学とは

　私たちの身体はさまざまな**細胞**や**組織**[1]から構成されており，それらが一定の決まりに従ってはたらくことで健康な状態が保たれている。しかし，そのはたらきに異常がおきると健康はそこなわれてしまう。このような状態を**病気**（**疾病**，**疾患**）という。病気はなぜおきるのか，正常な状態となにが異なるのか，その結果人体にどのような影響が及ぶのかという**疾病のなりたち**を学ぶ学問が**病理学**である。病理学を学ぶためには，正常な身体のつくりや，それぞれの細胞や組織のしくみ，物質の代謝とそれらがどのようにして保たれているかを理解している必要がある。そのため，解剖学・生理学・生化学といった基礎医学の知識が病理学の土台になっている。

　病気を理解するためにはさまざまな方法が用いられる。これまでに行われてきた病理学の研究の多くは，病変部分を観察して，おもにその形の変化を調べることによって行われてきた。それには肉眼で観察できる変化から，光学顕微鏡で見られる組織・細胞の変化，電子顕微鏡で見られるさらに微細な細胞や分子の構造の変化が含まれる。近年では，疾病に関連する遺伝子の異常も多く知られるようになり，形の変化だけではとらえきれない病気のしくみも遺伝子を研究することで解明されつつある。

　このようにして，病気の原因やしくみをさまざまな方向から研究することで，どのようにすればその病気を防ぐことができるのか，あるいは，どのようにすれば症状をやわらげ健康な状態に戻すことができるのかという，予防や治療方法を考えるうえで重要な手がかりを得ることが，病理学の目的と

---

[1] 人体を構成する基本的な単位は細胞で，細胞と細胞間質が集団を形成して特定の機能を発揮するように分化したものが組織である。また，組織が集まることで**臓器**（**器官**）が形成されている。

なっている。すなわち，病理学は基礎医学と臨床医学を結びつける学問であるといえる。

2 病理学を学ぶ意義

　これまでも，さまざまな病気の名前や身体の異常をあらわす言葉を耳にしたりつかったりしたことがあるだろう。これから学ぶ「疾病のなりたち」では，まず前半部分である「第2章　疾病のなりたち──基本的病変」で，炎症とはどのような状態なのか，腫瘍とはなにかといった，いろいろな臓器に共通する疾病のしくみと，それを説明するためにつかわれる多くの言葉の意味を学ぶ。そして後半の「第3章　おもな疾病のなりたち」では，臓器ごとの疾病の特徴について学ぶ。たとえば肺炎と虫垂炎では，炎症がおきているという基本的な疾病のなりたちは共通しているが，肺炎では呼吸器症状があらわれるのに対して，虫垂炎では腹痛などの腹部症状が主体であるという臓器ごとの特徴がある。このように，「疾病のなりたち」の第2章と第3章は言わば織物の縦糸と横糸の関係にあり，2つの見方を通して，私たちの身体におきる数多くの疾病を系統的に理解してほしい。

　病理学の知識を得ることで，目に見える症状を追うだけでなく，その症状の原因となっている疾病の本質を深く理解し，それを適切に説明することができるようになる。患者の身体の中でなにがおきているのかを思い描くことができると，その患者に対してどのような治療やケアが必要であるのかを，科学的な根拠とともに理解し，実践することができるのである。

B 臨床医学における病理学

　学問としての病理学は，病気によっておきる細胞や組織の変化を観察し研究することで発展してきた。観察によって得られた知識から，細胞や組織の変化を調べることで病気の診断を行うことができる。患者の身体から採取・摘出された細胞や組織を標本にして顕微鏡で観察し，おもにその形の変化から病気の診断を行うことを**病理診断**という。病理診断には組織診・細胞診・病理解剖がある（◆図1-1）。

　病気の診断には，病理診断のほかに，問診や視診・触診・聴診や，X線検査・CT・MRI・超音波検査などの画像検査，血液・尿などの成分を調べる生化学検査，微生物検査，生理学検査も重要な役割を果たしている。しかし，なかでも病理診断は身体の中の病変を直接観察して行うので，より信頼性の高い診断ができることが期待され，その診断をもとに患者の治療方針が決まり，どのような経過をたどるかが予測される。病理診断は病理医が行い，標本の作成は臨床検査技師が行う。

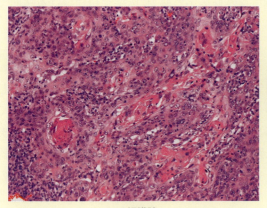
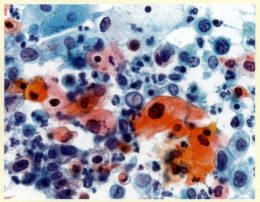

a. 組織診	b. 細胞診
手術で摘出された子宮頸がんの部分から作成した組織標本。	子宮頸部の表面を綿棒でこすったときにはがれてくる細胞を検査する細胞診の標本。

◆ 図 1-1　組織診と細胞診（子宮頸がん）

　病理診断の結果をもとに，患者の治療方針を決定したり，同じ病気のほかの患者の今後の診療に役だてたりするためには，担当診療科の医師などとともにさまざまな方向から検討することが必要である。このような機会として臨床病理検討会 clinico-pathological conference（CPC）[1]が行われる。

1 組織診

　病変部分の一部を採取した**検体**や，摘出された臓器から，組織標本を作成して行う診断を**組織診**という。これらの組織は，身体から取り出されると血液の流れがなくなるため，細胞などの形がかわってしまう。そのため，採取された組織はすみやかに 10〜20％ ホルマリン液につけて本来の構造を保つための処理を行う。これを**固定**とよぶ。固定された組織を数 µm の厚さにスライスしてスライドガラスの上にはりつけ，これに必要な**染色**を行って組織に色をつけて顕微鏡で観察し診断を行う。染色として最も一般的なのはヘマトキシリン-エオジン（HE）染色で，そのほかに PAS 反応やアルシアンブルー染色，チール-ネールゼン染色などがある。

　組織診では，単に細胞の形を見て判断するだけでなく，病的な物質の**沈着**や細菌・真菌といった病原体の存在も検査できる。また，**抗原抗体反応**を利用した**免疫組織化学染色**では，特定の分子がどの細胞に存在しているのかといった精密な検査が可能であり，病変の詳細な性格や適切な治療法を選

1）臨床病理検討会（CPC）：病理解剖が行われた患者についての検討会をさすことが多いが，それ以外に，手術例や生検例について診療担当医などのメディカルスタッフとともに病理学的所見をもとに行う検討会も広い意味で CPC とよぶ。

択するための情報も得ることができる。このような検査は，特定の分子のはたらきを抑制する抗体製剤や分子標的薬，ホルモン依存性に増殖する腫瘍に対するホルモン製剤の効果などを予測し，治療法を決定するうえで参考にされる。現在では組織検体を用いて遺伝子の異常も検査できるようになっている。

組織診には生検診断，手術標本診断，術中迅速診断がある。

生検診断● 数mm程度の大きさの組織を採取して行う病理診断は**生検診断**とよばれる。たとえば，皮膚の一部を切り取って採取したり，消化管内視鏡検査時に発見された病変を鉗子で採取したりして行う。身体の深部にある組織に対しては，皮膚などから針を刺して検体を採取する**針生検**が行われる。針生検は，乳腺や甲状腺・前立腺の腫瘍が疑われる病変や，腎炎の診断の際に行われることが多い。

手術標本診断● 手術で摘出された臓器の診断にあたっては，病理医が肉眼で十分に観察して最も必要と考えられる場所を選んで組織標本を作成する。病変そのものの診断を下すだけでなく，病変の広がり，病変が完全に切除できているのか，患者の予後を予測するための情報の評価を行う。がんの手術でリンパ節郭清が行われているときは，リンパ節に転移があるかどうかも調べる。術前に化学療法や放射線療法などの治療が行われている場合には，その治療の効果の評価も行う。

術中迅速診断● 手術前に目標とする病変の病理診断がついていない場合や，手術中に病変が確実に摘出されたことを確認したい場合などには，手術の方針を決めるために，手術中に病理診断が必要になる。このようなときに行う病理診断を**術中迅速診断**という。提出された組織は，固定せず急速に凍結してから数 μm の厚さにスライスし，固定・染色を行い，10～20分で組織標本をつくって術者に診断を伝える。この結果によって手術をそこで終わらせることができるか，追加の切除が必要かなどの判断が下される。

❷ 細胞診

組織診が細胞や間質の大きな集まりを観察して病変を診断するのに対して，病変部分から採取された細胞の形を見て病変を推定し，診断を行うことを**細胞診**という。がんの発見を目的とすることが多く，病気の診断だけでなく，子宮頸がんなどのがんの早期発見のための検診方法としても用いられる。

細胞の採取は，病変部の表面を綿棒やブラシでこすってはがしたり，病変部から自然にはがれて尿中や体腔液中にある細胞を集めたりして行うことが多い。これを**剝離・擦過細胞診**という。一方，甲状腺や乳腺など深い場所にある臓器に対しては，細い針を刺して細胞を吸引して採取することもある。このような方法を**穿刺吸引細胞診**（◯図1-2）という。

採取された細胞をスライドガラスの上に塗り広げ，色素で染色して標本を

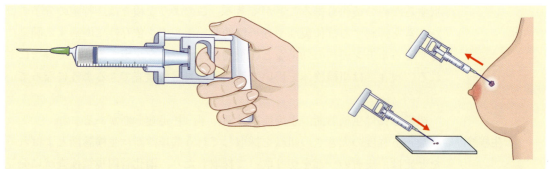

注射針を病変部に刺し，注射筒のピストンを引くと，注射針の内腔に細胞が吸引される。これをスライドガラスにふきつけて標本を作成する。

◯ 図1-2　穿刺吸引細胞診用の検体採取器具

作成する。細胞診の標本は，最初に細胞検査士が観察して異常細胞の有無を確認する。これをスクリーニングという。スクリーニングの結果，異常細胞があると判断されたときには，医師が最終的に異常細胞の有無を判定する。組織診の検体を採取するよりも患者の痛みなどの侵襲が少なく，採取法によっては繰り返し検査をすることができる。

　細胞診は，組織診に比べて簡便に実施できる一方で，組織全体の構造がわかりにくいことがあるため，補助的な診断にとどまることが多い。しかし，生検が行いにくい場合に，穿刺吸引細胞診の結果は診断を確定するための重要な情報として扱われる。

3 病理解剖

　病気のために亡くなった患者の病変の診断や死因，治療の評価などといった臨床上の疑問を解明するために行う解剖が**病理解剖（剖検）**[1]である。病理解剖では，胸腹部の臓器や，脳などを摘出して観察し，組織標本を作成して病理診断を行う。

　病理解剖は遺族の承諾のもと，遺体に敬意をはらったうえで病理医が執刀して行う。このとき，臨床検査技師や看護師は，病理医の指導監督のもとに解剖の補助を行うことができる。生検や手術標本の診断が特定の臓器の疾患の診断を目的とすることが多いのに対して，病理解剖ではほとんどの臓器を観察するため，患者の病気の全体像をみることができる。生前につけられていた診断が不十分であることがわかったり，気づかれなかった病気が見つかったりすることもある。

1）解剖には人体の正常構造の学習のための系統解剖，診療を行っていた患者の病気について検討するための病理解剖，犯罪関連あるいはその可能性がある遺体の検索のための法医解剖などがある。

病理解剖で得られた結果は，同じ病気にどのような診断・治療を行うべきかをふり返る材料となり，多くの患者によりよい医療を提供するために役だてられる。

C 疾患の原因

疾患の原因はつねに明らかであるとは限らないが，原因が特定できることもある。また，ある病気の原因は必ずしも1つとは限らず，むしろ複数の原因が組み合わさって発生することが多い。

病気の原因のうち，身体の外部からはたらいて病気を引きおこすものを**外因**，自身がもつ異常や病気のかかりやすさを**内因**という。たとえば，花粉アレルギーによる鼻炎では，花粉そのものは外因，花粉に対して免疫反応を引きおこしやすい性質は内因にあたる。

1 外因

外因は大きく，物理的外因・化学的外因・生物学的外因の3つに分けることができる（→表1-1）。

物理的外因　外力だけでなく，温度や気圧，音波，電気，紫外線，放射線などさまざまなものが物理的外因に分類される。高温による火傷や低温による凍傷といった温度の異常による傷害や，紫外線による皮膚の炎症（日光皮膚炎），皮膚がんも物理的外因による疾患の例である。

通常の生活では放射線による疾患はほとんどおきないが，原子爆弾の被爆や原子力発電所の事故，放射性物質の不適当な取り扱いにより多くの放射線を浴びると，がんをはじめ，さまざまな病気がおこる。また，胎児期や生後発達中の臓器が放射線に曝露すると，正常な細胞の増殖が障害されるため，発達に異常をきたすことがある。

化学的外因　化学物質を吸い込んだり，皮膚に付着したり，食物や飲料の中に含まれているものを摂取したりすることで病気がおきることがある。生理的に身体内に存在する化学物質であっても，過剰な量が蓄積したり，不足したりすることで病気の原因となることもある。

生物学的外因　細菌，ウイルス，真菌，原虫をはじめとする寄生虫などの病原体が感染すると，組織や細胞を障害して病気の原因になる。細菌感染は，種類によっては炎症を引きおこすだけでなく，痙攣や麻痺，食中毒などをおこすこともある。ウイルス感染も炎症を引きおこすが，ヒトパピローマウイルス（HPV）やヒトT細胞白血病ウイルス1型（HTLV-1）などのように腫瘍の原因となるものもある。

公害病　公害によっておこる病気を**公害病**という。光化学スモッグによる粘膜の刺

⬇ 表1-1 おもな外因とそれによって引きおこされる疾患の例

外因	疾患の例
物理的外因	
外力	外傷, 骨折
温度	熱傷, 凍傷
気圧	潜函病, 高山病
音波	難聴
電気	神経損傷, 心臓障害
紫外線	日光皮膚炎, 皮膚がん
放射線	骨髄障害, がん, 白血病
化学的外因	
強酸, 強アルカリ	腐食
金属	有機水銀・鉛・カドミウムなどの中毒
有害ガス	一酸化炭素中毒
有機溶剤	ホルムアルデヒド・アルコール・ベンゼンなどの中毒
医薬品	間質性肺炎, 肝障害, アレルギーなど
生物学的外因	
細菌	細菌性肺炎, 虫垂炎, 結核, 破傷風
ウイルス	インフルエンザ, 肝炎, 水痘, ヘルペス, 腫瘍
真菌	カンジダ症, 白癬
寄生虫	アメーバ症, 原虫症

激, 有機水銀による水俣病, カドミウムによるイタイイタイ病, 粉塵による喘息, 石綿による中皮腫などがある。

医原病（医原性疾患） 医療行為は病気の治療を目的として行われるが, それ自体が原因となって病気をおこすこともある。そのような病気を**医原病**という。医原病には以下のようなものがある。

(1) 薬物によるもの：抗がん薬や副腎皮質ステロイドなどが原因となる免疫抑制による感染症など
(2) 放射線によるもの：治療のために照射された部分の組織障害や別のがんの発生など
(3) 感染によるもの：針刺しや血液製剤による肝炎など
(4) 診断, 治療の誤りによるもの

2 内因

遺伝子の異常は身体を構成する物質の異常に直接結びつき, それだけで病気の原因となる。そのようにしておきる病気には, 生まれつき症状や異常が

明らかなものがあり，先天異常とよばれる（→10ページ）。

また，外因に対する反応は人によって異なり，同じような生活をしていても病気になる人とならない人がいる。そのような違いはなにに由来するか説明しきれないことが多く，体質（**素因**）とよばれる。

まとめ

- 病理学とは，病気はなぜおきるのか，正常な状態となにが異なるのか，人体にどのような影響が及ぶのかといった，病気の原因やしくみを解明する学問である。
- 病理学を学ぶことで，症状の原因となっている病気の本質を深く理解し，患者がどのような治療やケアを必要としているかがわかるようになる。
- 病理診断には組織診・細胞診・病理解剖がある。
- 身体の外部からはたらいて病気を引きおこすものを外因，自身がもつ異常や病気のかかりやすさを内因という。

復習問題

❶ 次の文章の空欄を埋めなさい。

▶ 病変が確実に摘出されたかどうかを手術中に確認したい場合に行われる病理診断を（①　　　　　）診断という。

▶ 細胞診のうち，病変部の表面をこすったり，病変部から自然にはがれた細胞を集めたりして行う方法を（②　　　　　）細胞診といい，乳腺など深い場所にある臓器に細い針を刺して細胞を吸引する方法を（③　　　　　）細胞診という。

▶ 医療行為が原因となって引きおこされる病気を（④　　　　　）病という。

▶ 外因のうち，有害ガスや有機溶剤，強酸などを（⑤　　　　　）的外因という。

❷ 左右を正しく組み合わせなさい。

①紫外線　・　　・Ⓐ水俣病
②放射線　・　　・Ⓑ感染症
③有機水銀・　　・Ⓒ白血病
④針刺し　・　　・Ⓓ皮膚がん

第2章 疾病のなりたち
——基本的病変

A 先天異常

先天異常とは 生まれる段階ですでにみられる異常を**先天異常**という。先天異常には人体の設計図ともいえる遺伝情報を含んだ**染色体**や**遺伝子**の異常が関与しているものと，関与していないものがある。また，染色体や遺伝子に異常がある疾患のすべてが両親からの遺伝というわけではない。

先天異常に対して，出生後にあらわれる異常は**後天性**あるいは**獲得性**とよばれる。

奇形 先天異常のうち，肉眼的に明らかな外観や臓器の形の異常を**奇形**とよぶ。奇形のなかには多指症や口蓋裂のように身体の外表に異常がみられるものと，心臓・腎臓といった内臓や大きな血管などの形や数，位置に異常がみられるものがある。

1 遺伝が関与しない先天異常

遺伝が関与しない先天異常の多くは原因を特定することがむずかしいが，明らかに影響があるとされているものとしては，ある種の薬剤や病原体，放射線などがあげられる。とくに受精後2〜12週はさまざまな臓器が形成されていく時期であり，この時期に外部からの影響を受けると奇形が発生しやすい。

薬剤などの化学物質による先天異常 かつては，妊娠初期の妊婦がサリドマイドを服用することにより四肢に奇形（あざらし肢症）をもった子どもが生まれたことが問題となった。そのほか，治療のために使われる薬剤にも，流産の原因となったり，胎児に異常をきたしたりする可能性のあるものがあるため，妊娠中の女性への薬剤投与は注意しなければならない[1]。環境中の化学物質が原因となった例としては，有機水銀による**胎児水俣病**があげられる。また，妊娠中の女性のアルコール摂

---

1) このように，妊婦が服用した際に胎児に奇形が発生する危険がある場合，その薬物には**催奇形性**があるという。

取は胎児に影響を与え，小頭症の原因となることがある。

感染による先天異常　妊娠初期に母親が風疹にかかると，胎盤を通して胎児にも風疹ウイルスが感染して心臓の奇形や難聴を引きおこす（**先天性風疹症候群**）。そのほかにトキソプラズマやサイトメガロウイルスなども先天異常の原因となる。

放射線による先天異常　放射線も胎児の奇形や遺伝子異常の原因となるので，妊娠の可能性がある女性にはX線検査やCT検査を避けるようにしている。

2 遺伝が関与する疾患

髪の色や質，顔つきなどの外観や体質などは親と子で似ているものが多い。このようにさまざまな性質が親から子へ受け継がれることを**遺伝**とよぶ。遺伝は親から子へ遺伝子が受け継がれることによるものである。特定の病気の原因となる遺伝子や，病気になりやすい体質も遺伝により引き継がれることがある。

染色体や遺伝子の異常による疾患を**遺伝病**（**遺伝性疾患**）という。遺伝病には，染色体の異常によるものと遺伝子の異常によるものとがある。

3 染色体の異常による疾患

染色体は二重らせんを形成した1本のDNAが折りたたまれてできており，多数の遺伝子が含まれている。ヒトの染色体には男女が共通してもっている22の**常染色体**が各2本と，性別により異なる**性染色体**が2本あり，1つの細胞の核は原則として合計46本の染色体をもっている。性染色体は男性ではX染色体とY染色体がそれぞれ1本，女性ではX染色体が2本ある。これらの染色体に欠損や重複，数や位置の異常などがあると，奇形などの先天異常がみられる。染色体異常による疾患は，複数の臓器に異常が生じることが多い。非常に高度な染色体異常があると胎児は胎内で死亡する。

常染色体の異常　常染色体の異常による疾患では，複数の奇形を合併するものが多い。21番染色体が3本存在する**ダウン症候群**（**21トリソミー**）の頻度が高い（→図2-1）。ダウン症候群では心臓の奇形や特徴的な顔貌を示したり，精神発達の異常がみられたりする。18番染色体のトリソミー（18トリソミー）も比較的頻度が高い。

性染色体の異常　性染色体の数に異常がある場合は，女性や男性としての特徴が不完全なものになる。**クラインフェルター症候群**の男性は1本のY染色体と2本以上のX染色体をもち，精巣の発達障害や二次性徴の発現が不十分であるなどの特徴を示す。**ターナー症候群**の患者は，性染色体として1本のX染色体しかもたず，外観は女性であるが，二次性徴が不十分であったり卵巣が未発達であったりするとともに心血管系の奇形を伴うこともある。

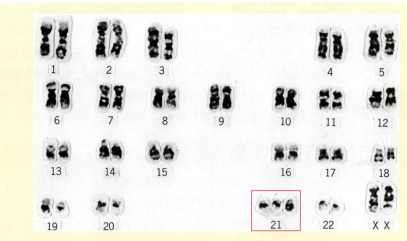

21番目の染色体が3本あり、正常よりも1本多い。

（写真提供：大森赤十字病院 坂本穆彦氏）

○図2-1　ダウン症候群（女性）の染色体

4 遺伝子の異常による疾患

　1つの遺伝子は1つのタンパク質の構造を決定しているので、遺伝子に異常があると、誤ったタンパク質がつくられることになり、そのタンパク質が本来果たすべき役割を果たせなくなるために疾患の原因となる。

　親のもつ遺伝子異常が遺伝することもあるが、親の遺伝子や染色体が正常であっても突然変異により新たに異常が発生することもある。

●常染色体中の遺伝子異常による疾患

　常染色体の中にある特定の遺伝子は、1つの核の中に父親から受け継いだものと母親から受け継いだものの2つがある。そのうち1つでも異常があれば発症する疾患を**常染色体顕性（優性）遺伝病**とよび、2つの遺伝子の両方に異常があってはじめて発症する疾患を**常染色体潜性（劣性）遺伝病**とよぶ（○図2-2）。おもな疾患には以下のようなものがある。

　①**常染色体顕性遺伝病**　マルファン症候群、網膜芽細胞腫、神経線維腫症（レックリングハウゼン病）など

　②**常染色体潜性遺伝病**　フェニルケトン尿症、線維性嚢胞症、白皮症、糖原病など

●性染色体中の遺伝子異常による疾患

　性染色体にある遺伝子の異常による遺伝性疾患を**伴性遺伝病**とよぶ。X染色体にある遺伝子の異常によっておこる疾患のうち、男性のX染色体、もしくは女性の2つあるX染色体の両方の遺伝子に異常がある場合に発症する疾患は**X連鎖遺伝病（X連鎖潜性遺伝病）**とよばれ、女性が発症することはきわめてまれである。例として血友病、色覚異常、デュシェンヌ型筋ジストロフィーなどがある。一方、1つのX染色体の遺伝子に異常があるだけで

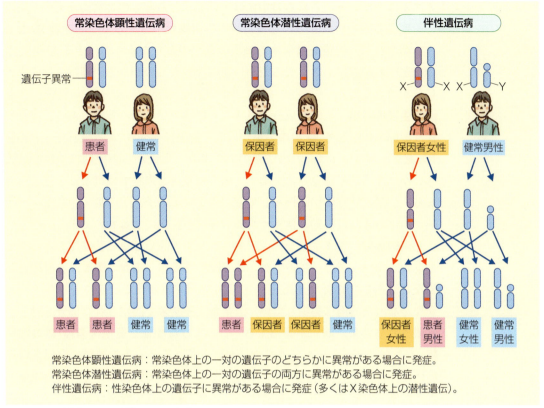

○図2-2　遺伝子の異常による疾患

発症する疾患は，男女両方に同じように発症し，**X連鎖顕性遺伝病**とよばれる。

治療● 遺伝子の異常によっておきる疾患に対して，現在の医療では遺伝子の操作などによる根本的な治療は行われていない。しかし，早期に異常を発見し，適切な治療を行うことで発症を防ぐことができる疾患がある。たとえばフェニルケトン尿症は，出生直後のスクリーニング検査で発見され，低フェニルアラニン食による適切な食事療法を続ければ症状を抑えることができる。

B 細胞・組織の傷害と適応・修復

身体に負荷がかかったり傷害が加わったりすると，それに対して細胞や組織は大きさや形をかえて適応しようとする。強い傷害を受けて細胞や組織が失われた場合に，これをもとに戻そうとするはたらきを修復という。

1 萎縮・肥大・過形成

刺激や傷害に反応して，臓器や組織はその大きさを変化させて適応しよう

萎縮 一度ある程度の大きさになった臓器や組織が小さくなることを**萎縮**という。萎縮には，組織を構成する細胞の数が少なくなることによるものと，1つひとつの細胞が小さくなるために組織が縮むものがある。萎縮は次のように分類される。

①**生理的萎縮** 正常な成長や老化などの過程で生じる萎縮である。成長に伴う萎縮の例として胸腺の萎縮がある。胸腺は縦隔にある臓器で，T細胞（◯「感染と予防」110ページ）の成熟の場であり，生後から小児期にかけては大きいが，思春期以降急速に萎縮し，成人になると肉眼ではほとんど見えなくなる。加齢に伴う萎縮の例としては，老化による子宮・卵巣・精巣などの萎縮がある。これは加齢に伴うホルモン分泌の変化によるものである。

②**病的萎縮** さまざまな原因で生じる，生理的ではない萎縮である。廃用性萎縮，神経性萎縮，圧迫萎縮，栄養障害性萎縮，虚血性萎縮，放射線性萎縮などがある。骨折や長期臥床により筋肉を動かすことがなくなると，動かなくなった筋肉は萎縮していく。また，ギプスで固定された部分も動きが制限される結果，筋肉が萎縮する。このような萎縮を**廃用性萎縮（無為性萎縮）**とよんでいる。また，運動神経が傷害されると，その神経に支配される筋肉は萎縮する（**神経性萎縮**）。尿路の閉塞によって腎臓でつくられた尿が腎盂にたまった結果，腎盂が拡張するとそれに押されて腎臓は萎縮する。この状態を**水腎症**というが，これは**圧迫萎縮**の例である。

肥大 さまざまな刺激に反応して細胞の大きさが増して，それにより臓器や組織が大きくなることを**肥大**[1]とよぶ（◯図2-3-b）。肥大には生理的なものと病的なものがある。たとえば，心臓の筋線維が大きくなることにより心臓は肥大するが，運動選手のようにふつうよりも強い心臓の動きが必要な人にみられる心肥大は生理的なものであり，**作業性肥大**ともよばれる。一方，血圧の上昇や心臓の弁の異常による血液の逆流のため，心筋に異常な負荷がかかることでおこる心肥大は病的である。また，失われた機能を補うために生じる肥大は**代償性肥大**とよばれる。片方の腎臓を摘出したあとに反対側の腎臓が大きくなるのはその例である（◯図2-4）。

過形成 刺激により細胞の数が増えることで臓器や組織が大きくなることを**過形成**とよぶ（◯図2-3-c）。ときに肥大と過形成は同時にみられる。過形成にも生理的なものと病的なものがある。生理的なものの例としては，妊娠や授乳期の乳腺組織の過形成がある。病的なものの例としては，バセドウ病（◯74ページ）における甲状腺の濾胞上皮の過形成による甲状腺腫大がある。

---

[1] デュシェンヌ型筋ジストロフィーでは下腿部が太くなる。筋肉そのものは萎縮するが，そのかわりに脂肪組織などが増えるために肥大するのであり，本当の肥大ではないため**仮性肥大**とよばれる。

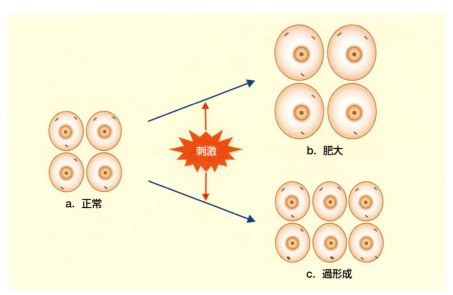

◯ 図 2-3　肥大と過形成

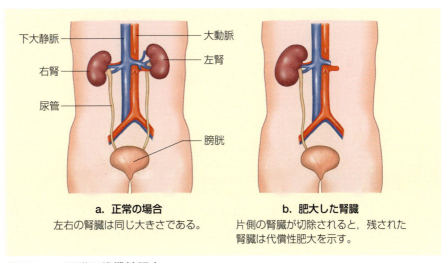

◯ 図 2-4　腎臓の代償性肥大

2 変性

　細胞が傷害されたときに，細胞の外あるいは中に異常な物質蓄積がみられることがある。これを**変性**という。変性で蓄積する物質は，本来その組織や細胞にはないものであることもあれば，もともともっている物質が異常に大量に蓄積していることもある。変性は蓄積する物質によって，タンパク質変性，脂肪変性，糖原(とうげん)変性，色素変性，石灰(せっかい)変性，結晶体変性に分けられる。

❸ 壊死とアポトーシス

細胞の死には**壊死**と**アポトーシス**がある。壊死では傷害を受けて死ぬべきではない細胞が死んでいくのに対して，アポトーシスは，成長の過程で組織が形をかえるために必要な細胞の死などのように，遺伝子のはたらきによって自発的におきるものであり，プログラムされた細胞死ともよばれる。

壊死 細胞に加わった傷害の結果，細胞や組織の形や機能がそこなわれてもとに戻らない状態になることを壊死という。壊死は形態学的に以下のように分類される。
① **凝固壊死** 壊死に陥った組織が固まるもの(例：心筋梗塞)。
② **融解壊死** 壊死に陥った組織がやわらかくなり，固まらないもの(例：脳梗塞，一般的な細菌あるいは真菌感染による壊死)。
③ **乾酪壊死** 壊死組織が白くてもろいかたまりとなってチーズ(乾酪)のように見えるもの(例：結核)。

嫌気性菌感染などによる腐敗が壊死した部分におきている場合を**壊疽**という。壊死した組織は時間がたつとマクロファージにより処理される。

アポトーシス 細胞に加わった刺激や，おかれた環境によって，細胞内の特定の遺伝子がはたらくことで引きおこされる細胞死をアポトーシスという。胎児の成長過程で臓器や身体の構造が変化するために細胞死が必要なことがあり，その際はアポトーシスにより細胞が死んでいく。また，自己抗原に反応してしまうリンパ球もアポトーシスによって免疫系から取り除かれ，自己免疫疾患(⇒26ページ)がおきないよう調節されている。

❹ 修復と治癒

炎症(⇒23ページ)などによって，細胞や組織が破壊されたり壊死に陥ったりした際に，失われた細胞や組織をもとに戻そうとするはたらきを**修復**という。

肉芽形成 失われた組織が大きいときや，もとの組織の再生能力が低い場合には，炎症細胞とともに線維芽細胞や毛細血管が入り込んで，血管を多く含む組織があらわれる。この組織を**肉芽組織**という(⇒図2-5-②)。肉眼的に肉芽組織はピンク色でやわらかく，みずみずしい組織であり，このような肉芽組織は「よい肉芽組織」とよばれる。それに対して感染や栄養不良，循環不良があると肉芽組織がきれいに形成されず，「わるい(不良)肉芽組織」とよばれる。褥瘡は身体の表面から直接観察できる肉芽組織である。

瘢痕治癒 欠損した組織を埋めつくすと肉芽組織の形成は停止する。やがて毛細血管は減少し，線維芽細胞も消失して結合組織の主成分となる膠原線維のみが残るようになる。このような状態を**瘢痕**という(⇒図2-5-③)。瘢痕ができた部分は組織が収縮するため，引きつれたように見える。瘢痕ができる過程で膠

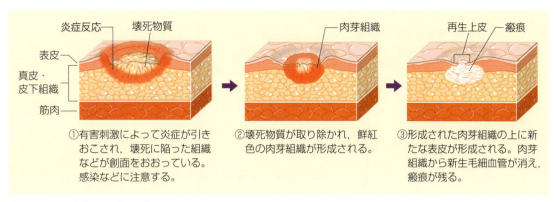

○図2-5　皮膚の損傷と瘢痕

原線維が過剰に増加して周囲から盛り上がって見えることがあり，これをケロイドという。

瘢痕になった部分は，もとの細胞が再生しているわけではないため，その組織の本来の機能はなくなっている。たとえば心筋梗塞で壊死に陥ったあとに瘢痕となった部分は，心筋がなくなり収縮しなくなるため，広い範囲が瘢痕化すると心臓全体の機能が低下する。

再生● 　再生能力が高い組織では，周囲の細胞が分裂して，もとどおりに近い形で修復される。このような修復の仕方は**再生**とよばれる。肝細胞や皮膚の表皮細胞などは再生能力が高い。たとえば肝臓は一部が切除されても肝細胞が増殖して，もとの肝臓とほぼ同じ大きさになる。これに対して神経細胞や心筋細胞などは再生能力がきわめて限られている。

化生● 　いったんある方向に分化した組織が，形態をかえて別の組織に分化する現象を**化生**という。これは，さまざまな刺激に対する適応反応としてみられる。たとえば喫煙によって気管支上皮が線毛上皮から重層扁平上皮に変化することや，女性ホルモンの分泌によって子宮頸部の円柱上皮が重層扁平上皮におきかわることは，扁平上皮化生の例である。また，慢性胃炎では胃の表面の上皮が腸の上皮のように形をかえることがあり，腸上皮化生とよばれる。

C 体液循環の異常

左心室から拍出された動脈血は大動脈に入り，全身の細動脈や毛細血管の中を流れていく。毛細血管を流れていく間に，各組織に水分や酸素，栄養素などを与え，かわりに二酸化炭素や老廃物などを受け取り，静脈血となって上・下大静脈から右心房に戻っていく。これを**体循環**（**大循環**）という。一方，右心室から出た静脈血は肺動脈に入り，肺毛細血管で二酸化炭素を放出して酸素を受け取ったあと，肺静脈を通って左心房に戻る。これを**肺循環**（**小循**

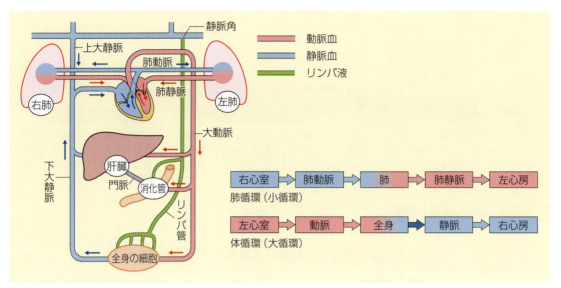

◯ 図 2-6　体液の流れ

環）という。毛細血管では血漿の一部がもれ出して**間質液**（組織液）となる。間質液の一部はリンパ液となって**リンパ管**に入り、胸管などを経て、鎖骨下静脈と頸静脈の合流する静脈角で静脈に流れ込んで血液に合流する。

　このような血液やリンパ液の循環は生命の維持に不可欠なはたらきである（◯ 図 2-6）。循環は自律神経やホルモンなどにより調節されているが、循環する血液量が多すぎたり少なすぎたりするとさまざまな障害を引きおこす。

1 充血とうっ血

充血●　炎症（◯ 23 ページ）などによって毛細血管が拡張し、組織の中に流れ込んでくる血液の量が多くなることを**充血**という。充血した組織は動脈血が豊富なため、周囲の組織よりも赤くなり熱感がある。炎症がおきている部分や外傷の周囲が赤く見えるのは充血によるものである。

うっ血●　組織からの血液の流出が妨げられて、血管の中に多くの静脈血がとどこおっている状態を**うっ血**という。うっ血は、流出する静脈の閉塞や全身の循環障害の結果生じる。うっ血した部分は酸素の少ない血液がたまるために赤黒く見えて、出血をおこすこともある。また、血管内に水分が増えるため圧力が増し浮腫（◯ 次項参照）をおこす。うっ血の原因には以下のようなものがある。

(1) 静脈内腔の閉塞または狭窄：塞栓などによる
(2) 静脈の外部からの圧迫：腫瘍、腹水、妊娠などによる
(3) 心不全：心奇形、心臓弁膜症などによる

2 浮腫

　血管の中と組織の中の間の水分の移動は，正常な状態ではそれぞれの圧力や浸透圧のバランスによって一定に保たれている。このバランスがくずれて，組織の中に水分が多く貯留した状態を**浮腫**（水腫）という。浮腫は特定の部位にのみ生じることもあるし，全身に生じることもある。浮腫をおこした組織はむくんで見え，身体の表面の浮腫は指で押さえるとへこみができる。浮腫をおこす原因には以下のようなものがある。

(1) うっ血による血管内の圧力上昇：心不全，肝硬変，腫瘍などによる静脈の狭窄などによる。
(2) 栄養不良による血中タンパク質の減少に伴う血管内の浸透圧の低下：腎不全，肝不全などによる。
(3) 炎症による血管透過性の亢進：炎症反応によって傷害された組織から放出される活性物質のはたらきによる。
(4) リンパ管の閉塞：がんの手術などに伴うリンパ管の流れの障害による。

　組織の中ではなく体腔に液体が貯留することもあり，胸腔に貯留するものを**胸水**，腹腔に貯留するものを**腹水**，心臓の周囲に貯留するものを**心囊腔液**といい，これらを合わせて体腔液という。がんや炎症の結果としてあらわれる体腔液は**滲出液**といい，それ以外の原因であらわれる体腔液を**漏出液**という（●表 2-1）。肺に浮腫が生じると，本来呼吸により空気が入る肺胞の中に水が貯留する。この状態を**肺水腫**という。肺水腫になるとガス交換が十分に行えなくなり，致命的である。

3 血栓と塞栓

血栓症●　血管の中で血液が固まったものを**血栓**とよび，血管内での血栓の形成を**血栓症**という。血栓ができる原因として以下のようなものがある。

(1) 血液の流れの異常
(2) 血管内皮の傷害などによる凝固系の活性化
(3) 血液の組成の異常

●表 2-1　滲出液と漏出液

	滲出液	漏出液
原因	炎症，腫瘍	肝不全や腎不全
タンパク質	多い	少ない
フィブリン	多い	少ない
性状	混濁	透明
比重	高い	低い

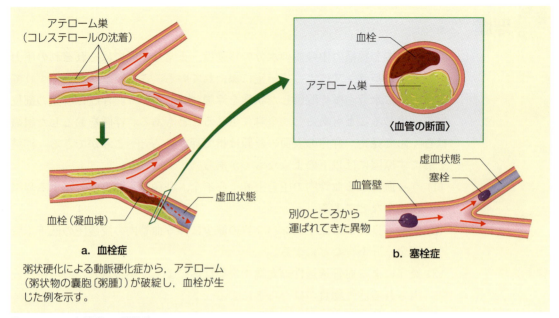

○図 2-7　血栓症と塞栓症

　長期臥床や長時間同じ姿勢で座りつづけることなどにより体動が少なくなると，下肢などの深部静脈に血栓を生じる危険性が高まる。また心臓では，慢性的な不整脈により血液の流れが乱れると，心房の中に血栓ができることがある。**動脈硬化症**（◯52ページ）があると，その部分は血管の中が狭くなるために血液の流れが妨げられ，動脈そのものの傷害とあわせて血栓ができやすくなる（◯図2-7-a）。

　血栓は，初期のうちはフィブリンや血小板のみから構成されるが，時間がたつと内部に線維芽細胞や血管内皮細胞が入り込みかたくなる。これを**器質化**という。器質化した血栓の中に新たに血管腔ができて，血栓の前後に血液が再び流れるようになることを**再疎通**という。

塞栓症●　異物が血管の内腔に詰まって血液の流れを閉塞した状態を塞栓症といい，その原因となるものを**塞栓（塞栓子）**とよぶ（◯図2-7-b）。塞栓症で最も多いのは，心臓や血管内で形成された血栓がはがれて別の組織の血管が閉塞するものであり，**血栓塞栓症**という。深部静脈の血栓が肺に流れて肺塞栓[1]をきたすことや，心房内に生じた血栓が脳や腎臓，脾臓に梗塞をおこすことがある。そのほか，動脈の粥状硬化症（◯52ページ）の病変からはがれたコレステロール結晶，骨折により流れ出た骨髄組織や脂肪組織，腫瘍組織，空気（潜水病）などが塞栓となることがある。

1）いわゆる**エコノミークラス症候群**がその一例である。近年は**ロングフライト症候群**などともよばれる。

4 虚血

　血栓や塞栓，動脈硬化などによって血管が狭窄したり閉塞したりして，組織が必要としている血液量が減少している不足を**虚血**という。虚血に陥った部分では酸素や栄養分が不足し，組織が傷害されて症状があらわれることがある。たとえば，心臓の冠状動脈が狭窄して心筋が虚血した状態である**狭心症**では胸痛があらわれ，脳の虚血状態では麻痺があらわれる。

5 梗塞

　虚血が生じた場合に，ほかの動脈を通して血流が確保されることがある（側副血行路；●23ページ）が，そうでない場合には組織は壊死に陥る。このような虚血による組織の壊死を**梗塞**という（●図2-8）。冠状動脈の閉塞による心筋梗塞や，脳の動脈の閉塞による脳梗塞が代表的な例である。

6 出血

　血液の全成分が血管外に流れ出すことを**出血**という。出血は，血管の傷害，凝固系の機能低下，血小板の減少や機能低下がおもな原因となっておきる。

　出血によって血液が体外に出るものを**外出血**，組織の中に出るものを**内出血**という。外出血のうち，呼吸器系の出血を口から吐いたものを**喀血**といい，消化器系の出血を口から吐いたものを**吐血**，肛門から出るものを**下血**という。

　内出血がおきている部分では組織が赤紫に見える。内出血のうち，数mm単位の微小な出血は**点状出血**（●図2-9），より広く出血しているものは**斑状出血**とよばれ，その中間の大きさのものを**紫斑**という。組織の中で血液が固まっているものを**血腫**という。

　動脈からの出血は拍動性で，静脈からの出血に比べて短い時間に多くの血液が失われる。

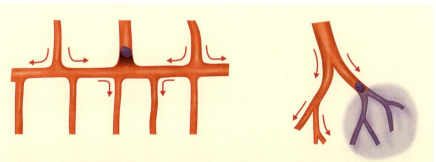

左図のように動脈が閉塞した部分（茶色）を迂回する血流がある場合には梗塞はおきないが，右図のように閉塞した部分を迂回して血液を供給する動脈がない場合には組織は梗塞に陥る（紫色）。

● 図2-8　梗塞

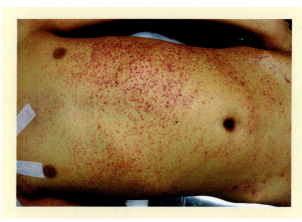

数mm程度の赤紫の出血が多数見られる。

◆図2-9　皮膚の点状出血

7 ショック

　臓器や組織を流れる血液量が著しく減少し，酸素などの供給が不足して，組織の障害が全身にみられる状態を**ショック**という。ショックの原因には以下のようなものがある。

　①**心原性ショック**　心臓の機能が低下しているため，心臓から血液が十分に拍出されないことによる。心筋梗塞，重症不整脈，心タンポナーデなどが原因となる。

　②**低容量性（出血性）ショック**　大量出血などのため，全身の血液の量が大幅に減少することによる。

　③**敗血症性ショック**　細菌感染による重篤な炎症反応のため，血液の流れが障害され，組織内の循環血液量が減少することによる。

　④**アナフィラキシーショック**　ハチなどの虫毒，食物，薬品などによりⅠ型アレルギー（◆27ページ）の反応が全身にあらわれ，血管が拡張し，血圧が低下してショックに陥る。

　⑤**神経原性ショック**　脊髄損傷などによる。

　心原性ショックや低容量性ショックでは患者は顔面蒼白になり，手足の末端には冷感が生じ，脈を触れにくくなる。敗血性ショックでは，初期には手足の末端はむしろあたたかく感じられる。

　ショック状態が続くと，腎臓，肺，心臓などの重要な臓器が障害されて死にいたる。

8 高血圧

　血圧は心臓のはたらきの強さや血管の収縮によって決まり，自律神経やホルモンの作用によって，そのときどきに適切な圧を保つように調節されている。交感神経の作用が強くなると血圧は上昇し，レニン，アルドステロン，

カテコールアミンなどのホルモンは血圧を上昇させる。血圧が異常に上昇している状態が続くことを**高血圧**という。

本態性高血圧● 原因を特定できない高血圧を**本態性高血圧**という。遺伝的素因と食生活などの生活習慣が発生に関係すると考えられ，代表的な生活習慣病といえる。

二次性高血圧● 血圧を調節する神経やホルモンの作用に異常があることが明らかな高血圧を**二次性高血圧**という。腎疾患，原発性アルドステロン症，クッシング症候群，褐色細胞腫などが高血圧を引きおこす。

高血圧が長く続くと心臓や血管に負荷がかかり，心臓では心肥大を，動脈では動脈硬化などの血管障害を引きおこす。血管障害は全身の臓器の血管狭窄の原因となり，心筋梗塞，脳梗塞や脳出血といった脳血管障害や，腎機能障害をまねく。

9 循環ルートの異常

血管が閉塞したり，血圧に異常があって血液が流れにくくなったりしたときに，その部分を避けて別の血管を迂回した血液の流れがみられることがある。このような，本来のルートと異なった血管を通る血液の流れを**側副血行路**という。側副血行路は本来のルートではないため，長期間にわたって使われると血流に無理が生じ障害をまねくことがある。

側副血行路が生じる代表的な疾患は**肝硬変**である。肝硬変では，肝臓の内部構造が変化し，肝臓に流れ込む門脈の圧が上昇する（**門脈圧亢進症**）。そのため，門脈を流れる血液が肝臓を通らずに大静脈へと導かれる（◯図2-10）。その際には，食道静脈や腹壁の静脈が側副血行路として使われるが，正常な状態よりも多くの血液が流れるため，**食道静脈瘤**が形成されたり，腹壁に臍を中心として放射状に怒張した皮下静脈（**メドゥーサの頭**；◯図2-10）があらわれたりする。

D 炎症

細菌・ウイルスなどの病原体や異物が組織内に侵入したり，物理的な刺激が加わったりして組織が傷害されると，その原因を排除して，組織をもとの状態に修復しようとする反応がおこる。これを**炎症**という。炎症は，組織の傷害に対する直接的な反応，病原体や異物を排除したり無害化しようとしたりする反応，傷害された組織を修復しようとする反応の3つの段階に分けられる。このうち，病原体や異物の排除や無害化を行う反応は**免疫反応**とよばれる。

傷害された組織からは生理活性物質が放出され，血管の拡張や血管透過性亢進を引きおこして，炎症反応が始まる。炎症がおきている部位には，血液

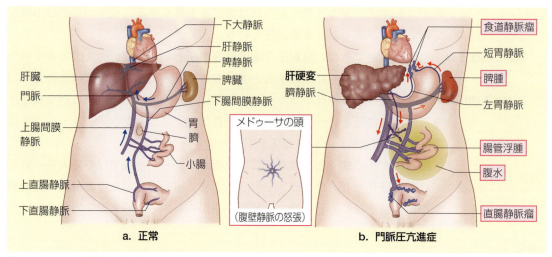

図 2-10　門脈圧亢進症による症状

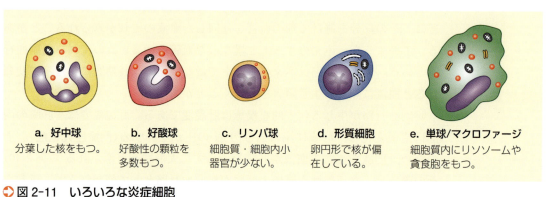

図 2-11　いろいろな炎症細胞

中からさまざまな細胞が引き寄せられてくる。これらの細胞は**炎症細胞**とよばれ、それぞれに異なるはたらきをする（図 2-11）。組織の修復については 16 ページで解説したとおりである。

1 炎症の五徴候

炎症がおきている場所には、**発赤**、**発熱**、**腫脹**、**疼痛**、**機能障害**という 5 つの特徴的な症状がみられ、これらを**炎症の五徴候**という（図 2-12）。

組織がなんらかの原因で傷害されると、破壊された細胞から放出された生理活性物質により、その部位の血管が拡張して、透過性が亢進し物質や細胞が血管壁を通過しやすくなる。その結果、組織を通過する血流が増して充血し、血管の中から組織の中に水分をはじめさまざまな物質や炎症細胞が入り込んでくる。このとき、血流が豊富になった組織は赤くなり（発赤）、熱感をもつ（発熱）。また、水分が血管の中から組織へと入ってくるために浮腫を引きおこす（腫脹）。組織の傷害や生理活性物質による刺激は痛み（疼痛）の原因

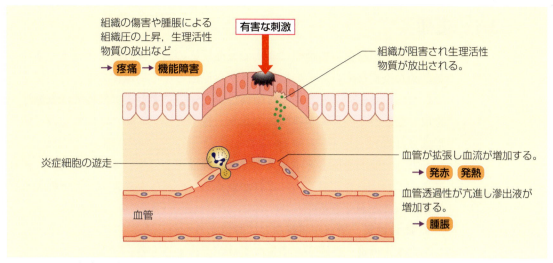

◯ 図 2-12 炎症の模式図

となる。腫脹や疼痛，組織の傷害のためにその組織の機能は低下する（機能障害）。

2 急性炎症と慢性炎症

炎症の原因が排除されると，炎症はしだいにおさまり，やがて傷害された組織の修復が始まる。急激に発生し，短期間でおさまるものを**急性炎症**といい，長期間持続するものを**慢性炎症**という。急性炎症と慢性炎症ではそれぞれに特徴的な炎症細胞の浸潤がみられる。

急性炎症　急性炎症でおもにはたらく炎症細胞は**好中球**である。炎症がおきている局所では，好中球が近くの血液中から集まってきて，炎症の原因となっている病原体や異物を貪食作用（◯「感染と予防」109 ページ）によって細胞内に取り込み，消化する。好中球が組織の中に多数集まっている状態を**化膿**（うみ）とよび，好中球の集まりが大きくなってかたまりとして見えるものを**膿瘍**という。急性炎症がおきているときには末梢血の中の好中球が増加している。

慢性炎症　感染源となる病原体が長い間排除されなかったり，炎症の原因となる刺激が続いたりするときには，炎症が数週間あるいはそれ以上続くことがある。慢性炎症のときにおもにはたらく炎症細胞は**リンパ球**（T 細胞・B 細胞），**形質細胞**[1]，**マクロファージ**などである（◯いずれも「感染と予防」110 ページ）。結核やウイルス性肝炎などの一部の感染症や自己免疫疾患は慢性炎症となる。炎症が続くと，組織の破壊と再生が繰り返し生じることとなり，やがて線維化して組織の再生に異常をきたすこととなる。

1）形質細胞：リンパ球のうち B 細胞が成熟したもの。抗体（免疫グロブリン）を産生する。

3 炎症の種類

　病原体や組織傷害の種類によって炎症反応のおこり方はさまざまである。特徴的な炎症反応は，その組織所見から原因となる病原体をほぼ特定できることもある。このような炎症を**特異性炎**という。たとえば結核では乾酪壊死を取り囲む肉芽腫形成が特徴的であり，梅毒ではゴム腫とよばれる肉芽腫が形成される。

　一方，一般的な反応を示す炎症を**非特異性炎**という。非特異性炎は，炎症によっておこる変化のうち，どれが強くあらわれるかによって以下のように分類することができる。

① **漿液性炎**　漿液が組織などに貯留するもの。
② **カタル性炎**　粘膜から多量の漿液が滲出するもの。
③ **線維素性炎**　フィブリンの沈着が目だつもの。
④ **化膿性炎**　好中球の浸潤が目だつもの。
⑤ **壊疽性炎（腐敗性炎）**　組織の壊死と腐敗が目だつもの。
⑥ **出血性炎**　出血が目だつもの。

4 免疫の異常

　免疫とは，体内に侵入した病原体などの異物に対して，抵抗するしくみ・はたらきのことである。

　体内に一度入った病原体は，免疫担当細胞によって排除されるとともに免疫担当細胞に記憶される。そのため，再び同じ病原体などが体内に入ってきた場合には，最初のときよりもすみやかに排除され，発病しないか，発病しても症状は軽くすむ（→免疫の機序については，「感染と予防」108ページ）。

　免疫の異常による疾患には，過剰な免疫反応がおきるものと，本来おきるべき免疫反応がおきないもの（免疫不全）がある。

❶ 自己免疫疾患

　免疫は自分の身体を構成する成分（自己）とそれ以外のものを区別しており，本来なら自己に対してはおこらない反応である。しかし，免疫の異常によって自己に対して免疫反応がおき，その結果，自己の組織が破壊されてしまうことがある。このような反応による疾患を**自己免疫疾患**という。多くの自己免疫疾患では，自分の組織成分に結合する免疫グロブリン（**自己抗体**）が産生されている。

　自己免疫疾患には，橋本病や巨赤芽球性貧血などのように特定の組織が傷害の対象となる疾患と，全身性エリテマトーデス（SLE；→93ページ）などのように全身の組織が傷害される疾患がある。

❷ アレルギー

　身体をまもるはずの免疫反応が，正常な反応よりも過剰になると，逆に悪影響を及ぼすことがある。このような免疫反応を**アレルギー**または**過敏症**とよぶ。アレルギーの原因となるものを**アレルゲン**，アレルギーをおこす抗体（⮕「感染と予防」110ページ）を**レアギン**という。アレルギーは反応のしくみによって次の4つの型に分けられる。

　①**Ⅰ型アレルギー（即時型アレルギー）**　**アナフィラキシー型反応**ともよばれる。体内に入ってきたアレルゲンと，組織中の肥満細胞の表面にある免疫グロブリンE（IgE）が結合し，肥満細胞からヒスタミンなどの物質が放出される。その結果，平滑筋の収縮や血管透過性や粘液分泌が亢進する。この型のアレルギーが原因となる疾患には，アトピー型気管支喘息，アレルギー性鼻炎，蕁麻疹，アナフィラキシーショック（⮕22ページ）などがある。

　②**Ⅱ型アレルギー（細胞傷害型アレルギー）**　自分の組織や細胞に存在する抗原に対して反応する抗体が結合して，そこにさらに補体が結合することで組織や細胞が傷害される反応である。不適合輸血による溶血性貧血，基底膜に対する抗体ができて肺や腎臓が傷害されるグッドパスチャー症候群などはこの型のアレルギーによる疾患である。

　③**Ⅲ型アレルギー（アルサス型アレルギー）**　血液中でできた抗原と抗体の複合体が血管や組織に沈着して，補体系を活性化させるために組織が傷害される反応である。血清病や全身性エリテマトーデスなどはこの型のアレルギー反応による疾患である。免疫複合体型アレルギーともいう。

　④**Ⅳ型アレルギー（遅延型アレルギー）**　アレルゲンが感作されたリンパ球と反応すると，リンパ球は活性化されて各種の活性物質を放出する。その結果，さまざまな炎症細胞が局所に誘導されて炎症反応がおきる。この型のアレルギーは，抗体が関与するアレルギーよりも発症に時間がかかるため，**遅延型アレルギー**ともよばれる。化学物質が皮膚に触れることで生じる接触皮膚炎などは遅延型アレルギーの例である。

❸ 免疫不全

　免疫の機能が正常にはたらかず，病原体に対する抵抗力が低下した状態を**免疫不全**という。十分な免疫反応がおきないと，病原体や異物を排除できないため組織の傷害がとまらなくなる。免疫不全には，先天的に機能がそこなわれているものと，生後になんらかの原因で発症するものがある。抗がん薬を用いた治療で骨髄における白血球産生が減少することや，副腎皮質ステロイドによる免疫機能の低下などがある。

　免疫不全の状態に陥ると，さまざまな感染症に罹患しやすくなる（**易感染性**）。また，健常時には病原性を示さない，あるいは病原性が非常に弱い微

生物にも感染しやすくなる(**日和見感染**)。

エイズ●　後天的に生じる免疫不全の例としては，**後天性免疫不全症候群**(**エイズ**〔**AIDS**〕)がある(→「感染と予防」190ページ)。エイズは，**ヒト免疫不全ウイルス**(**HIV**)の感染によりT細胞が障害されるためにおきる免疫不全である。ニューモシスチス肺炎などの日和見感染症や，ウイルスによって生じるカポジ肉腫などがみられる。

E 代謝障害

生体は，外部からさまざまな物質を吸収し，それらを分解・合成して栄養分としたり細胞や組織の成分にしたりしている。一方，不要となったものは体外に排出される。このような物質の流れを**代謝**という。代謝はホルモンや酵素などによって調節されており，身体のはたらきや構造を保つために重要な役割を果たしている。代謝に異常があると必要な物質の不足や有害な物質の過剰な蓄積をまねき，疾患の原因となる。代謝にはたらく酵素の遺伝子異常は先天的な代謝障害に結びつく。

1 脂質代謝障害

脂質には脂肪酸やトリアシルグリセロール(トリグリセリド〔中性脂肪〕)，コレステロールなどがある。

脂質異常症●　従来，血液中の脂質が増加している状態を高脂血症とよんでいたが，現在は**脂質異常症**とよばれている(→「臨床検査」237ページ)。原因となる脂質の種類によって高LDLコレステロール血症，高トリグリセライド血症，低HDLコレステロール血症などに分類される。脂質異常症には家族性もしくは原発性のものや，糖尿病などの疾患に続発するもの，アルコール過剰摂取などによるものがある。

脂肪肝●　肝臓における脂肪酸の合成が亢進したり，末梢組織から肝細胞へ脂質が集まったりすることなどにより，肝細胞に過剰に脂肪が沈着した状態を**脂肪肝**という(→図2-13)。低酸素状態，肥満，糖尿病，アルコールや薬物の摂取などが脂肪肝の原因となりうる。脂肪肝が続くと肝炎や肝硬変を引きおこす。

動脈硬化症●　動脈硬化症のうち，粥状硬化症(→52ページ)では血管壁にコレステロールなどの脂質が沈着し，それに対してマクロファージなどの炎症細胞が集まって組織が障害される結果，線維化や石灰化がおきて動脈壁が厚くなり，血管がかたくなる。血管の内腔は狭くなり，末梢組織の虚血の原因となる。

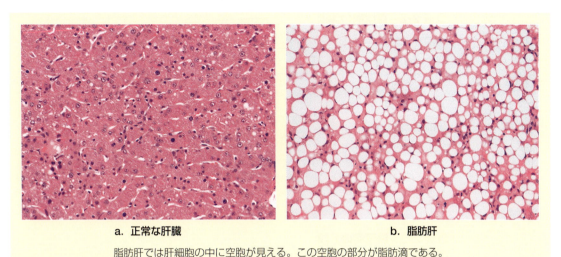

| a. 正常な肝臓 | b. 脂肪肝 |

脂肪肝では肝細胞の中に空胞が見える。この空胞の部分が脂肪滴である。

◯ 図 2-13　脂肪肝

2 アミノ酸・タンパク質代謝障害

アミノ酸代謝障害　アミノ酸はタンパク質を構成する要素であり，約 20 種類が存在する。アミノ酸代謝障害の例としてフェニルケトン尿症などがある。

アミロイドーシス　免疫グロブリン軽鎖などのある種のタンパク質が異常な構造を示したものを**アミロイド**といい，アミロイドが組織に沈着した状態を**アミロイドーシス**という。アミロイドの沈着は全身にみられることもあるし，特定の部位に限局することもある。

多発性骨髄腫や慢性炎症は全身性アミロイドーシスの原因となる。また，特定のタンパク質の遺伝子異常によりアミロイドーシスを生じることもある。アミロイドが心臓に沈着すると心臓の肥大や心不全を引きおこし，腎臓に沈着すると腎臓の機能が障害されてネフローゼ症候群などの原因となる。

3 糖代謝障害

① 糖尿病

糖尿病とは，インスリンのはたらきが不十分なために，血液中のグルコース（ブドウ糖）濃度が慢性的に高くなる疾患である。ランゲルハンス島の B 細胞から分泌されるインスリンの分泌量が低下することによるものや，組織のインスリンに対する反応が低下してグルコースの利用が障害されるもの，グルコースの産生が異常に多くなるものがある。診断には定められた方法で測定した血糖値が基準をこえていることが必要で，尿中に糖がみられることは糖尿病の診断には必ずしも必要ではない（◯ 表 2-2）。

糖尿病は ◯ 表 2-3 のように分類されるが，おもなものは 1 型および 2 型

◯ 表2-2　糖尿病の診断

検査データ
①　空腹時血糖値 126 mg/dL 以上
②　75 g グルコース(ブドウ糖)負荷試験の 2 時間値 200 mg/dL 以上
③　随時血糖値 200 mg/dL 以上
④　HbA1c 6.5% 以上
糖尿病の診断基準
①〜③のいずれかと④がみられる。
①〜③のいずれかと糖尿病の症状または糖尿病網膜症がある。
①〜③のいずれかがあり,別の日の検査で①〜④のいずれかがみられる。
④があり,別の日の検査で①〜③のいずれかがみられる。

◯ 表2-3　糖尿病の分類

種類	特徴
1型糖尿病	ランゲルハンス島 B 細胞が破壊されるもの
2型糖尿病	組織のインスリンに対する反応が不十分なもの
膵臓の障害による	手術による切除や膵炎によるもの
インスリン以外のホルモン異常	クッシング症候群や褐色細胞腫などによるもの
薬剤性糖尿病	副腎皮質ステロイドなどによるもの
妊娠糖尿病	妊娠中にはじめて発見または発症したもの
その他	遺伝性のものや感染によるものなど

糖尿病である。

1型糖尿病　1型糖尿病はランゲルハンス島 B 細胞（β細胞）の破壊によってインスリンの産生が低下するためにおこる糖尿病である。自己免疫の機序で B 細胞が傷害されることが多く,患者の多くは若年者である。

2型糖尿病　組織のインスリンに対する反応が障害され,組織へのグルコースの取り込みが阻害されておこるものを 2 型糖尿病という。インスリンの産生も低下する。ランゲルハンス島には目だった変化がないこともあるが,アミロイド沈着がみとめられることもある。患者は成人が多い。

その他の糖尿病　膵炎や膵がん,膵臓切除などによってランゲルハンス島の数が減少すると必要な量のインスリンが産生されなくなり,糖尿病になる。また,クッシング症候群や褐色細胞腫などによって引きおこされるホルモン異常も糖尿病の原因となる。妊娠中にも糖の代謝異常がおこることがあり,**妊娠糖尿病**という。妊娠糖尿病の診断基準はほかの糖尿病とは異なっている。

合併症　糖尿病に対する治療が不十分であると,過剰な糖の影響によって組織が傷害される。合併症としては,血管が傷害されることで引きおこされるものが最も多く,傷害される血管の太さによって異なる症状があらわれる。

細動脈の傷害による合併症には,腎臓の細血管や糸球体がおかされる**糖尿

病腎症，網膜の血管がおかされる**糖尿病網膜症**，感覚や運動の障害を生じる**糖尿病神経障害**があり，この３つを糖尿病の三大合併症という。糖尿病腎症では腎不全の，糖尿病網膜症では失明の危険性がある。

一方，太い動脈では動脈硬化をおこし，脳梗塞，心筋梗塞，下肢の壊疽などの危険を増大させる。

❷ 糖原病

グリコーゲン(糖原)はグルコースが集まってできる糖質である。グリコーゲンの合成・分解にかかわる酵素の先天的な異常があると，臓器の細胞内にグリコーゲンが異常に蓄積して障害を及ぼす。このような疾病を**糖原病**とよぶ。糖原病は異常のある酵素の種類によっていくつかの型に分かれ，それぞれの型によって心臓や肝臓，筋肉などにグリコーゲンが蓄積する。

4 その他の代謝障害

❶ 黄疸

老廃赤血球がおもに脾臓のマクロファージに貪食(→「感染と予防」109ページ)され，ヘモグロビン中のヘムが分解されると**ビリルビン**という色素になる。ビリルビンはその後，肝臓で代謝されて胆汁の中に排出され，便とともに体外に排出される。体内にビリルビンが過剰に蓄積される状態を**黄疸**という。黄疸の原因には以下のようなものがある。

(1) 溶血による過剰なビリルビン産生：新生児黄疸，胎児赤芽球症(血液型母子不適合)，自己免疫性溶血性貧血など
(2) 肝臓の酵素異常や肝不全によるビリルビンの代謝障害：肝炎，先天性黄疸の一部
(3) 胆道の閉塞によるビリルビンの排出障害(閉塞性黄疸)：胆石，胆管がん，膵頭部がんなど

総ビリルビン値が２〜３mg/dLをこえると，皮膚や眼球結膜の黄染が肉眼的に確認できる。また，高度な黄疸が続くと，脳にビリルビンが沈着して神経症状をおこすことがある。

❷ 痛風

核酸のうち，プリン体は代謝を受けて最終的に**尿酸**となり，尿中に排出される。尿酸が過剰に産生されたり，排出が障害されたりすると血中の尿酸濃度が高くなり(**高尿酸血症**)，しだいに結晶となって組織に沈着して炎症をおこす。これを**痛風**という。多くの場合，尿酸結晶は関節の近くの組織に沈着して炎症を引きおこし，腫脹，発赤，疼痛がみられる。また，腎臓に尿酸結晶が沈着して腎炎の原因となることもある。

③ 結石

身体の中で特定の物質が石のように固まって、溶けにくくなったものを**結石**という。結石は発生した部位や成分によって分類される。

胆石● 胆汁中のビリルビンやコレステロールが固まってできたものを**胆石**といい、胆管や胆囊の中に見られる。小さなものでは症状はあらわれないが、大きなものは炎症を引きおこしたり、胆管を閉塞したりして疼痛、黄疸の原因になる。

尿路結石● 尿中の尿酸・リン酸・シュウ酸などが固まって、腎盂・尿管・膀胱にできる結石を**尿路結石**という。小さな結石は尿とともに流れて排出されるが、大きな結石は尿管などを刺激して強い痛みを引きおこす。

F 腫瘍

細胞は、成長・再生の過程や、さまざまな刺激に反応して増殖する。このような細胞の増殖は必要な範囲で行われ、ある決まった大きさになったり、刺激がなくなったりすると増殖は停止する。しかし、特定の細胞の増殖が一定の範囲をこえてもとまらずに、**自律的**に異常増殖を続けることがある。この病変を広く**腫瘍**といい、**新生物**ともよばれる。通常、腫瘍は細胞のかたまりをつくって増殖するが、白血病細胞が血液や骨髄の中で異常に増殖する白血病（◯68ページ）のように、かたまりをつくらないものもある。

腫瘍は、1つの細胞に遺伝子の異常が生じることで細胞の増殖が調節できなくなるために発生する。腫瘍の発生にはたらく遺伝子を**がん遺伝子**という。がん遺伝子の多くは、本来は正常な細胞の増殖のために必要なはたらきをしているが、遺伝子の異常のためにそのはたらきが過剰になったりとまらなくなったりすることで細胞が腫瘍化する。それとは逆に、細胞の増殖を抑えるはたらきをしている遺伝子（**がん抑制遺伝子**）に異常があって、細胞の増殖がとまらなくなり腫瘍を引きおこすこともある。

ときに生まれつきの遺伝子異常が腫瘍を引きおこし、家系のなかで特定の腫瘍が多く発生することもある。しかし、腫瘍の発生に関与する遺伝子の異常の多くは後天性のものである。すなわち、腫瘍は遺伝子の異常でおこる病気であるといえるが、すべての腫瘍が遺伝する病気ではない。

① 良性腫瘍と悪性腫瘍

腫瘍の増殖様式● 腫瘍の増殖様式には、**圧排性（膨張性）増殖**と**浸潤性増殖**がある（◯図2-14）。圧排性増殖は、風船をふくらませるように周囲の組織を押し広げて増殖していくものである。腫瘍と周囲の組織との境界は明瞭であり、ひとかたまり

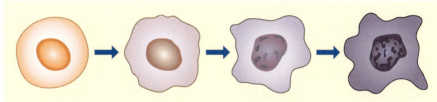

a. 圧排性増殖　　　　b. 浸潤性増殖

圧排性増殖（a）を示す腫瘍細胞塊は，周辺の組織を押しのけるように発育する。浸潤性増殖（b）を示す腫瘍細胞塊は，もとの細胞塊から離れて周辺の組織内に腫瘍細胞をばらまく。良性腫瘍はaのみ，悪性腫瘍はa，b両方の増殖を示す。

◯図 2-14　圧排性増殖と浸潤性増殖

一番左側の細胞が正常細胞である。右にいくにしたがって正常細胞との形の違いが大きくなり，異型度が高くなる。

◯図 2-15　異型度

になって増殖する。代表的なものとして，子宮の平滑筋が増殖する子宮筋腫（◯88 ページ）などがある。

　浸潤性増殖は，腫瘍のかたまりから 1 個ないし複数個ごとに腫瘍細胞が分離し，周囲の組織にしみ込むように増殖していくものである。周囲組織との境界は不明瞭になる。

異型度と分化度●　腫瘍組織を顕微鏡で観察すると，組織や細胞の所見が正常組織のいずれかによく似ていることもあるし，大きく異なることもある。正常組織の組織像と異なることを**異型性**といい，その程度を**異型度**という（◯図 2-15）。また，似たことを表す用語として**分化度**がある。分化度も腫瘍がどれくらい正常な組織のように分化して見えるかということをさし，正常組織に近い見え方をするものを**高分化**，正常組織の特徴をほとんど失っているものを**低分化**，中間のものを**中分化**という。また，腫瘍の分化がまったく失われたものは**未分化**とよび，分化していた腫瘍が未分化な状態に変化することを**脱分化**という。異型性が強い腫瘍や低分化型の腫瘍のほうが悪性度が高い傾向がある。

良性と悪性●　腫瘍には，発生した場所にとどまってほかの臓器に浸潤や転移をしないものがある。このような腫瘍を**良性腫瘍**という。良性腫瘍が患者の生命をおび

○ 表2-4　良性腫瘍と悪性腫瘍(がん)の特徴

	良性腫瘍	悪性腫瘍(がん)
増殖様式	圧排性	浸潤性または圧排性
異型性	軽度	高度
転移	おこらない	おこる
予後	良好	不良

やかすことはほとんどないが，腫瘍が周囲の臓器を圧迫することなどによる症状があらわれることがある。

　一方，腫瘍細胞が急速に増殖して，周囲の臓器に浸潤したり，離れた臓器に転移したりして，最終的には患者の死をまねくこともある。このような腫瘍を**悪性腫瘍**という。

　腫瘍が良性か悪性かを判断するときに，病理診断は重要な役割を果たしている。腫瘍組織を顕微鏡で観察したときの異型度や，周囲の組織への広がり方は良悪を判断するうえで重要な所見である。悪性腫瘍は大きく，良性腫瘍は小さい傾向があるが，一見巨大な腫瘍であっても良性のこともあるし，小さな腫瘍でも悪性のふるまいをすることもある。したがって，腫瘍の良悪はさまざまな所見から総合的に判断される(○表2-4)。

2 がん腫と肉腫

　悪性腫瘍は，腫瘍を構成する細胞が正常な組織のどの細胞に似ているかによって分類することができる。一般に**がん**(癌)という言葉は悪性腫瘍全体をさすが，上皮細胞の性格をもつ細胞が増殖する悪性腫瘍を**がん腫**，上皮以外の細胞の性格をもつ細胞が増殖する悪性腫瘍を**肉腫**という。血液細胞が増殖する悪性腫瘍は白血病やリンパ腫とよばれる(○図2-16)。

がん腫●　がん腫は発生した臓器によって肺がんや胃がんなどとよばれる。また，顕微鏡で腫瘍細胞を観察してどの上皮の性格をもつかによっても分類され，これを**組織型**という。腫瘍細胞が扁平上皮に似ているものを**扁平上皮がん**，腺上皮に似ているものを**腺がん**という。腺がんはさらに腫瘍の構造によって管状腺がん，乳頭状腺がんなどのようによばれることもある。膀胱や尿管などの尿路上皮に似た細胞が増殖するがんを**尿路上皮がん**という。どのような上皮にも似ていないがん腫は**未分化がん**という。これらのがんの型と発生する臓器や器官には以下のような傾向がある。

(1) 腺がん：胃がん，大腸がん，肺がん，膵臓がん，子宮体がん，乳がん，卵巣がんなど
(2) 扁平上皮がん：口腔がん，喉頭がん，食道がん，子宮頸がんなど
(3) 尿路上皮がん：膀胱がん，尿管がん，腎盂がん

　特別な名称がついているがん腫もある。ヘパトーマ(肝細胞がん)やグラ

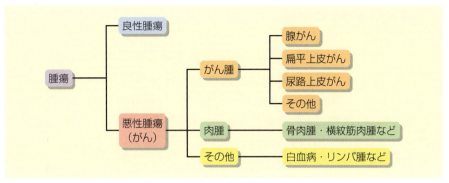

◯ 図 2-16　腫瘍の分類

ヴィッツ腫瘍（腎細胞がん）などがその例である。

　がん腫のうち，線維増生が著しいものを**スキルスがん**（**硬がん**）という。乳がんや胃がんのなかにこのようながんがみられることがある。

肉腫●　肉腫の名称も，正常組織のどの細胞に似ているかで決められる。たとえば，横紋筋肉腫は横紋筋に似た細胞が増殖する。そのほか，平滑筋肉腫，骨肉腫，軟骨肉腫，血管肉腫などがある。どの型の正常細胞に似ているか特定できないものを未分化肉腫という。

❸ がんの進行度分類

　がんは，発生した部位に限局した段階から，全身に転移が及ぶ進行した段階までさまざまな状態で発見される。がんの治療方針は，病気がどの程度進行しているかによってもかわってくるので，進行度は患者に適切な治療を行うために重要な情報である。がんの進行度を**病期**（**ステージ**）とよび，病期を決めることをステージングという。

❶ 早期がんと進行がん

　がんが発生しても，発生した局所にとどまり転移をしていないか，わずかなリンパ節転移のみがみられることもある。このようながんを**早期がん**という。ただし，どのようながんを早期がんとよぶかは臓器ごとに異なっており，たとえば胃がんでは，がんの大きさやリンパ節転移の有無にかかわらず，浸潤の深さが粘膜下層までにとどまるものをさす（◯ 56 ページ）。一方，発見されたときにすでに周囲の臓器に浸潤していたり，離れた臓器に転移していたりすることもある。このようながんを**進行がん**という。

　早期がんは手術などにより病変部を切除することで高い生存率が期待できるが，進行がんに対しては複数の治療法を組み合わせるなどの高度な治療が必要であり，根治的治療がむずかしい場合も多い。

❷ TNM 分類

　　　　TNM 分類は，国際的に共通して使用されるがんの進行度分類である。TNM 分類では，腫瘍の広がり(T：Tumor)，リンパ節転移の程度(N：Node)，遠隔転移の有無(M：Metastasis)の 3 つの要素の組み合わせで，臓器ごとに 1 期から 4 期の病期分類(ステージ分類)を決める。

❹ がんの広がり方

　　　　がんは，発生した部位にとどまらずに広がっていくという特徴をもつ。

　　　　がんが，発生した部位でしだいに大きくなり，やがて隣り合う臓器にも広がっていくことを**直接浸潤**という。たとえば胃がんの一部は膵臓に浸潤することがあるし，乳がんが表面の皮膚に広がることも直接浸潤の例である。

　　　　一方，がんが発生した部位から離れた臓器やリンパ節にあらわれることを**転移**という。転移の方法には**血行性転移**，**リンパ行性転移**，**播種性転移**の 3 つがある(→図 2-17)。

血行性転移●　　がん細胞が血管の中に入り，血流によってほかの臓器に運ばれ，そこで腫瘍を形成することを血行性転移という。たとえば大腸がんが肝臓や肺に転移するのは門脈を経由する血行性転移である。また，乳がんや前立腺がんの骨への転移，肺がんの脳への転移も血行性転移の例である。

リンパ行性転移●　　がん細胞がリンパ管の中に入って広がっていくことをリンパ行性転移という。がんは原発臓器に最も近いリンパ節に転移し，そこからさらに離れたリンパ節へと順に転移が広がっていく。たとえば，大腸がんの細胞がリンパ管の中に入ると，まず大腸の近くのリンパ節に転移して，やがて大腸から離れた腸間膜のリンパ節に転移が広がっていく。消化器のがんなどがリンパ管に入り，周囲のリンパ節からしだいに胸管を経て左鎖骨上窩のリンパ節に転移したものを**ウィルヒョウ転移**とよぶ。このほかのリンパ節転移として乳がんの腋窩リンパ節，セミノーマなどの精巣腫瘍の後腹膜リンパ節への転移な

Column

腫瘍マーカー

　　がんのなかには特定の物質を産生するものがあり，血液中にそれらの物質が検出されることがある。このような物質を**腫瘍マーカー**とよぶ。例としてさまざまな腺がんにおけるがん胎児性抗原(CEA)，膵がんなどにおける CA19-9，前立腺がんにおける前立腺特異抗原(PSA)，肝細胞がんの α-フェトプロテイン(AFP)などがある(→「臨床検査」240 ページ，表 2-4)。がんの有無を調べるために使われるが，通常これらの物質は血液中に微量しかないため，早期がんでは腫瘍マーカーが上昇していないことが多い。また，腫瘍マーカーは腫瘍の量に従って値が変動するため，治療効果の評価や治療後の再発の検査にも使われる。

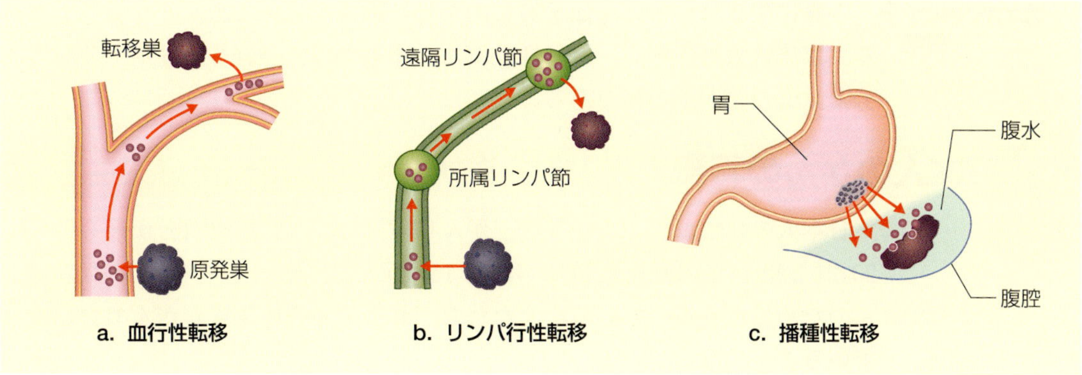

図 2-17　がんの転移の様式

- a．血行性転移
- b．リンパ行性転移
- c．播種性転移

どがある。

播種性転移　播種性転移とは，腹腔や胸腔に露出した腫瘍細胞がこぼれ落ちてほかの部位に接着して腫瘍を形成することをいう。これも転移の一種である。胃がんが漿膜面に露出して腹膜に播種することや，肺がんが肺の表面に露出して胸膜に播種することなどがある。腹腔内のがんが播種して，女性の場合は直腸子宮窩(ダグラス窩)に，男性の場合は膀胱直腸窩に転移したものを**シュニッツラー転移**という。これは直腸指診でかたく触れることができる。

5　がんの原因

さまざまな有害物質や放射線，感染などががんの原因となると考えられている。このような原因に接した人の全員ががんになるわけではなく，がんが発生するためにはその他の要因も関与している。

化学物質　遺伝子の異常を引きおこして腫瘍の発生の原因となる物質を発がん物質という。タバコに含まれるタールやさまざまな有機物質(ホルムアルデヒド，ベンゼンなど)，アスベスト，ヒ素などがその例である。また，職業的にこれらの物質に多く曝露されて発生するがんを**職業がん**という。これらの物質は環境中に含まれることもあり，特定の地域である種の腫瘍が多く発生する原因となる。

放射線　放射線曝露も遺伝子の異常を引きおこして腫瘍発生の原因となる。原子爆弾，核実験，原子力発電所などの放射線事故では，さまざまな種類の悪性腫瘍が発生することがある。治療のために放射線を照射した部分に，別の腫瘍が発生することもある。

ウイルス　感染が原因でおこる腫瘍もある。子宮頸がんや一部の咽頭がんは，ヒトパピローマウイルス(HPV)の感染により発生する。また，成人 T 細胞性白血病(ATL)は，ヒト T 細胞白血病ウイルス 1 型(HTLV-1)の感染が原因である。エプスタイン＝バーウイルス(EB ウイルス)は上咽頭がんやある種のリンパ腫を引きおこすことがある。

先天性遺伝子異常 ● ときに生まれつきの遺伝子異常のために腫瘍が発生しやすくなることがある。家族性大腸腺腫症，遺伝性乳がん，卵巣がん，神経線維腫症，多発性内分泌腫瘍などがその例である。

6 日本人のがんの特徴

日本人の死亡原因のなかでは，がん（悪性腫瘍・悪性新生物）が最も多い。2022（令和4）年の総死亡数は年間約157万人で，そのうちの約38万人ががんのために亡くなっている。すなわち，およそ4人中1人ががんで亡くなっていることになる。

日本人のがんによる死亡は，かつては胃がんが最も多かったが，最近は胃がんによる死亡は減少しており，現在，年齢調整死亡率[1]（人口10万対）では，多い方から男性は肺・大腸・胃・膵臓・肝臓の順であり，女性は乳房・大腸・肺・膵臓・胃の順である（◯図2-18）。一方，粗死亡率[1]（人口10万対）をみると，男性は肺・胃・大腸・膵臓・肝臓の順，女性は大腸・肺・膵臓・乳房・胃の順に高くなっている。

2019年のがんに罹患した人数（罹患数）では，多い方から男性では前立

Column

個体の死

個体の死とは心臓・肺・脳のすべての機能が停止してもとに戻らない状態をいう。死の判定は**死の三徴候**（心拍動の停止，自発呼吸の停止，瞳孔の散大と対光反射の消失）を確認して行われる。これらは循環・呼吸・神経系の機能が停止していることを意味している。

外傷や循環障害などのため脳に不可逆的な障害がおきると，脳の機能が失われるだけでなく，脳幹にある循環や呼吸をつかさどる中枢も障害されるため，やがて心臓や肺の機能も停止する。このような脳の状態を**脳死**という。脳死状態でも人工呼吸器（レスピレーター）などを使うことにより，ある程度の期間は循環を含め脳以外の臓器の機能を保つことができるが，通常数日以内に心機能が停止し，脳も壊死に陥り，融解する（レスピレーター脳）。

「臓器の移植に関する法律」（臓器移植法）では，脳幹を含む脳全体の死と判定された場合には移植のために臓器を摘出することが認められており，このとき，脳死は個体の死として扱われる。

脳死の判定は，①深い昏睡，②瞳孔の散大と固定，③脳幹反射の消失，④脳波の平坦化，⑤自発呼吸の停止の5つの状態を確認することで行われ，これら5つのすべてを満たす状態が6時間以上続くと脳死と判定される。

---

[1] 粗死亡率と年齢調整死亡率：それぞれの疾患による死亡者数を人口で割ったものを粗死亡率という。しかし，がんのように年齢により死亡数が異なる疾患では，高齢化などによって全体の人口の年齢構成が変化すると，年ごとの死亡率を直接比較することはできない。そこで，年齢構成が同じであるとして計算されるのが年齢調整死亡率である。日本では2015（平成27）年のモデル人口を基準として年齢調整死亡率を計算している。

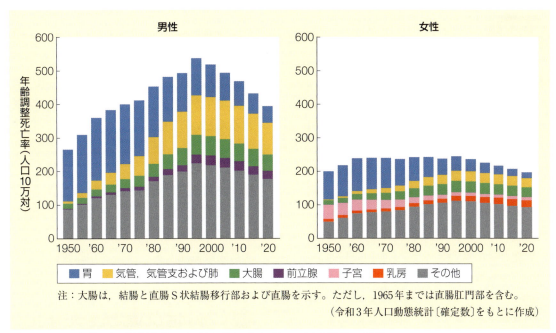

▶図 2-18　部位別悪性新生物の年齢調整死亡率（人口 10 万対）の推移

腺・大腸・胃・肺・肝臓の順であり，女性では乳房・大腸・肺・胃・子宮の順となっている。これらのがんのなかでは，大腸がん・前立腺がん・乳がんの患者数の増加が目だっている。

まとめ

- 先天異常の原因には，遺伝が関与する場合（遺伝病）とそうでない場合とがある。
- 萎縮や肥大は，生理的なものと病的なものに大別される。生理的肥大には心臓の作業性肥大が，病的肥大には腎臓の代償性肥大などがある。
- 刺激により細胞の数が増えることで臓器や組織が大きくなることを過形成とよぶ。
- 変性とは細胞や組織に，本来存在しない物質や，もともと存在する物質がふつうよりも異常に多く沈着することで，これによって通常，細胞の機能も低下する。
- 壊死とは，局部の細胞や組織が死ぬことである。
- 血栓や塞栓によって血液循環がとだえ，そこより末梢部が壊死することを梗塞といい，脳梗塞や心筋梗塞などの重症疾患を引きおこす。
- 炎症がおさまった傷害局所は，線維芽細胞と新生毛細血管からなる肉芽組織でおきかえられたあと，肉芽組織と血管が消失して，膠原線維だけが残り，瘢痕治癒が完了する。
- 腫瘍は自律性をもって，無限に増殖する細胞の集団であり，悪性腫瘍は個体にとって害悪の度合いが大きい。

復習問題

❶ 次の文章の空欄を埋めなさい。

▶ 21番染色体のトリソミー(染色体が1本多い病態)は(①　　　)症候群を引きおこす。

▶ 臥床やギプス装着などで動きが制限されることによる萎縮を(②　　　)萎縮という。

▶ 壊死組織に嫌気性菌感染などによる腐敗が加わった場合を(③　　　)という。

▶ 炎症の五徴候は(④　　)，(⑤　　)，(⑥　　)，(⑦　　)，(⑧　　)である。

▶ ランゲルハンス島B細胞の破壊によってインスリンの産生が低下することで(⑨　　)型糖尿病がおこる。

▶ 腫瘍の増殖様式には(⑩　　)性増殖と(⑪　　)性増殖があり，良性腫瘍は(⑩)性の増殖だけをするが，悪性腫瘍は(⑩)性と(⑪)性の両方の増殖をする。

❷ 次の問いに答えなさい。

① 喫煙によって気管支上皮が線毛上皮から重層扁平上皮に変化するなど，いったんある方向に分化した組織が形態をかえて別の組織に分化する現象をなんというか。
答(　　　　　　　)

② 消化器がんなどの左鎖骨上窩のリンパ節への転移をなんというか。
答(　　　　　　　)

③ 胃がんや乳がんの一型として知られ，線維増生が著しいことを特徴とするがんをなんというか。
答(　　　　　　　)

❸ 左右を正しく組み合わせなさい。

① 門脈圧亢進症　・　・Ⓐ閉塞性黄疸
② 深部静脈血栓　・　・Ⓑ痛風
③ 高尿酸血症　　・　・Ⓒ肺塞栓
④ 胆石　　　　　・　・Ⓓ食道静脈瘤

❹ 〔　〕内の正しい語に丸をつけなさい。

① フェニルケトン尿症は常染色体〔顕性・潜性〕遺伝病である。

② 脳梗塞によって生じる壊死は〔凝固・融解・乾酪〕壊死である。

③ Ⅰ型アレルギー反応が全身にあらわれるショックを〔心原性・敗血症性・アナフィラキシー〕ショックという。

④ 全身性エリテマトーデスは〔Ⅱ・Ⅲ・Ⅳ〕型アレルギー反応による疾患である。

⑤ 肺がんの脳への転移は〔血行性・リンパ行性・播種性〕転移である。

⑥ シュニッツラー転移は〔血行性・リンパ行性・播種性〕転移である。

⑦ 日本人男性において，年齢調整死亡率(人口10万対)が最も多いがんは〔胃・大腸・肺〕がんである。

おもな疾病のなりたち

A 呼吸器疾患

　肺は空気中の酸素を血液の中に取り込み，不要な二酸化炭素を排出する重要な臓器である。肺に吸い込まれた酸素は，肺胞壁の毛細血管を流れる血液中の二酸化炭素と交換され，体内で利用される（**ガス交換**）。肺には外界の空気が直接吸入されるため，病原体や異物が侵入してさまざまな疾患の原因となる。また，薬剤のなかにも肺の障害を引きおこすものがある。

　わが国ではかつては肺炎，肺結核が猛威をふるっていたが，抗結核薬が開発されて広く使われるようになったために患者数は減少している。しかし，高齢者やがんに対する化学療法を受けている患者など，抵抗力が低下した患者では現在でも肺炎は致命的となることがある。

　喫煙は肺に直接障害を及ぼし，肺気腫や慢性気管支炎，肺がんの発生に関与する。そのほかにも，肺に吸入された環境中の物質が肺や胸膜を傷害することがあり，近年は石綿に含まれる**アスベスト**によって発生する胸膜の悪性中皮腫や肺がんが社会問題となっている。

① 肺炎・肺結核

　肺におこる炎症を総称して**肺炎**といい，病変の広がり方や原因，罹患場所などによっていくつかの型に分類される。病変の主体が肺胞にあるものは**肺胞性肺炎**とよばれ，**大葉性肺炎**と**気管支肺炎**に分類される。一方，病変の主体が肺胞壁にあるものは**間質性肺炎**とよばれる。

　肺炎の原因として重要なのは各種の病原体の感染であり，細菌性・ウイルス性・真菌性などがある（→表 3-1）。肺結核は細菌性肺炎の1つであるが，特殊な経過や形態を示すので，分けて取り上げる。

❶ 肺炎

肺胞性肺炎 ● 好中球やフィブリンなどの炎症性滲出物が肺胞腔を埋めつくすような肺炎を肺胞性肺炎という。このうち，肺葉全体に炎症がみられるものを大葉

表 3-1 肺炎の分類

広がりによる分類	・肺胞性肺炎(大葉性肺炎, 気管支肺炎) ・間質性肺炎	罹患場所による分類	・市中肺炎 ・院内肺炎 ・医療・介護関連肺炎
原因による分類	感染性 { ・細菌性(レンサ球菌〔肺炎球菌〕, ブドウ球菌, クレブシエラ, レジオネラ, マイコプラズマ, 結核菌など) ・ウイルス性(インフルエンザウイルス, 麻疹ウイルス, サイトメガロウイルス, アデノウイルスなど) ・真菌性(カンジダ, アスペルギルスなど) ・放射線性 ・薬剤性 ・誤嚥性 ・膠原病, 自己免疫性疾患 ・原因不明(特発性)		

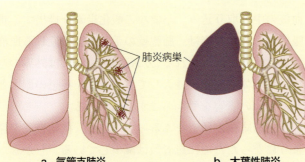
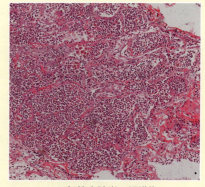

a. 気管支肺炎　　b. 大葉性肺炎　　c. 気管支肺炎の組織像

肺胞性肺炎では，肺胞腔内に炎症細胞や滲出液などが入っており，酸素が入れなくなっている。

図 3-1　気管支肺炎と大葉性肺炎

性肺炎といい，肺炎球菌によるものが多い(図 3-1-b)。一方，細気管支を中心として周囲の肺胞内に炎症が広がるものを気管支肺炎という(図 3-1-a・c)。気管支肺炎も細菌感染によることが多い。

　また，食物や嚥下物などが誤って肺に入ってしまうと，これらに含まれる細菌や胃酸などの化学物質によって炎症が引きおこされることがある。このような肺炎を**誤嚥性肺炎**といい，多くは気管支肺炎をおこす。

　肺胞腔内の炎症細胞やフィブリンはやがて吸収されて消失するが，ときに吸収されずに病状が悪化して，呼吸不全をまねくこともある。

●**間質性肺炎**　間質性肺炎では，肺胞壁にリンパ球などの炎症細胞浸潤や線維化がおきるため，ガス交換が妨げられる。間質性肺炎の原因としてウイルスやマイコプラズマ感染，膠原病，尿毒症，放射線照射，一部の薬剤などがあげられるが，原因不明なもの(**特発性間質性肺炎**)もある。線維化が肺の広い範囲に及ぶと**肺線維症**となる。高度な間質性肺炎や肺線維症の患者の肺はかたくなるため，空気が入ってもふくらみにくくなり，換気が十分に行われなくなる。

このような換気障害は**拘束性換気障害**とよばれる。

❷ 肺結核

　肺結核は、マイコバクテリウム属の細菌である結核菌の感染による疾患である。かつては有効な治療法がなかったため、わが国でも多数の患者が死亡したが、薬剤の開発により患者数は激減した。しかし、わが国の罹患率はいまだ高く、決して過去の病気ではない。また、ほかの肺炎と同様に薬剤耐性菌の出現も問題になっている。

　患者から排菌された結核菌を吸入することにより感染するが、飛沫だけでなく、より小さく、滞空時間の長い**飛沫核**による**空気感染**（◯「感染と予防」106 ページ）をすることから、予防には特殊なマスクを用いるなどの注意が必要である。

　最初に結核菌に感染した状態を**一次結核症**、一次結核症が再び活動性の病変になった状態を**二次結核症**とよぶ。

一次結核症●　結核菌の感染が成立すると、胸膜直下の肺組織に限局性の炎症がおこる。ここにマクロファージが集まって壊死巣を形成する。このときにみられる壊死は白色調で、チーズに似た外観を示すことから乾酪壊死とよばれる（◯16 ページ）。壊死巣の周囲には、組織球に由来する類上皮細胞やラングハンス型巨細胞が出現して肉芽腫を形成する。また、結核菌はリンパ管を通って肺門部のリンパ節にも同様の病変を形成する（◯図 3-2）。肺とリンパ節の病変を合わせて**初期変化群**とよぶ。正常な免疫能をもつ人では、これらの病変による症状があらわれることはなく自然に治癒して瘢痕形成、石灰化をきたすが、結核菌がその中に残ることがある。

二次結核症●　なんらかの原因で免疫能が低下すると、初期変化群の瘢痕の中に残っていた結核菌が再び炎症を引きおこすことがある。この状態を二次結核症という。病変が大きくなると肺の中に空洞を形成する。気管支内に病変が開放される

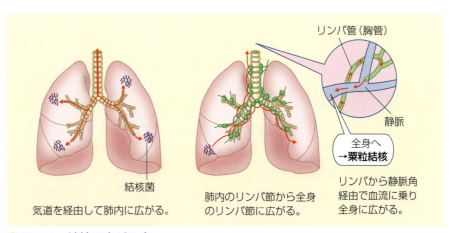

◯ 図 3-2　結核の広がり方

粟粒結核　また，結核菌が血中に入って，血行性に肺を含めた全身の臓器に数 mm 大の結核病変が無数に発生したものは粟粒結核とよばれる。

診断　結核の診断は放射線画像で陰影を見つけるほか，**ツベルクリン反応**が広く行われてきた。これは結核菌から抽出された成分を皮内注射すると，結核菌に感染したことがある人では，注射した部分に発赤や硬結が見られることを利用したものである[1]。最近では，結核菌特異抗原刺激によってリンパ球から遊離されるインターフェロン-γ（ガンマ）を指標とするクォンティフェロン®（QFT）や，Ｔスポット®を用いた**インターフェロン-γ遊離試験**が広く行われている（→「感染と予防」157 ページ）。

❷ 肺気腫・慢性気管支炎

　気道が狭くなって空気の流れが妨げられるために呼吸困難をおこしている状態を**閉塞性換気障害**という。患者は，息は吸えるが吐き出しにくくなるため，呼吸機能検査では 1 秒率（→「臨床検査」262 ページ）が低下している。このような疾患のうち，症状が長く続き呼吸機能が完全には回復しないようなものを**慢性閉塞性肺疾患（COPD）**とよぶ。COPD は，おもに喫煙による気管支や肺への刺激によっておこる疾患で，患者の気管支には**慢性気管支炎**が，肺胞には**肺気腫**がみられるが，両方の状態が同時にみられることも多い。

❶ 肺気腫

　喫煙などによって肺を構成している肺胞壁が破壊されると，いくつかの肺胞がつながって大きな気腔を形成するようになる。この状態を肺気腫という。肺気腫になると肺胞の伸縮が障害されて拡張したままの状態となり，肺胞の中の換気がわるくなるために呼吸機能が低下する。

❷ 慢性気管支炎

　粘液性の喀痰を伴った咳が 3 か月以上続き，それが 2 年以上連続してみられるときに慢性気管支炎と診断される。気管支には粘液腺や杯細胞が増生し粘液産生が亢進している。また，リンパ球などの炎症細胞浸潤もみられる。

❸ 気管支喘息

　さまざまな刺激による炎症のため，発作性に気管支が収縮して気管支の内腔が狭くなり，喘鳴・咳・呼吸困難をおこす疾患を気管支喘息という。気管支喘息はⅠ型アレルギーによるものが多く，好酸球・肥満細胞などが放出する因子によって平滑筋の収縮，粘膜の浮腫，粘液産生の亢進が生じる。

---

[1] ツベルクリン反応にみられる発赤や硬結はⅣ型アレルギー（→27 ページ）によるものである。

4 肺・胸膜の腫瘍

胸腔の中に発生する腫瘍には，肺にできるものと胸膜にできるものがある。肺に発生する上皮性の悪性腫瘍が**肺がん**であり，胸膜に発生する悪性腫瘍の多くは**悪性中皮腫**である。

1 肺がん

わが国では肺がんによる死亡率が増加しており，男性のがんによる死亡数は肺がんが最も多い。喫煙は肺がんの危険因子であり，喫煙本数や年数が多いほどがんの発生リスクが高くなるが，肺がんのなかには喫煙とは関係なく発生するものもある。

症状・診断● 早期の肺がんは無症状であり，細胞診や画像診断による検診で発見されることが多いのに対し，進行期の肺がんでは咳や胸痛，血痰などの症状があらわれる。転移は脳・骨・肝臓・リンパ節などに多くみられる。

診断には画像診断，喀痰や気管支擦過物の細胞診，組織診などが行われる。

分類● 肺がんは肺門に近い部位に発生する**中枢型**と，胸膜に近い部位に発生する**末梢型**に分かれる（◯図3-3）。また，組織型は腺がん，扁平上皮がん，小細胞がん，大細胞がんなどに分けられる。扁平上皮がんや小細胞がんは中枢型であることが多いのに対し，腺がんは末梢型であることが多い。

扁平上皮がん，小細胞がんは喫煙と強い関連がある。小細胞がんはとくに進行が急激であり，予後も不良である。

また，ほかの臓器のがんが肺に転移してくることもある。乳がん・大腸が

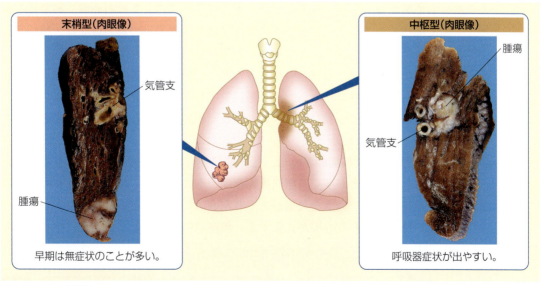

◯図3-3 肺がん

ん・胃がん・腎がんなどの転移が比較的多い。

治療● 治療は手術，化学療法，放射線療法を組み合わせて行う。組織型や特徴的な遺伝子の変異により最適な治療は異なるので，正しい組織型分類がなされ，遺伝子変異についても検査をすることが重要である。

❷ 悪性中皮腫

胸膜や腹膜の表面にある中皮細胞の増殖を示す悪性腫瘍を悪性中皮腫という。石綿（アスベスト）の曝露と強い関連がある。進行してから発見されることが多く，胸膜のほぼ全体を腫瘍が占めることも少なくない。胸水が貯留することが多い。胸膜肺全摘出術や化学療法が行われるが，予後は不良である。

B 循環器疾患

循環器は，全身に血液を送るポンプの役割を果たす心臓と血管から構成されている（● 17 ページ）。心臓や血管の疾患により血液の循環が障害されると，各臓器の機能低下をきたして，場合によっては致命的になる。

心臓のおもな疾患には先天的にみられる各種の奇形，心筋の異常や炎症による疾患，心筋の虚血による疾患，心臓の弁の障害，心膜の疾患がある。血管のおもな疾患には動脈硬化や動脈瘤，静脈瘤などがある。

❶ 心臓の疾患

❶ 心奇形

心臓では大静脈から流れてきた血液は右心房に入り，右心室，肺動脈を経て肺へ流れていく。肺でガス交換を受けた酸素濃度の高い血液は，肺静脈を通って左心房へ入り，左心室から大動脈に押し出されて全身に送られる。

出生児に心臓や心臓につながる大血管の形態に異常（心奇形）があると，血液が正しく流れなくなるため，血流量の異常や，全身に酸素濃度の低い血液が流れてチアノーゼ[1]を引きおこすなどの異常がみられる。おもな心奇形を● 表 3-2 に示す。

心房中隔欠損症● 心房中隔欠損症の多くは，胎児期に開存している卵円孔が閉鎖しないために生じることが多く，卵円孔開存症ともよばれる。左心房圧は右心房圧よりも高いため，大きな欠損があると左心房の血液が右心房に流入して，右心系に負荷が加わり心房が拡張する。無症状のことも多く，成人になってから

---

[1] チアノーゼ：脱酸素化されたヘモグロビン（デオキシヘモグロビン）が増加するため，皮膚や粘膜が紫色に見える現象。

○ 表 3-2　おもな心奇形

心臓の形態の異常	大血管の異常	複数の奇形が混在
・心房中隔欠損症 ・心室中隔欠損症	・大血管転位 ・動脈管開存症	・ファロー四徴症

気づかれることも多い。

心室中隔欠損症　心室中隔欠損症は心室中隔の一部が欠損している状態で，心奇形のなかでも頻度が高い疾患である。右心室よりも左心室の圧が高いため，大きな欠損のある患者では，左心室の血液が右心室に流入して，肺に流れる血液の量が増すために**肺高血圧症**を引きおこす。

ファロー四徴症　ファロー四徴症は，①右室流出路（肺動脈）狭窄，②心室中隔欠損，③大動脈騎乗および，④右室肥大の4つの異常よりなる心奇形である。酸素濃度の低い右心室の血液が大動脈に流れてチアノーゼをおこす。

動脈管開存症　動脈管（ボタロー管）は肺動脈と大動脈をつなぐ血管で，胎児期には開存しているが，出生後には閉鎖・消失する。動脈管開存症の患児では出生後にも動脈管が開いているため，大動脈から肺動脈へと血液が流入し，肺の血流が増えて負荷が加わる。負荷が大きいと肺高血圧症を生じることがある。

❷ 心肥大・心筋症

心肥大　心房や心室に多くの血液が流れるようになったり，圧が高くなったりすると，心筋に負荷がかかるようになる。そのような状態が長く続くと，それに適応するために心臓が大きくなる。このような状態を**心肥大**とよぶ。肥大した心臓では心筋線維が太くなり，おもに心室の壁が厚くなる。肥大によって心室が広がるものを**拡張性肥大**，内腔が狭くなるものを**求心性肥大**とよぶ。圧が高くなる負荷の原因としては，高血圧やあとに述べる心臓弁膜症があげられる。また，激しい運動をする人では全身に多くの血液を循環させるために心臓は肥大するが，これは生理的な適応現象であり，病的な肥大ではない。

心筋症　心筋症は原因不明の心筋異常の総称で，特徴的な形態から，心筋が肥大して心臓の壁肥厚を示す**肥大型心筋症**，心室の高度な拡張を示す**拡張型心筋症**などに分類される。最近では，肥大型心筋症の原因遺伝子がいくつか特定されている。心筋症の症状としては心不全による呼吸困難や胸痛，めまい，失神などの症状がみられ，突然死の原因ともなる。

❸ 狭心症・心筋梗塞

心臓は冠状動脈によって栄養されており，冠状動脈の血流が障害されると心筋に必要な酸素が行きわたらなくなるためにさまざまな症状があらわれる。このような疾患を**虚血性心疾患**といい，その代表的なものが狭心症と心筋梗塞である。虚血性心疾患の原因となる冠状動脈の狭窄のほとんどが粥

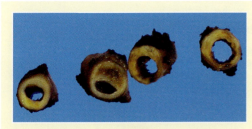
a. 肉眼像

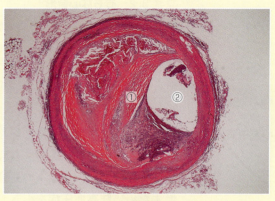
b. 組織像

粥状硬化症による動脈硬化で，血管の壁(b-①)が厚くなり，血管の内腔(b-②)が狭くなっている(→20ページ，図2-7も参照)。

○ 図3-4 冠状動脈の粥状硬化

状硬化症(→52ページ)によるものである(→図3-4)。

狭心症● 冠状動脈の狭窄により，心筋が必要とする栄養や酸素が十分に供給されないために一過性の胸痛発作を生じる状態を**狭心症**という[1]。心電図に異常がみられるが，心筋の壊死はみられない。安静や血管を拡張させるニトログリセリンの投与などにより症状が改善される。

心筋梗塞● 冠状動脈の閉塞による虚血が持続して，心筋が壊死した状態を**心筋梗塞**といい，発症してすぐの状態は急性心筋梗塞とよばれる。心筋梗塞のときには狭心症のときよりも強い胸痛があり，ときには肩にも痛みを感じる(放散痛)。

心筋梗塞がおきる部位は冠状動脈の閉塞がおきた部位によって決まり，右冠状動脈が閉塞すると心室下壁に，左冠状動脈の前下行枝が閉塞すると左心室前壁に，左冠状動脈の回旋枝が閉塞すると左心室の側壁に梗塞が生じる(→図3-5)。梗塞の部位は心電図のどの誘導に波形の異常がみられるかで特定できる。

心筋梗塞で壊死に陥った部分は心筋の機能が失われるため，広範囲に壊死が広がると心不全(→51ページ)をおこし，発症後比較的短い時間で患者が死亡することがある。また，心筋梗塞に陥った部分は心筋が弱くなるためその部分が拡張したり，破裂したりする(→図3-6，7)。心臓が破裂すると，心嚢内に流出した大量の血液が心筋の動きを妨げて致命的になる(**心タンポナーデ**)。

治療は狭窄した冠状動脈をカテーテルで広げたり，ステント[2]を挿入した

---

[1] 狭心症には，粥状硬化症などによる血流制限のため，労作時に胸痛が生じる**労作性狭心症**と，粥状硬化症の破綻などによって一時的に血栓が形成され，安静時にも胸痛を生じる**不安定狭心症**がある。血栓による血管の閉塞が持続すると心筋梗塞となるため，不安定狭心症は心筋梗塞とともに**急性冠症候群**(ACS)とよばれる。

[2] ステント：血管の中に挿入する筒状のもので，血管を押し広げた状態にすることで血流を保つ。金属の網目状のものが使われることが多い。

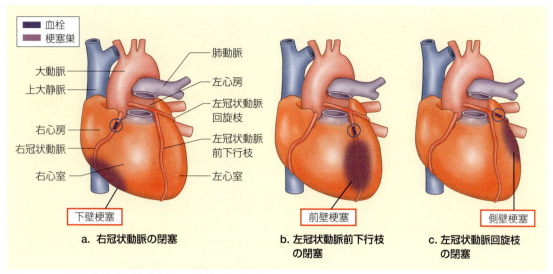

◯ 図 3-5　心筋梗塞（冠状動脈の閉塞箇所と梗塞巣の関係）

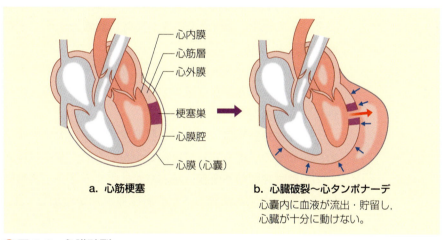

◯ 図 3-6　心臓破裂

りするほか，狭窄した部分の末梢側に別の部位からの動脈をつなげるバイパス手術が行われる。しかし，治療によっても壊死した心筋は再生せず，線維性の瘢痕組織におきかわる。この段階を**陳旧性心筋梗塞**という（◯ 図 3-8）。瘢痕組織が不整脈の原因となることがある。

❹ 心臓弁膜症

　心房と心室の間や心室と大血管の間には，心臓の拍動の際に血液が逆流しないように弁が存在し，血液が正しい方向に流れるようになっている。弁のはたらきの異常には，弁がうまく開かなくなるために血液が流れにくくなる**狭窄症**と，弁がうまく閉じないために血液が逆流する**閉鎖不全症**がある。こ

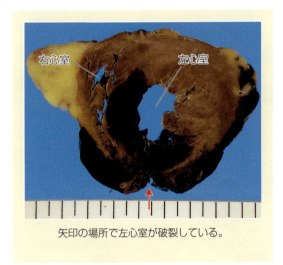

矢印の場所で左心室が破裂している。

○ 図 3-7　心臓破裂の肉眼像

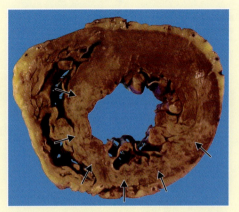

古い心筋梗塞の部分は瘢痕となって白っぽく見える（➡）。

○ 図 3-8　陳旧性心筋梗塞

のような病気をまとめて**心臓弁膜症**とよぶ。心臓弁膜症は僧帽弁や大動脈弁に多くみられる。2つ以上の弁が同時に異常を示すことがあり，これを**連合弁膜症**とよぶ。

　かつては心臓弁膜症の原因としてリウマチ熱[1]が多かったが，現在ではリウマチ熱による弁膜症は減少しており，加齢による弁の石灰化や弁の粘液変性によるものが多い。

　①**大動脈弁狭窄症**　左心室が収縮するとき，大動脈弁が十分に開かないために左心室の圧が上昇して負荷がかかるため，左心室は肥大する（○図 3-9）。

　②**大動脈弁閉鎖不全症**　左心室が拡張するとき，大動脈弁が閉じないために左心室に血液が逆流し，左心室は血液量が増加して拡張性肥大を示す（○図 3-9）。

　③**僧帽弁狭窄症**　僧帽弁が十分に開かないため，左心房から左心室への血流が妨げられて左心房の圧が上昇する。やがて肺の血流がうっ滞する。

　④**僧帽弁閉鎖不全症**　左心室が収縮するときに血液が左心房に逆流するために，左心房の血液量が増加する。

　弁膜症は狭窄症と閉鎖不全症のどちらでもおかされている弁の手前の心房や心室の負荷となり，心肥大の原因となる。症状が強くなった場合には人工弁への置換術などが行われる。

●**感染性心内膜炎**　弁組織に傷害や変性がおこると，病原体が付着，増殖して炎症を引きおこす。これを**感染性心内膜炎**という。

　多くはブドウ球菌やレンサ球菌の感染による。炎症により弁が破壊される

1）リウマチ熱：溶血性レンサ球菌の感染に引きつづいておこる炎症性疾患。小児期にみられることが多いが，弁膜症は高齢者になってから発症する。関節リウマチとは別の疾患である。

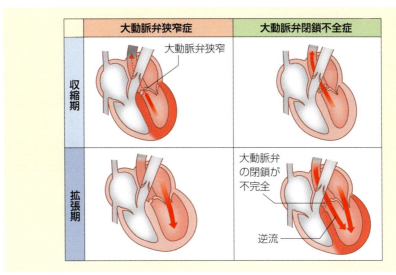
◯ 図3-9　大動脈弁の弁膜症

と弁の機能が障害される。

❺ 心膜炎

　心臓の外側をおおう膜（心外膜・臓側心膜）と心嚢の内側をおおう膜（壁側心膜）を総称して心膜とよぶ。**心膜炎**は、臓側心膜と壁側心膜の炎症性病変である。心嚢炎や心外膜炎とよばれることもある。種々の原因によって生じるが、感染によることが多い。炎症が慢性的に続くと、心膜の肥厚・石灰化・瘢痕化などがおこり、心臓の拡張障害をきたす。

❻ 心不全

　さまざまな疾患により、心臓の血液を送り出すポンプとしての機能が低下した状態を**心不全**という。心臓のうち左心系（左心房・左心室）か右心系（右心房・右心室）のどちらの機能が低下しているかによって、あらわれる症状は異なってくる。

左心不全●　左心系の機能が低下している状態では、心臓から大動脈に押し出される動脈血の量が低下するために、肺に血液がうっ滞して肺水腫、うっ血、呼吸困難をきたす。

右心不全●　右心系の機能が低下すると、心臓に戻ってきた静脈血が肺へ流れにくくなる。その結果、全身のうっ血、浮腫、肝臓の腫大がみられるようになる。

2 血管の疾患

1 動脈硬化症

動脈の壁がかたくなる状態を**動脈硬化症**とよぶ。発生の仕方や形態の違いから，**粥状硬化症**とその他の動脈硬化症に分けられる。

粥状硬化症● 動脈壁に脂質が沈着すると，炎症細胞が浸潤してさまざまな組織障害を引きおこし，粥腫（アテローム）が形成される。粥腫のまわりには線維化や石灰化がおきて血管壁が厚くなる。前述（◯48ページ，脚注）のとおり，虚血の原因となるほか，粥腫の破綻によって血栓が形成されると末梢の組織の梗塞をまねく。

その他の● 高血圧が続いて小動脈の壁が肥厚し動脈硬化症をおこす場合もある。血管
動脈硬化症 内腔の狭小化が生じる。

2 動脈瘤・大動脈解離

動脈瘤● **動脈瘤**は動脈が本来の太さ以上に拡張した状態をいう。発生部位から大動脈，脳動脈，その他の動脈に生じるものに分類される。動脈瘤の発生は動脈硬化や炎症，感染，先天的な異常により動脈本来の構造に異常をきたして弾性が失われることが原因となる。動脈瘤が大きくなると破裂することがある。

大動脈瘤は動脈硬化によるものが多く，破裂すると致命的な大量の出血をきたす。脳動脈瘤は血管の分岐部で弱くなっている部分に高い圧が加わって血管が拡張するものが多く，脳動脈瘤の破裂はクモ膜下出血の原因となる。

大動脈解離● 動脈壁の内腔側の断裂した部分から動脈壁の中に血液が流入すると，動脈壁が内腔側と外膜側に裂けて，偽腔を形成する。このような状態を動脈解離とよび，臨床的には大動脈に生じるものが重要である。**大動脈解離**は解離の生じた部位によって分類される**ド=ベーキー分類**と，解離を上 行 大動脈にみとめるか否かで分類する**スタンフォード分類**がある（◯図 3-10）。

C 消化器疾患

消化器は食物の通り道である消化管と，食物中の栄養物質を吸収するための消化酵素の産生や，吸収された物質を代謝・蓄積する肝臓・胆道・膵臓に分けられる。消化器疾患は頻度が高く，なかでも炎症性疾患や腫瘍が多い。

1 食道の疾患

食道は，下咽頭と胃の間を縦 隔の中を通ってつなぐ管状の器官で，内腔は 重 層 扁 平 上 皮におおわれている。

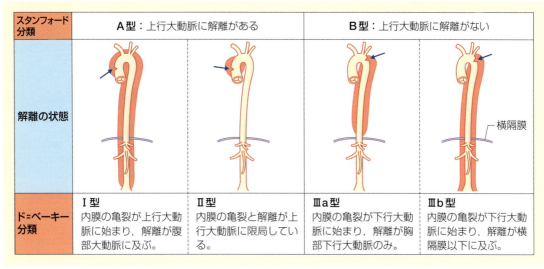

○ 図 3-10　大動脈解離の分類

① 食道静脈瘤

　肝硬変などが原因となって門脈圧が高い状態が続くと、食道静脈が側副血行路（○ 23 ページ）として使われるようになる。その結果、食道静脈の血流が増加するため静脈が拡張して**食道静脈瘤**を形成する。

　食道静脈瘤は粘膜内に隆起して見られ、破裂すると大量出血をおこして失血死の原因となる。

② 食道がん

　食道に発生するがんのほとんどが扁平上皮がんで、胸部中部食道に好発する（○ 図3-11）。高齢者に多く、飲酒、喫煙、熱い食べ物を摂取する習慣は食道がん発生の危険度を高くすると考えられている。大きな腫瘍ではものが飲み込みにくいなどの症状があらわれるが、早期の食道がんは無症状で、内視鏡検査や放射線検査で発見される。

　食道は縦隔の中で気管や心臓、大動脈などに隣接しているため、これらの臓器に浸潤すると重篤な合併症を引きおこす。

　治療は、早期のがんに対しては内視鏡下で粘膜だけを切除するが、進行がんに対しては手術療法、化学療法、放射線療法が組み合わせて行われる。

② 胃の疾患

　胃は食道に続く消化管の一部で、口側の入り口は噴門、十二指腸側の出口は幽門とよばれる。胃は口側から順に胃底部・胃体部・前庭部に分かれる。胃の粘膜の表面には腺窩上皮があり、その深部にはおもに胃底腺、幽門腺が

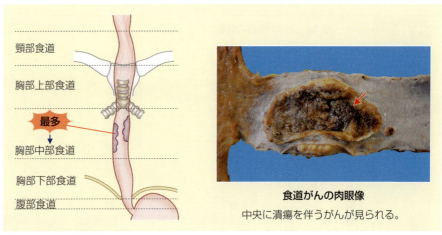

図 3-11　食道がん

ある。胃底腺には消化酵素の1つであるペプシノゲン[1]を分泌する主細胞，塩酸を分泌する壁細胞，粘液を分泌する副細胞がある。

　胃は蠕動やこれらの腺から分泌された消化液によって，食物を分解して吸収されやすい状態にして十二指腸へと送るはたらきをしている。

1 急性胃炎・慢性胃炎

急性胃炎　　急性胃炎は一過性にみられる胃粘膜の炎症で，高度な炎症がおきると粘膜面にびらんや出血がみられる。原因としては**ヘリコバクター–ピロリ**[2]の感染やアスピリンなどの非ステロイド性消炎剤，アルコールの過剰摂取などがある。

慢性胃炎　　慢性胃炎は胃の粘膜固有層の炎症が長い間続くものをいう。症状は一般に軽く，上腹部の不快感や食欲低下などがみられる。慢性胃炎の原因として最も多いのはヘリコバクター–ピロリの感染であり，炎症細胞浸潤のほかに胃腺窩上皮の**腸上皮化生**[3]や胃の幽門腺や胃底腺の萎縮をおこして，萎縮性胃炎とよばれる状態になる。

　また，特殊な慢性胃炎として，胃底腺の壁細胞に対する自己免疫によるものがある。このとき，ビタミン B_{12} の吸収に必要な内因子の産生が妨げられるために赤血球の産生が障害されて巨赤芽球性貧血の原因となる。

　その他の慢性胃炎には薬剤によるもの，胆汁を含んだ十二指腸液の逆流によるものがある。

1）ペプシノゲンは，ペプシンに変換されてタンパク質を分解する酵素となる。
2）ヘリコバクター–ピロリ：らせん状のグラム陰性菌。胃がんや胃の悪性リンパ腫の発生に関与している（⊃「感染と予防」162ページ）。
3）腸上皮化生：胃粘膜表面の上皮細胞が腸の上皮と同様な細胞にかわること。胃には本来みられない杯細胞やパネート細胞が出現する。

❷ 胃潰瘍

胃の粘膜側から組織が欠損することを**胃潰瘍**という。胃潰瘍は組織がどこまで欠損しているかの深さによって4段階に分類され，粘膜固有層だけが欠損しているものはびらんともよばれる（→図 3-12）。Ul は潰瘍を意味する ulcer の略語である。

　Ul-Ⅰ：粘膜固有層の欠損（びらん）
　Ul-Ⅱ：粘膜下組織までの欠損
　Ul-Ⅲ：固有筋層までの欠損
　Ul-Ⅳ：固有筋層をこえて漿膜下組織に欠損が及ぶ

胃の中は強い酸性になっており，それは胃底腺から分泌される酸によるものである。酸は食物の消化をたすける一方で，胃粘膜自身を傷害することもある。これに対して胃の腺窩上皮からは粘液が産生されて，胃粘膜を酸から保護している。

酸の分泌が過剰になったり粘液の産生が減少したりすると，酸と粘液のバランスがくずれて，胃粘膜が傷害されて潰瘍の原因となる。

胃潰瘍は腹痛，粘膜からの出血をおこし，吐血や下血となってあらわれる。胃粘膜からの出血は酸とまじって暗褐色になり，その特徴的な色から，胃潰瘍からの出血がまじった便は**タール便**とよばれる。

●原因●　胃潰瘍には身体に強いストレスが加わったことによっておこるものと，**消化性潰瘍**とよばれるものがある。ストレスによる潰瘍はショックや敗血症，高度な外傷の際にみられる。消化性潰瘍は慢性胃炎によっておこる潰瘍で，胃だけではなく十二指腸にも多く発生する。消化性潰瘍の多くはヘリコバクター-ピロリの感染によるものである。

●穿孔と穿通●　胃潰瘍が深くなって漿膜に達すると，胃に穴が空くことがある（**穿孔**）。一方，潰瘍が漿膜に達しても，膵臓や大網などに通じて胃の穴がふさがれることがあり，そのような状態は**穿通**とよばれる。

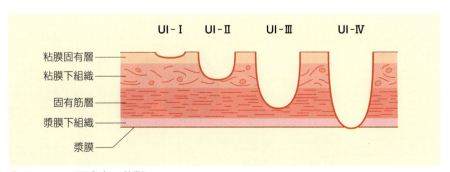

→ 図 3-12　胃潰瘍の分類

③ 胃がん

わが国では，かつては胃がんが罹患率・死亡率ともにすべてのがんのなかで最も高かったが，最近ではいずれも低下しており，年齢調整死亡率（人口10万対）でみると男性では胃がんよりも肺がんのほうが，女性では乳がんや大腸がんなどのほうが高くなっている（◯39ページ，図2-18）。胃がんは前庭部や胃角部にできることが多く，ほとんどが腺がんである。胃がんのなかにはヘリコバクター-ピロリの感染が原因となっているものが少なくない。

胃がんは進行度によって**早期胃がん**と**進行胃がん**に分けられる。進行度は，壁深達度やリンパ節転移，肝転移の有無などから分類されるが，がんの浸潤が粘膜下組織までにとどまっているものは早期胃がんといい，リンパ節転移の有無は問わない。粘膜下組織をこえて固有筋層に浸潤するものを進行胃がんという。

胃がんの肉眼分類 胃がんは肉眼的に隆起したり潰瘍をつくったりしてさまざまな形をとる。大きな腫瘍を，肉眼的な隆起や潰瘍の組み合わせで1～4型の4つの形に分けたものが**ボールマン分類**であり，現在用いられている肉眼分類もおおむねそれと同様である（◯図3-13，14）。これらの胃がんは，多くは進行胃がんである。

胃粘膜側に限局している表在がんは0型とよばれ，これも隆起しているもの，平坦なもの，凹んでいるものがあり，5つのおもな型に分類される。2つ以上の型が組み合わさったかたちをとることもある（◯図3-15，16）。0型の胃がんの多くは早期がんである。

胃がんの組織分類 組織学的には，腺管の形成の程度によって高分化型から低分化型のものに分類される。胃がんでは，**高分化型腺がん**は高齢者に多く，肝転移をおこしやすいが腹膜播種は少ない。他方，**低分化型腺がん**は若年者に多く，播種性に広がる傾向がある。

低分化型の腺がんのうち，がんが胃全体に広がって線維化を伴うものは胃壁がかたくなり，**スキルス胃がん**（硬がん）とよばれる。また，低分化型腺がんのなかには，腫瘍細胞の細胞質の中に大量の粘液が貯留して，核が細胞の

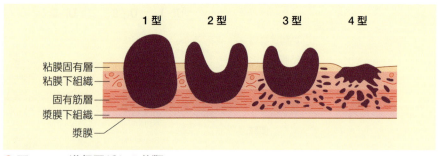

◯ 図3-13 進行胃がんの分類

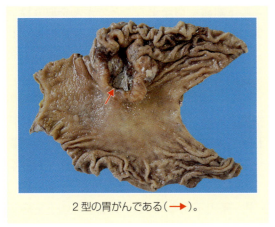

2型の胃がんである（➡）。

● 図3-14　進行胃がんの肉眼像

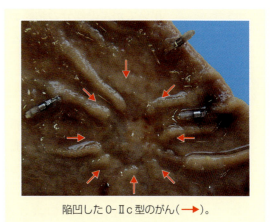

陥凹した0-Ⅱc型のがん（➡）。

● 図3-15　早期胃がんの肉眼像

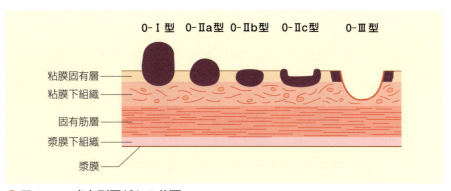

● 図3-16　表在型胃がんの分類

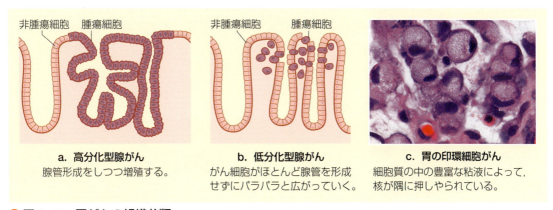

a. 高分化型腺がん
腺管形成をしつつ増殖する。

b. 低分化型腺がん
がん細胞がほとんど腺管を形成せずにパラパラと広がっていく。

c. 胃の印環細胞がん
細胞質の中の豊富な粘液によって，核が隅に押しやられている。

● 図3-17　胃がんの組織分類

　辺縁に押しやられた独特な形態を示すものがある。このようながんは，細胞が印鑑部分をもつ指輪のようにみえることから**印環細胞がん**とよばれる（●図3-17）。

治療●　胃がんの治療は原則として切除であるが，早期胃がんに対しては内視鏡を

用いてがんの部分の粘膜および粘膜下組織を切除することでがんを取り除くこともできる。進行胃がんでは胃の全体もしくは一部を切除し，周囲のリンパ節も切除する。

3 腸の疾患

腸は口側から順に十二指腸，空腸，回腸，結腸，直腸，肛門と続く消化管の一部であり，結腸と直腸は合わせて大腸ともよばれる。栄養や水分の吸収がおもな役割であり，便を形成する。腸の疾患は大腸に多くみられ，おもなものは炎症と腫瘍である。

代表的な腸炎を表3-3に示す。原因不明な腸炎のうち，クローン病と潰瘍性大腸炎は**炎症性腸疾患**とよばれる。炎症性腸疾患の治療はおもに薬剤によるが，治療に抵抗性があるときは腸管の切除が行われることもある。

1 クローン病

若年成人に好発する疾患で，大腸の全層に炎症が及ぶ。腹痛や下痢をおこす。病変は腸の一部に限局してみられ，粘膜の表面が**敷石状変化**をきたしたり潰瘍を形成したりする。クローン病の潰瘍は腸管の走行に一致して縦長の形態を示す（**縦走潰瘍**）になることが特徴的である（図3-18）。また，乾酪壊死を伴わない肉芽腫がみられることもある。肛門に近い部位にできた潰瘍はときに肛門周囲の皮膚に達して瘻孔をつくる。

2 潰瘍性大腸炎

若年成人に好発し，大腸の粘膜面にびまん性の炎症をきたす。病変は直腸から始まり，連続性に口側に広がり，回盲部[1]まで及ぶ（図3-19）。下痢，粘血便がみられる。潰瘍が広い範囲に及ぶと取り残された正常粘膜が盛り上

表3-3 腸の炎症性疾患

細菌感染症	炎症性腸疾患
・病原性大腸菌腸炎 ・腸チフス ・細菌性赤痢 ・偽膜性腸炎 ・腸結核	・クローン病 ・潰瘍性大腸炎
その他の感染症	その他の腸炎
・サイトメガロウイルス腸炎 ・アメーバ赤痢	・ベーチェット病 ・放射線腸炎 ・薬剤性腸炎

1）回盲部：回腸から盲腸への移行部。

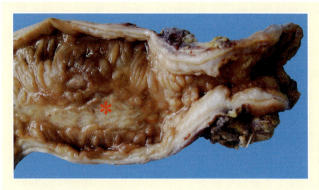

縦走潰瘍（＊）とその周囲の粘膜の敷石状変化が見られる。

◯ 図 3-18　クローン病

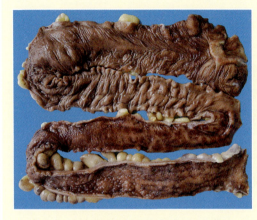
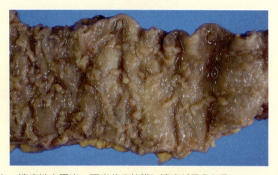

左：潰瘍性大腸炎。下半分の粘膜に潰瘍が見られる。
右：潰瘍性大腸炎の偽ポリポーシス。粘膜に小さな隆起が多数見られる。

◯ 図 3-19　潰瘍性大腸炎と偽ポリポーシス

がってポリープが多発しているように見えることがある。このような状態を偽ポリポーシスとよぶ（◯図3-19）。

　潰瘍性大腸炎の患者では長期にわたる増悪・寛解（かんかい）を繰り返しているうちに粘膜上皮の異形成（いけいせい）[1]やがんの発生をみることがあり、定期的な検査が必要である。

③ その他の大腸の炎症

　細菌性大腸炎の原因菌は地域や年齢により異なるが、病原大腸菌、サルモネラ属、赤痢菌、コレラ菌などがあげられる。**偽膜性腸炎**は抗生物質の使用により腸内細菌叢に変化が生じ、クロストリジウム菌が増殖することによる炎症である。これらの腸炎ではほとんどの場合下痢が見られ、血便を伴うこともある。

1）異形成：細胞に形態異常が見られるが、がんとはいえない状態。

腸結核は結核菌による炎症で，多くの場合回盲部に潰瘍を形成する。サイトメガロウイルスによる腸炎は化学療法中などで免疫機能が低下しているときにおきやすく，円形潰瘍が多発する。

薬剤性腸炎は抗生物質や非ステロイド性抗炎症薬などによるものが多い。**放射線腸炎**は放射線被曝による炎症であり，たとえば子宮頸がんの治療のために放射線治療を受けた女性では直腸に放射線腸炎が生じることがある。

④ 大腸の腫瘍

大腸にできる腫瘍の多くは粘膜の上皮が増殖するものである。そのうち，良性のものを腺腫，悪性のものを腺がんという。

■大腸腺腫

大腸の腺腫の多くは数 mm 大のポリープを形成し，多発することも多い。血便などがきっかけとなり発見される。通常の腺腫は内視鏡下に切除されて治療が終了する。先天的な遺伝子の異常により大腸に無数の腺腫が発生することがあり，**家族性大腸腺腫症**などではがんに進行するリスクが高い。この場合，がん化する前に大腸全摘術が行われる。

■大腸がん

大腸にできるがんは 50 代以降に多く，S 状結腸・直腸に発生するものが多い。発生した部位やがんの大きさにより症状は異なるが，血便や下血，便秘，腹痛などがおもな症状である。大腸がんのほとんどが腺がんである。

●**大腸がんの発生** 大腸がんのなかには良性の腺腫が悪性転化してできるものと，腺腫を経ないで直接がんが発生するものがある。腺腫が悪性転化したがんでは，がんと腺腫が混在して見られることもある。

●**早期大腸がん** 大腸がんの病期は，大腸壁にどの程度深く浸潤しているかと転移の有無で決定される。ただし，胃がんと同じくリンパ節転移の有無は問わず，がんが粘膜下組織までにとどまるものを早期大腸がんという。早期がんでポリープ状のものは内視鏡下にポリープを切除して治療することもできる。

●**進行大腸がん** 固有筋層以深に浸潤するがんは進行大腸がんに分類される。肉眼的には隆起や潰瘍が混在してみられることが多く，胃がんのボールマン分類とほぼ同じように分類される。転移は腸間膜のリンパ節のほか，血行性に肝臓・肺に多く見られる。大腸がんの進行度は，胃がんの場合と同様に表現されるが，そのほかに壁内の浸潤やリンパ節転移，そのほかの臓器への転移の有無を評価する**デュークス分類**（◯図 3-20）が広く用いられている。

進行がんに対してはリンパ節を含めて手術による切除や，化学療法が行われる。

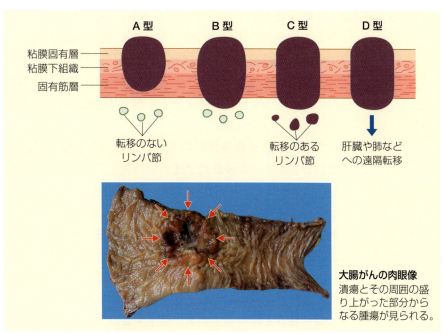

図 3-20　デュークス分類

大腸がんの肉眼像
潰瘍とその周囲の盛り上がった部分からなる腫瘍が見られる。

4 肝臓の疾患

　肝臓は消化管で吸収された栄養物を代謝・蓄積したり，体内の有害な物質を解毒して排出したりする臓器である。また肝臓では胆汁が産生され，胆汁は胆管を通って十二指腸に流出し，脂肪の消化に重要な役割を果たす。肝臓や胆管が障害されて胆汁の産生や分泌が妨げられると体内にビリルビンが過剰に蓄積し，**黄疸**（○31 ページ）になる。

1 肝炎

　肝臓におこる炎症の多くは肝炎ウイルスによるものであり，そのほかにアルコール性・脂肪性・自己免疫性・薬剤性の肝炎などがある。ウイルスによる肝炎は，ウイルスの型により感染経路や経過が異なる。

　肝炎は経過により大きく**急性肝炎**と**慢性肝炎**に分類される。症状が短期間であらわれるものを急性肝炎，肝臓の傷害が長期にわたり続くものを慢性肝炎という。慢性肝炎が続くと**肝硬変**になることがある。きわめて短い時間で急激な肝不全をきたすものを**劇症肝炎**といい，死亡率の高い肝炎である。

　肝炎ウイルスのおもなものは A 型・B 型・C 型であり，D 型・E 型は臨床的に問題となることは少ない。なお，各ウイルスの特徴については，「感染と予防」（○192〜195 ページ）を参照されたい。

A 型肝炎●　飲料水や生貝などを介して，**A 型肝炎ウイルス**（HAV）が経口感染することで発症する。ほとんどが急性肝炎であり，慢性化することは少ない。

B型肝炎● B型肝炎ウイルス（HBV）は血液を介して感染する。急性・慢性肝炎を引きおこすが，症状が明らかでないままHBV感染が持続することがあり，その状態は**無症候性キャリア**とよばれる。HBVに感染している母親の出産時に，胎盤や産道を通じて子どもにHBVが感染する**垂直感染**が重要な感染経路で，垂直感染によって子どももキャリアとなり，のちに慢性肝炎を発症することがある。

C型肝炎● C型肝炎ウイルス（HCV）もまた血液などを介して感染することが多い。急性肝炎から8割の患者で感染が持続して，その2割程度が肝硬変に進行し，5％程度の患者に肝がんが発生する。

かつては輸血や注射針の使いまわしによってB型・C型肝炎ウイルスが感染することがあったが，近年では献血時の検査が行われるようになり，輸血を介したこれらのウイルス性肝炎はほとんどみられなくなった。また，注射針も使い捨てのものが使われるようになったため，注射による感染もほとんどみられない。しかし，感染者の血液の付着した針や刃物などにより誤って傷を負うと肝炎ウイルスに感染するリスクがあるので，適切な防止策をとる必要がある。

A型肝炎は多くの場合安静により治癒するが，B型・C型肝炎に対しては抗ウイルス薬やインターフェロンによる治療が行われる。

現在，HAVやHBVに対するワクチンがあり，感染の機会が多い者を対象とした接種が進んでいる。

❷ 肝硬変

さまざまな原因で肝臓が慢性的に傷害されると，肝細胞が脱落して線維化や肝細胞の再生が繰り返される。その結果，線維組織に取り囲まれた再生結節（**偽小葉**）が肝臓全体にみられるようになった状態を**肝硬変**という（◯図3-21）。再生結節は肝細胞からできているが，肝臓の本来の小葉構造は見られないので血液や胆汁の流れも正常な肝臓のようにはならない。その結果，肝臓は正常なはたらきをすることができずに**肝不全**を引きおこす。肝不全をきたすような状態の肝硬変は**非代償性肝硬変**とよばれる。

肝硬変は肝障害の終末像であり，いったん肝硬変になると肝臓はもとの状態には戻らない。

わが国では肝硬変の原因の多くはHBVやHCVによる肝炎であるが，そのほかに**アルコール性肝障害**や**非アルコール性脂肪肝炎**，**原発性胆汁性胆管炎**などによる胆汁うっ滞，うっ血，寄生虫感染なども肝硬変の原因となる（◯表3-4）。

肝硬変には臨床的に重要な随伴症状がみられる。

門脈圧亢進症● 肝硬変になると肝臓のなかの血液の流れが妨げられ，とくに肝臓に流れ込む**門脈**の流れがとどこおるようになる。その結果，門脈の血圧が高くなり

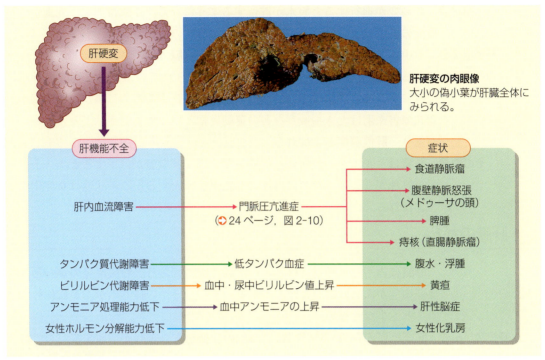

図 3-21　肝硬変

肝硬変の肉眼像
大小の偽小葉が肝臓全体にみられる。

表 3-4　肝硬変の分類

結節の大きさによる分類	
小結節型	結節の大きさが 3mm 未満
大結節型	結節の大きさが 3mm 以上
混合型	小結節と大結節が混在
肝機能による分類	
代償性肝硬変	全身倦怠感や食欲低下などがみられる程度
非代償性肝硬変	黄疸，腹水，肝性脳症などの徴候がみられる
原因による分類	
肝炎ウイルス感染	HBV，HCV
その他の炎症	脂肪性肝炎，自己免疫性肝炎
胆汁うっ滞	原発性胆汁性胆管炎，原発性硬化性胆管炎など
アルコール性肝障害	飲酒
代謝性疾患	ウィルソン病，ヘモクロマトーシス

(**門脈圧亢進症**)，門脈につながる静脈のうちふだんは血流の少ない血管(**側副血行路**)にも血液が多く流れ込む。
　その結果，食道静脈瘤や腹壁の臍を中心とした皮下静脈の放射状の怒張(メドゥーサの頭)，脾腫などをおこす(◯24 ページ)。

腹水 肝硬変が進行すると腹水が貯留するようになる。これは門脈圧亢進と，肝機能の低下による低タンパク血症[1]によるものである。

肝性脳症 血中のアンモニアなどの有害物質は本来肝臓で処理される。しかし肝不全になった患者ではアンモニアの代謝が妨げられているほか，側副血行路によってアンモニア濃度の高い血液の流れが変化するために脳が直接傷害され，意識障害や羽ばたき振戦[2]などの運動異常といった神経症状がみられることがあり，**肝性脳症**とよばれる。

その他 肝臓はホルモンの代謝にも関係しており，肝機能が低下するとエストロゲンの処理が進まないために男性でも乳腺が腫大する。この状態は女性化乳房とよばれる。

3 肝臓のがん

肝臓にみられる腫瘍はほとんどが悪性腫瘍である。肝臓原発のがんとしては肝細胞がんと肝内胆管がんがある。また，ほかの臓器のがんが転移してくることも少なくない。

肝細胞がん 肝細胞がん（ヘパトーマ）は肝細胞の性格をもつ細胞が増殖するがんであり，原発性肝がんの約 8 割を占める（→図 3-22）。肝炎や肝硬変を背景に発生することが多く，そのほかにカビ毒のアフラトキシンや寄生虫感染によるものがある。肝細胞がんの細胞は多くの場合**アルファ（α）- フェトプロテイン（AFP）**や **PIVKA-Ⅱ**を産生するので，これらの物質が腫瘍マーカーとして活用され，がんの存在や治療効果，再発の有無をみる参考となる。転移形式はおもに血行性であり，門脈や肝静脈の中に腫瘍塞栓を形成することがある。

肝内胆管がん 肝内胆管がんは胆管を構成する細胞の性格をもつ細胞が増殖するがんであり，肝炎や肝硬変との関連は肝細胞がんほど強くなく，多くは原因が明らかではない。組織学的には腺がんであり，リンパ行性に転移することが多い。

転移性肝腫瘍 肝臓に転移する腫瘍は膵臓や消化管から門脈を介して血行性に転移してくるものが多いが，肺がんなどの転移もみられる。

5 胆道の疾患

肝内・肝外の胆管と胆囊を合わせて胆道とよぶ。胆管は十二指腸のファーター膨大部に開いており，肝臓でつくられた胆汁は十二指腸に流れ出る。胆道の疾患は，胆汁の成分の異常により発生する結石や炎症，腫瘍が多い。

1）低タンパク血症：血清中のタンパク質が減少している状態。血清中のタンパク質の約 60％がアルブミンであるが，肝機能が障害されると，肝細胞でのアルブミンの合成が低下するために低タンパク血症となる。血清中のタンパク質が減少すると血液の浸透圧が低下するために水分が血管の外に出て浮腫を引きおこす。

2）羽ばたき振戦：患者の意思と関係なく手が上下にふるえる運動異常。鳥が羽ばたいているように見えることからこの名前がついている。

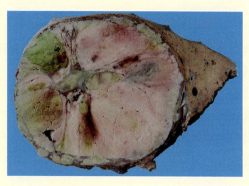
写真の白色部分と緑色がかっている部分ががんである。

⇨ 図 3-22　肝細胞がん

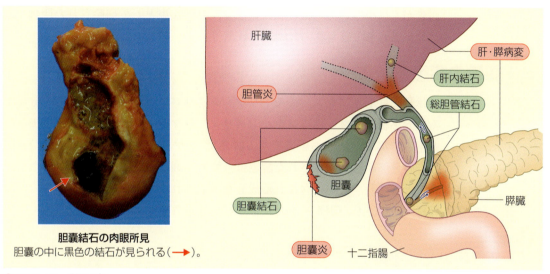
胆嚢結石の肉眼所見
胆嚢の中に黒色の結石が見られる（→）。

⇨ 図 3-23　胆石症

1 胆石症

　胆管や胆嚢の中に結石を生じることを**胆石症**という（⇨図3-23）。胆石は胆汁のコレステロール濃度の異常や細菌感染などによって生じ，おもな成分の違いによりコレステロール胆石，色素胆石に分類される。また，色素胆石はビリルビンカルシウム石と黒色石に分けられる。

　胆石症の症状は石の大きさや数，発生部位によりさまざまである。胆嚢に結石があっても症状のないことがあるが，右上腹部の仙痛（疝痛）をおこしたり，炎症の原因となったりすることがある。肝外胆管の大きな結石は胆管の閉塞をきたして黄疸の原因となる。

❷ 胆嚢炎

　急性胆嚢炎のほとんどが胆嚢と総胆管を結ぶ胆嚢管に結石が詰まることで化学的な刺激がおこるために生じる急性炎症であり，感染によるものは多くはない。胆嚢は腫大する。

　慢性胆嚢炎には胆石と関連があるものとないものがある。急性胆嚢炎に引き続いて発生することもある。胆嚢には線維化がみられる。

❸ 胆嚢，胆管のがん

　胆嚢，胆管に発生するがんのほとんどが腺がんである。患者は60歳以上のことが多い。胆管がんは胆道の狭窄による黄疸をひきおこすことが多いが，胆嚢がんは小さいうちは症状に乏しく，良性疾患として切除された胆嚢に偶然発見されることもある（→図3-24）。

6 膵臓の疾患

　膵臓にはトリプシン，キモトリプシン，リパーゼなどの消化酵素を分泌する外分泌組織とグルカゴンやインスリン，ソマトスタチンなどのホルモンを血中に分泌する内分泌組織である**膵島**（ランゲルハンス島；→76ページ）がある。外分泌組織で産生された酵素は，膵管を通して十二指腸内に分泌されて食物とまざり，食物に含まれる成分を吸収されやすい状態に分解する。一方，膵島で産生されたホルモンは血液中に分泌される。

❶ 膵炎

　膵炎は**急性膵炎**と**慢性膵炎**に分けられる。

急性膵炎　急性膵炎は外分泌腺の消化酵素がみずからを消化するために生じる炎症であり，胆石やアルコール多飲などが原因となる。膵臓には激しい出血，壊死がおこる。重症の場合は予後不良である。

慢性膵炎　慢性膵炎では膵臓の外分泌腺が消失して線維性組織におきかわってしまうため，膵臓はもとのようには戻らない。長期にわたるアルコールの大量摂取がおもな原因であるが，結石・腫瘍による膵管の閉塞や，自己免疫が原因となることもある。

❷ 膵腫瘍

　膵臓に発生する腫瘍の多くは，膵管から発生する**膵管がん**である。膵管がんの多くは腺がんであり，膵頭部に生じるものが多い。膵頭部のがんが胆管に浸潤すると胆汁の流れが妨げられ，閉塞性黄疸をきたして発見されることがあるが，一般には症状に乏しいために膵管がんの早期発見は困難であり，さまざまな治療が行われるが予後は不良である（→図3-25）。

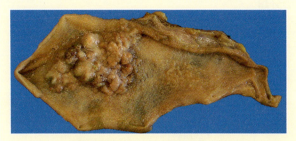
胆嚢粘膜から隆起した腫瘍である。

○図 3-24　胆嚢がん

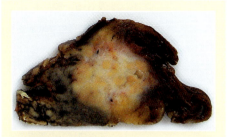
黄白色部分ががんで，周囲の灰色がかった部分が非腫瘍性の膵組織である。

○図 3-25　膵臓がん

　そのほかに，膵臓には内分泌組織であるランゲルハンス島から発生する腫瘍がみられるが，それらは内分泌の疾患のなかでふれる（○72ページ）。

D 血液・造血器疾患

　血液のなかには赤血球，白血球，血小板といった血球があり，白血球は好中球，好酸球，好塩基球，単球，リンパ球に分類される。これらの細胞は骨髄の中に存在する造血幹細胞がそれぞれの細胞に分化することで産生され，リンパ球は胸腺やリンパ節を経由して成熟する。古くなった細胞はおもに脾臓で処理される。

　造血細胞の増殖が障害されると，末梢血の血球減少が引きおこされる。造血細胞の減少は抗がん薬などの薬物による場合もある。また，造血細胞の異常な増殖は白血病などの疾患となってあらわれる。

1 貧血

　貧血とは血液中のヘモグロビン量が減少している状態をいう。その原因としてはヘモグロビンや赤血球の産生が障害されること，外傷や消化管出血，月経過多などにより赤血球が失われること，赤血球の破壊が亢進していることなどがあげられる。また，白血病やがんの転移などにより骨髄が占拠されると正常な造血細胞が減少して貧血の原因となる（○表3-5）。貧血になると皮膚や粘膜が蒼白になり，頻脈や疲れやすくなるなどの症状があらわれる。

1 鉄欠乏性貧血

　ヘモグロビンをつくるために必要な鉄が不足するためにおこる貧血であり，鉄の摂取量が少なかったり鉄の吸収が障害されたりすることが原因となる。若い女性に多くみられる。また，胃の切除を受けた患者では鉄が十分に吸収できなくなるために鉄欠乏性貧血になる。

表 3-5　原因による貧血の分類

赤血球の産生が低下するもの	赤血球の破壊（溶血）が亢進するもの
・鉄欠乏性貧血 ・巨赤芽球性貧血・悪性貧血 ・再生不良性貧血 ・腎性貧血	・遺伝性球状赤血球症 ・胎児赤芽球症 ・発作性夜間ヘモグロビン尿症 ・自己免疫性溶血性貧血
赤血球が失われるもの（出血性）	骨髄に異常があるもの
ヘモグロビンの異常によるもの ・鎌状赤血球症 ・サラセミア	・白血病 ・悪性腫瘍の転移

❷ 巨赤芽球性貧血（悪性貧血）

　ビタミン B_{12} や葉酸は造血細胞が増えるときの DNA の合成に必要であり，これらが欠乏すると骨髄では巨赤芽球という異常な赤芽球がみられるようになり貧血をおこす。そのため，ビタミン B_{12} や葉酸の不足による貧血は**巨赤芽球性貧血**とよばれる。ビタミン B_{12} は胃底腺でつくられる内因子と結合して小腸で吸収されるため，胃の切除を受けたりすると巨赤芽球性貧血を生じることがある。また，特殊な萎縮性胃炎の患者には胃底腺の内因子が障害されるために巨赤芽球性貧血がみられる。このような内因子欠乏による，ビタミン B_{12} の吸収障害に基づく巨赤芽球性貧血を**悪性貧血**という。

❸ 再生不良性貧血

　再生不良性貧血は，造血細胞の異常のために赤血球だけでなく白血球や血小板の産生が障害されている状態で，骨髄に存在する造血細胞は著しく減少している。

❹ 溶血性貧血

　赤血球の破壊が亢進するためにおこる貧血で，先天性のもの（遺伝性球状赤血球症，鎌状赤血球症など）と後天性のもの（自己免疫性溶血性貧血，胎児赤芽球症，発作性夜間ヘモグロビン尿症など）がある。

❷ 白血病

　造血幹細胞のがん化によって，骨髄や末梢血の中に異常な細胞が出現する疾患を**白血病**といい，増殖している細胞を**白血病細胞**という。白血病は白血病細胞が骨髄球[1]の性格をもつ**骨髄性白血病**とリンパ球の性格をもつリン

1）骨髄球：骨髄の造血細胞のうち，好中球，好酸球，好塩基球，単球になる細胞。

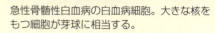

図 3-26　急性骨髄性白血病

パ性白血病に分けられる。白血病の患者の骨髄では異常細胞が増加しているために正常な造血が行われなくなるため，貧血や感染に伴う発熱，出血傾向などの症状がみられる。

原因は不明なことが多いが，薬剤（とくにがんの化学療法に用いられるもの）や放射線被曝（ひばく）が原因になることがあり，特殊なものとしてウイルス感染による白血病もある。

急性骨髄性白血病　急性骨髄性白血病は小児および成人に発生し，おもに骨髄球系の芽球（きわめて未熟な状態の造血細胞）が増殖する疾患である（図 3-26）。多彩な染色体異常がみられることが特徴である。赤芽球や巨核球（きょかくきゅう）に分化した細胞が増殖するものもある。

慢性骨髄性白血病　慢性骨髄性白血病は，さまざまな成熟段階の骨髄球系細胞が増殖する疾患で，**フィラデルフィア染色体**とよばれる特徴的な染色体異常がみられる。成人に発生することが多く，脾腫がみられることがある。病気が進行すると芽球の増殖が優勢になる。このような変化を**急性転化**という。

急性リンパ性白血病　急性リンパ性白血病はリンパ芽球の増殖を示す疾患で，小児に多く発生する。

B 細胞の性格をもつ細胞が増殖する例が多く，T 細胞性の急性リンパ球性白血病は B 細胞性のものに比べて，やや年齢の高い小児〜青年期に発生することが多い。リンパ節にも白血病細胞がみられることがある。

慢性リンパ性白血病　慢性リンパ性白血病は高齢者に多くみられる B 細胞性の白血病である。小型の白血病細胞が増殖する。

ウイルスによる白血病　わが国では九州などの一部の地域で**ヒト T 細胞白血病ウイルス 1 型（HTLV-1）**による**成人 T 細胞白血病**がみられる。HTLV-1 は母乳からの感染が多く，HTLV-1 に感染している母親の子どもに母乳を与えないことで感染の予防が期待できる（「感染と予防」192 ページ）。

3 骨髄異形成症候群

骨髄での造血幹細胞の成熟に異常があるために末梢血中の血球が減少することを特徴とする疾患があり，**骨髄異形成症候群**とよぶ。このなかにはいくつかの異なる型の病気が含まれており，いずれの型でも急性骨髄性白血病へ進行する危険性がある。血球減少に対する治療のほか，化学療法や造血幹細胞移植が必要である。

4 悪性リンパ腫

リンパ球が腫瘍性に増殖して，腫瘤を形成するものを**悪性リンパ腫**とよぶ。悪性リンパ腫はリンパ節に限らず，全身のさまざまな臓器に発生する。悪性リンパ腫は腫瘍細胞の性格に従って，大きく**ホジキンリンパ腫**と**非ホジキンリンパ腫**に分けられるが，わが国では非ホジキンリンパ腫の頻度が高い。

●ホジキンリンパ腫　ホジキンリンパ腫は**リード-ステルンベルグ細胞**やホジキン細胞の増殖を特徴とするリンパ腫で，EB ウイルス（→「感染と予防」178 ページ）が関与していることが多い（→図 3-27）。

●非ホジキンリンパ腫　非ホジキンリンパ腫はホジキンリンパ腫に特徴的な細胞がみられないリンパ腫であり，B 細胞や T 細胞などの性格をもつ異常なリンパ球が増殖する腫瘍である。非ホジキンリンパ腫は増殖する腫瘍細胞の性格によりさらに細かく分類されるが，その分類により最適な治療方針は異なってくる。多くの悪性リンパ腫の原因は不明であるが，バーキットリンパ腫など一部の悪性リンパ腫の発生には EB ウイルスが関与している。また，胃に発生する低悪性度のリンパ腫にはヘリコバクター-ピロリの感染による慢性炎症が関与しているものもある。

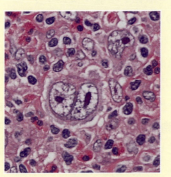

大型核小体をもった 2 つの核がみとめられる。

→図 3-27　ホジキンリンパ腫に見られるリード-ステルンベルグ細胞

5 形質細胞腫・多発性骨髄腫

B細胞は成熟すると抗体を産生する形質細胞になる。骨髄やそのほかの臓器で形質細胞が腫瘍性に増殖する疾患を**形質細胞腫**といい，このうち，骨髄で複数の腫瘤を形成するものを**多発性骨髄腫**という。多発性骨髄腫は高齢者に多く，骨のX線像で打ち抜き像が見られたり，高カルシウム血症が見られたりする。腫瘍細胞が大量の免疫グロブリンを産生することにより腎不全やアミロイドーシスをおこすことがある。また，尿中に**ベンス-ジョーンズタンパク**が出現することもある。骨髄腫細胞が増殖している部分では骨が弱くなり，骨折をしやすくなる。

6 凝固系の異常

出血がおきたときに，血液を固めて出血をとめようとするしくみを**凝固系**という。凝固系にはおもに血小板と凝固因子とよばれるタンパク質が関係する。凝固系がはたらいて血液が固まると血栓が形成され，出血はとまる。凝固系の異常としては，血液が固まりにくくなる異常と，必要以上に凝固がおきてしまう異常とがある。凝固系のはたらきが低下するとささいな外傷で出血しやすく，出血がとまりにくくなる。そのような状態を出血傾向があるという。出血傾向のおもな原因として，血小板が減少することによる**特発性血小板減少性紫斑病**，凝固因子の遺伝子の異常により凝固因子が欠乏する**血友病**などがある。また，白血病などで骨髄の中にある血小板のもととなる巨核球が減少すると出血傾向がみられる（●表3-6）。

播種性血管内凝固症候群
悪性腫瘍・白血病・重症感染症・早期胎盤剝離などが原因となって凝固系のはたらきが異常に亢進して，全身の小さな血管の中で無数に血栓ができる状態を**播種性血管内凝固症候群（DIC）**という（●図3-28）。DICになると血栓をつくるために血小板や凝固因子が過剰に消費されたり，血栓をとかすしくみが亢進したりするために，血栓ができるのと同時に出血もおこりやすくなる。このとき，血液中の血小板減少やフィブリン分解産物の増加がみられる。

●表3-6 出血傾向の原因

血小板の異常	
血小板の破壊が亢進する	血小板の産生が低下する
・特発性血小板減少性紫斑病	・再生不良性貧血 ・白血病 ・肝硬変
凝固因子の異常	血管の異常
・血友病 ・播種性血管内凝固症候群（DIC）	・アレルギー性紫斑病

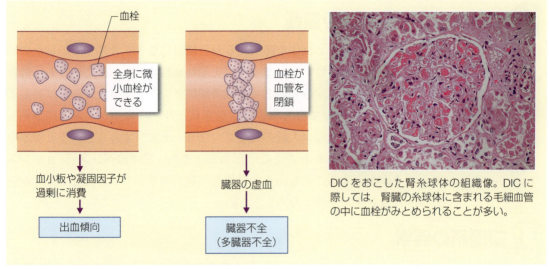

→ 図 3-28　播種性血管内凝固症候群（DIC）

E　内分泌疾患

　　ある組織から血液中に分泌されて，全身に作用する物質を**ホルモン**とよぶ。ホルモンは身体の機能を調節して一定の状態を保つ（恒常性〔ホメオスタシス〕）ために重要な役割を果たしている。

ホルモン分泌の調節
　ホルモンは身体の変調により産生が調節され，あるホルモンが必要な状態になるとホルモンの分泌が促進される。たとえば甲状腺ホルモンが必要な状態になると脳下垂体の前葉が刺激されて甲状腺刺激ホルモン（TSH）が産生される。TSH は甲状腺の濾胞上皮を刺激して，甲状腺ホルモンの分泌を促す。一定の効果があらわれると脳下垂体の刺激は低下して，TSH の分泌も抑えられ，必要以上に甲状腺ホルモンが分泌されないように調節される。このようにホルモンの効果によってホルモン分泌が調節されるしくみを**フィードバック機構**とよぶ。

ホルモンの作用のしくみ
　血液中に分泌されたホルモンは，標的となる細胞にある受容体とよばれるタンパク質と結合して，その作用があらわれる。受容体は細胞表面にあるものと細胞の核の中に存在するものがある。

ホルモンの分泌の異常
　内分泌組織の疾患は，ホルモン産生が過剰になることや不足することで生じる機能異常と，ホルモン産生に影響がほとんどない疾患に分類される。機能異常のうち，ホルモンの産生が過剰になるものを**機能亢進症**，不足するものを**機能低下症**という。内分泌疾患の理解のためには各ホルモンの名称や作用を知っておく必要がある。

　　内分泌組織の腫瘍のなかには，それぞれの臓器のホルモンを産生するもの

がある。そのような腫瘍ではホルモンの異常による症状があらわれるが、内分泌組織に発生する腫瘍のなかにもホルモンを産生しないものがある（非機能性腫瘍）。

1 下垂体の疾患

下垂体は前葉と後葉に分かれており、それぞれから分泌されるホルモンによってあらわれる疾患が異なる（◯表 3-7）。

前葉からは、ほかの内分泌組織のはたらきを調節する甲状腺刺激ホルモン、副腎皮質刺激ホルモン、黄体形成ホルモンや全身の成長をつかさどる成長ホルモン、乳汁の分泌を促すプロラクチンなどが産生される。一方、後葉からは抗利尿ホルモン（バソプレシン）が分泌される。

これらのホルモンの分泌は、視床下部からのホルモンや標的となる器官からのフィードバックを受けて調節されている。

●下垂体腺腫　**下垂体腺腫**は前葉の上皮細胞が増殖する良性腫瘍である。腫瘍細胞は前葉から分泌されるホルモンを産生することがあり、その場合にはホルモンの過剰な産生によって、クッシング病（◯76 ページ）などさまざまな症状を引きおこす。ホルモンを産生しない下垂体腺腫は非機能性腺腫とよばれる。また、下垂体は視神経の近くにあるため、腫瘍が大きくなると視覚障害をきたすことがある。

●下垂体機能低下症　下垂体前葉からのホルモン産生が低下する原因としては、下垂体の機能を調節する視床下部の機能低下や、分娩に伴う大量出血によって褥婦に下垂体梗塞がおこる**シーハン症候群**があげられる。

●下垂体後葉の疾患　下垂体後葉の疾患はまれであるが、腫瘍や外傷などにより抗利尿ホルモンの産生が障害されると、尿量の異常な増加をきたす尿崩症になる。

◯表 3-7　おもな下垂体ホルモンと疾患

		過剰産生	産生低下
前葉	成長ホルモン	末端肥大症、巨人症	低身長症
	甲状腺刺激ホルモン	甲状腺機能亢進症	甲状腺機能低下症
	副腎皮質刺激ホルモン	クッシング病	全身倦怠感、食欲不振、低血圧、低血糖など
	プロラクチン	無月経、性欲減退、乳汁漏出など	産後の乳汁分泌低下など
	性腺刺激ホルモン	卵巣過剰刺激症候群、思春期早発症	二次性徴の欠如・進行停止、性欲減退、月経異常、不妊など
後葉	抗利尿ホルモン	抗利尿ホルモン（バソプレシン）分泌不適切症候群〔SIADH〕	尿崩症

2 甲状腺の疾患

甲状腺から分泌されるホルモン　甲状腺から分泌されるホルモンには，濾胞上皮が産生する甲状腺ホルモン[1]と，傍濾胞細胞（C細胞）が産生するカルシトニンがある。甲状腺ホルモンはおもに代謝の調節に関与しており，カルシトニンには血中のカルシウム濃度を下げるはたらきがある。

1 バセドウ病（グレーブス病）

　バセドウ病はグレーブス病ともよばれ，自己免疫のしくみで甲状腺が甲状腺刺激ホルモンにつねに刺激されているのに似た状態が続くため，甲状腺ホルモンが過剰に産生される疾患であり，患者は女性が多い。甲状腺は全体に腫大する。メルゼブルグの三徴とよばれる以下のような症状がみられる。
（1）甲状腺の腫大
（2）心悸亢進・頻脈
（3）眼球の突出

2 橋本病（慢性甲状腺炎）

　甲状腺機能低下のおもな原因の1つが橋本病（慢性甲状腺炎）である。橋本病は自己免疫性の甲状腺炎で，甲状腺ホルモンを産生する甲状腺濾胞上皮細胞がリンパ球に攻撃されるために炎症による甲状腺の肥大や，血液中の抗マイクロゾーム抗体や抗サイログロブリン抗体出現がみられる。甲状腺ホルモンの産生が低下して，皮膚の粘液浮腫や心拍数の低下，便秘などの症状があらわれる。

3 甲状腺の腫瘍

　甲状腺の上皮性腫瘍には濾胞上皮の腫瘍と，C細胞の腫瘍である髄様がんがあり，非上皮性腫瘍としては悪性リンパ腫などが甲状腺に発生する。

濾胞腺腫　濾胞腺腫は濾胞上皮が増殖する良性腫瘍であり，多くは単発性である。

乳頭がん・濾胞がん　濾胞上皮が増殖する悪性腫瘍のほとんどが乳頭がんである。乳頭がんは中年以降の女性に多い。症状があらわれないままであることも少なくなく，ほかの疾患の検索中に偶然見つかることや病理解剖ではじめて発見されることもある。濾胞上皮は主として乳頭状に増殖する。濾胞がんは濾胞を形成して増殖する腫瘍が浸潤性に増殖するものをいう。

未分化がん　未分化がんはきわめて異型の強い細胞が増殖するがんであり，予後は不良である。

髄様がん　髄様がんの細胞はカルシトニンを産生するので血清カルシトニン値が上昇

1）甲状腺ホルモンには，トリヨードサイロニン（T_3）およびサイロキシン（T_4）の2種類がある。

し，患者は低カルシウム血症になる。同一家系内に多発することがある。また，ほかの内分泌器官の腫瘍や過形成を合併することもまれではなく，そのような状態を**多発性内分泌腫瘍症**という。

悪性リンパ腫● 甲状腺の悪性リンパ腫の多くはB細胞性リンパ腫で，ほとんどの患者で背景に橋本病(慢性甲状腺炎)がみられる。

3 副甲状腺(上皮小体)の疾患

副甲状腺(上皮小体)は甲状腺の後面にある米粒大の臓器で，左右上下の4個の腺がある。副甲状腺から分泌される**パラソルモン**というホルモンは，腎臓でのカルシウム再吸収や骨から血中へのカルシウムの遊離を促進するはたらきにより，血中のカルシウム濃度を上昇させる。

1 副甲状腺機能亢進症

パラソルモンが過剰に分泌される疾患で，血中のカルシウム濃度が上昇する。原発性副甲状腺機能亢進症の多くは副甲状腺の腺腫によるものである。骨からのカルシウム吸収が亢進するため，骨粗鬆症をまねく。

血中カルシウム濃度の低下をおこしているときに副甲状腺の機能が亢進するものを二次性副甲状腺機能亢進症という。多くは腎不全によるものである。

2 副甲状腺機能低下症

甲状腺の手術の際に副甲状腺が切除されるなどすると，副甲状腺の機能が低下する。パラソルモンの分泌が低下するために血中カルシウム濃度が低下し，しびれや全身の痙攣，四肢の強直(**テタニー**)などの症状があらわれる。

4 副腎の疾患

副腎は皮質と髄質に分けられるが，両者は発生学的にも機能的にも異なる組織である。副腎皮質は各種のステロイドホルモンを産生し，副腎髄質はカテコールアミンを産生する(→表3-8)。

● 表3-8 副腎から産生されるホルモンとその異常

部位	ホルモン	おもな作用
皮質	糖質コルチコイド(コルチゾール)	血糖値上昇，抗炎症作用
	鉱質コルチコイド(アルドステロン)	血中の電解質，体液量の調節
	アンドロゲン	男性性徴の発現
髄質	カテコールアミン(アドレナリン，ノルアドレナリン)	血圧上昇，血糖値上昇

1 副腎皮質の疾患

クッシング症候群・クッシング病
糖質コルチコイドの過剰をきたす疾患は**クッシング症候群**とよばれ、副腎皮質の腺腫によるものが多い。高血圧や血糖値の上昇、特徴的な肥満、満月様顔貌、多毛がみられる。

同様の症状は下垂体腺腫による ACTH（⮕「臨床検査」241 ページ）の過剰産生によっても引きおこされ、**クッシング病**とよばれる。

原発性アルドステロン症
副腎皮質の疾患により鉱質コルチコイドが過剰に産生される疾患を**原発性アルドステロン症**とよぶ。多くは副腎皮質の腺腫による。高血圧や低カリウム血症などの電解質異常をおこす。

副腎皮質機能低下症
副腎皮質の機能低下をおこす疾患のおもなものとして、副腎皮質に対する自己免疫疾患であるアジソン病がある。また、ステロイドの長期あるいは多量の投与による萎縮や細菌感染なども副腎皮質機能低下の原因となる。

2 褐色細胞腫

褐色細胞腫は副腎髄質の細胞が増殖する腫瘍で、カテコールアミンの過剰産生により高血圧・高血糖などの症状をおこす。また、褐色細胞腫と同様の腫瘍が副腎の外に発生するものはパラガングリオーマとよばれる。診断には血中や尿中のカテコールアミンやその代謝産物の測定が有用である。

5 膵臓ランゲルハンス島（膵島）の疾患

膵臓の中には、さまざまなホルモンを分泌する細胞が集まって、**ランゲルハンス島（膵島）**という構造をつくっている（⮕表 3-9）。膵島に発生する腫瘍には、膵島から分泌される各種のホルモンを産生するものがある。過剰に分泌されたホルモンが引きおこす症状によって、腫瘍にはさまざまな名称がつけられている。たとえば、インスリンを産生して患者が低血糖発作をおこすような腫瘍は**インスリノーマ**とよばれ、グルカゴンを産生して高血糖をおこすような腫瘍は**グルカゴノーマ**とよばれる。膵島腫瘍の悪性度は、腫瘍細胞の形態や増殖する能力の違いで分類される。また、遠隔転移もみられる。

糖尿病
糖尿病はランゲルハンス島で産生されるインスリンが不十分なためにおき

⮕ 表 3-9　ランゲルハンス島のおもな構成細胞と産生するホルモン

細胞	産生ホルモン	作用
A 細胞（α 細胞）	グルカゴン	血糖値を上昇させる
B 細胞（β 細胞）	インスリン	血糖値を低下させる
D 細胞（δ 細胞）	ソマトスタチン	成長ホルモンの分泌を抑制する
PP 細胞	膵臓ポリペプチド	膵臓の外分泌を抑制する

る疾患である。過剰なグルコースにより全身の組織に障害がみられることから，第 2 章で取り上げている（●29 ページ）。

脳・神経疾患

　大脳，脳幹，小脳などからなる中枢神経系は，部位により異なる機能を担い，運動や知覚などの複雑な神経活動を可能にしている。そのため，病変が発生する部位によってあらわれる症状も異なってくる。たとえば，大脳の運動野に病変があると麻痺を生じ，視覚野に病変があると視覚障害を生じる。

　中枢神経を構成する細胞のほとんどが**神経細胞**と，**神経膠細胞**（グリア細胞）である。神経膠細胞は神経細胞の間に存在して神経組織を支持し，栄養を血管から運搬している。なお，中枢神経細胞はほとんど再生能力がないが，末梢神経細胞は再生能力をもつ。

　日本人の死因の第 4 位は脳梗塞・脳内出血・クモ膜下出血などの**脳血管疾患**（脳血管障害）であり，生命に直接影響を及ぼすものが多い（これら脳血管疾患の急性発症を**脳卒中**という）。

1　脳虚血・脳梗塞

　脳の血流が減少して十分な酸素や栄養が供給されない状態を**脳虚血**といい，虚血のために脳組織が壊死に陥ることを**脳梗塞**という（●図 3-29）。

　虚血や梗塞の原因としては，血圧の低下による血流減少や，**血栓**や**塞栓**による動脈の閉塞があげられる。血栓は**動脈硬化**によっておこることが多く，高血圧や糖尿病，脂質異常症，喫煙などが危険因子である。また，心筋梗塞や心内膜炎などの心疾患のために心臓にできた血栓が遊離して脳動脈に流れ着いて塞栓となり，血管を閉塞することもある（●20 ページ，図 2-7）。

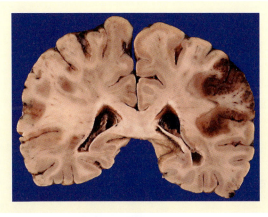

写真右側の脳表面に近い褐色の部分が，梗塞をおこし出血を伴った部分である。

● 図 3-29　脳梗塞の肉眼像

虚血による症状が一時的に出現するが，短時間でなんら後遺症を残さず回復するものを**一過性脳虚血発作（TIA）**という。このような発作をおこした患者は，のちに脳梗塞をおこす危険性が高いが，原因の検索を行うことで脳梗塞を防ぐこともできる。

脳梗塞になってしまうと壊死した脳組織はもとに戻らず，壊死に陥った部分は融解してやわらかくなることから**脳軟化症**ともよばれる。

2 頭蓋内出血

頭蓋内の出血性疾患は出血のおこる部位や原因によって分類される（◯図3-30，表3-10）。脳内出血やクモ膜下出血の多くは血管そのものの病変が原因で出血をおこすが，硬膜下血腫，硬膜外血腫は外傷による出血が原因であることが多い。

出血がおきると，血管外に出た血液が血腫をつくって周囲の脳組織を圧迫して，**頭蓋内圧亢進症状**をきたすことが多い。頭蓋内圧亢進が進行・増悪すると，脳の一部がわずかなすきまから押し出され，**脳ヘルニア**へと移行する。

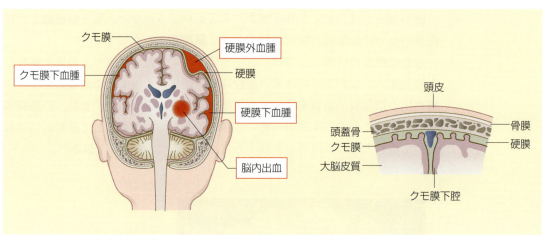

◯ 図3-30　頭蓋内出血の種類

◯ 表3-10　頭蓋内出血

	脳内出血	クモ膜下出血	硬膜下血腫	硬膜外血腫
出血部位	脳実質内	クモ膜と脳実質の間	硬膜とクモ膜の間	頭蓋骨と硬膜の間
血管が破綻する代表的な場所	比較的細い血管	脳動脈の動脈瘤	脳と静脈洞をつなぐ静脈	硬膜の動脈
原因	高血圧や血管異常	動脈瘤の破裂	外傷	動脈の損傷

1 脳内出血

　脳内出血は脳の実質内に生じる出血で，高血圧による比較的細い血管の破綻や，高血圧によって形成された微小な動脈瘤の破裂による出血が多い。出血性素因やワルファリン内服などの抗凝固療法によることもある。発生頻度は被殻，視床，脳幹，大脳皮質下，小脳の順に多い。

　頭痛・嘔吐のほかに出血部位の脳機能が障害されたことによる症状がみられることがあり，片麻痺・言語障害・意識障害などをきたす。致命的となることも少なくない。

2 クモ膜下出血

　クモ膜下出血はクモ膜と脳実質の間におこる出血で，脳動脈の血管分岐部に生じた動脈瘤の破裂によることが多い。動脈瘤の好発部位は脳底の**ウィリス動脈輪（大脳動脈輪）**である。脳内出血に比べると若年者にもみられ，30代，40代でもときに発症する。

　患者は激しい頭痛を訴え，意識消失や吐きけ・嘔吐を伴うことがある。適切な治療がすみやかに行われない場合，致命的なことがある。また，動脈瘤の再破裂にも十分に注意をはらわなければならない。

3 硬膜下血腫・硬膜外血腫

硬膜下血腫●　硬膜下血腫は，脳と静脈洞をつなぐ静脈の破綻によって硬膜とクモ膜の間に血腫ができるものであり，急性のものと慢性のものに分けられる。急性のものは明らかな外傷の既往があり，**脳挫傷**を伴うことが多いが，慢性のものの多くは軽度の外傷によるものであり，外傷の既往が明らかではないこともある。重傷の急性硬膜下血腫では予後不良なことが多いが，慢性硬膜下血腫の多くは血腫の除去により症状が劇的に改善される。

硬膜外血腫●　硬膜外血腫は頭蓋骨と硬膜の間に出血がおきて血腫をつくるものであり，多くは動脈の損傷による。血腫による脳の圧迫や頭蓋内圧亢進が原因となる頭痛，意識障害がみられるが，適切な時期に血腫を取り除き，止血されれば予後は良好である。

3 脳・神経の感染症

　中枢神経系の感染症は，脳そのものに炎症を生じて脳炎をおこすものと，髄膜炎をおこすもの，脳の変性をきたすものに分けられる。

　脳炎の病原体としてはヘルペスウイルスや日本脳炎ウイルスなどのウイルスやトキソプラズマが多い。感染による髄膜炎は髄膜炎菌などの細菌，ウイルス，真菌感染によっておこる。

　脳の変性をきたす疾患としては，プリオン（○「感染と予防」195ページ）によ

るクロイツフェルト-ヤコブ病（CJD）がある。CJD の脳は神経細胞の脱落や萎縮によってスポンジのように多数の空胞がみられるようになり，海綿状変性とよばれる。プリオンは患者の血液や髄液から感染する可能性があり，通常の消毒では効果がないため，汚染したものの取り扱いには十分に注意する必要がある。また，牛の海綿状脳症（狂牛病）のプリオンに汚染された牛肉が原因と考えられる変異型 CJD も報告されている。

4 アルツハイマー病

アルツハイマー病は大脳の神経細胞の変性により徐々に発生，進行する**認知症**[1]であり，記憶障害のほかに妄想や幻覚，徘徊などの精神症状を伴うことが多い。

脳は全体的に萎縮するが，とくに前頭葉や側頭葉の萎縮が目だつ。組織学的には大脳皮質の神経細胞が萎縮・脱落し，残った神経細胞にはアルツハイマー神経原線維変化やアミロイドを伴う老人斑がみられる。

なお認知症がみられる疾患には，ほかに**レビー小体型認知症**や**前頭側頭型認知症**（ピック病など），脳血管障害によるもの（**脳血管性認知症**）がある。

5 脳腫瘍

頭蓋の中から脊髄にみられる腫瘍を**脳腫瘍**と総称している（●表 3-11）。脳腫瘍には脳を構成する細胞から発生するものと他臓器からの転移性腫瘍がある。

神経膠腫（グリオーマ） 脳を原発とする腫瘍のうち，神経膠細胞の性格をもつ細胞が増殖するものを**神経膠腫**（**グリオーマ**）とよぶ。神経膠腫には**星細胞腫**，**乏突起膠細胞腫**，**上衣腫**などがあり，最も悪性度が高いものが**膠芽腫**（**グリオブラストーマ**）である。神経膠腫は幅広い年齢の患者に発生し，小児にもみられる。

髄芽腫 小児の小脳に発生する，きわめて未熟な細胞が増殖する腫瘍を**髄芽腫**とい

● 表 3-11 脳腫瘍

神経膠腫（グリオーマ）	未熟細胞の増殖
・星細胞腫 ・乏突起膠細胞腫 ・上衣腫 ・膠芽腫（グリオブラストーマ）	・髄芽腫
シュワン細胞の腫瘍	その他
・神経鞘腫	・転移性脳腫瘍 ・髄膜腫

1）認知症：生後いったん正常に発達した精神機能が慢性的に減退・消失することで，日常生活・社会生活を営めない状態。記憶の障害や異常行動を特徴とする。

う。悪性度の高い腫瘍である。

髄膜腫 脳の表面にある髄膜の細胞の性格をもつ細胞が増殖するものを**髄膜腫**という。髄膜腫は中年以降の女性にみられることが多い。ほとんどの髄膜腫は良性腫瘍であるが、まれに再発を繰り返して予後の不良なものがある。

神経鞘腫 **神経鞘腫**は末梢神経のシュワン細胞の増殖を示すもので、中枢神経系では聴神経に好発し、聴神経鞘腫とよばれる。

転移性脳腫瘍 転移性脳腫瘍の原発臓器としては肺がんが最も多く、女性では乳がんも多い。

G 運動器の疾患

身体を支えたり動きを与えたりする組織を運動器とよぶ。骨、関節、筋肉が含まれる。

1 骨の疾患

骨は身体を支えたりほかの組織を外からの力から保護したりする硬組織である。骨の一番外側には骨皮質とよばれる厚い骨組織があり、その内側には網状に骨梁(こつりょう)がみられる。骨梁の間には造血細胞と脂肪細胞からなる骨髄が存在する。

① 骨折・骨粗鬆症

骨折 骨に外部から強い力が加わって、骨にひびが入ったり折れたりする状態を骨折という。骨粗鬆症や骨腫瘍などで骨が弱くなっていると、比較的弱い力が加わっても骨折してしまう。このような骨の病気が原因でおこる骨折を**病的骨折**という。骨折した部分にはやがて新しい骨(仮骨(かこつ))が形成されて再びつながるが、それまでは骨折部位を適切な位置に固定しておく必要がある。ギプスによる外部からの固定や、金属の釘やボルトなどで骨を直接つなげる処置が行われる。

骨粗鬆症 骨を構成する骨梁が細くなったり、皮質骨が薄くなったりした状態を**骨粗鬆症**という。骨粗鬆症は高齢者、とくに閉経後の女性に多くみられる。骨粗鬆症の原因として、加齢、運動量の低下、カルシウムの不足などがあり、閉経後の女性の骨粗鬆症にはエストロゲンの低下が関係している。上述したように骨折の原因となりやすい。

② 骨の腫瘍

骨の腫瘍には、骨や軟骨から発生するものと、骨以外の臓器から転移してくる腫瘍があり、全体としては転移性腫瘍のほうが多い(◎表3-12)。骨から

表 3-12 骨に発生するおもな腫瘍

軟骨形成性腫瘍	骨形成性腫瘍
・骨軟骨腫 ・内軟骨腫 ・軟骨肉腫	・骨肉腫 ・類骨骨腫 ・骨芽腫
血液系腫瘍	そのほかの腫瘍
・多発性骨髄腫	・ユーイング肉腫 ・骨巨細胞腫
転移性腫瘍	

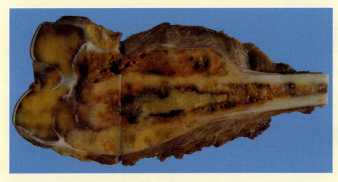

骨の外にも腫瘍が浸潤している。骨幹端部に好発する。

● 図 3-31　大腿骨の骨肉腫

発生する腫瘍の代表的なものには，骨肉腫・骨軟骨腫・内軟骨腫・軟骨肉腫・ユーイング肉腫などがある。

骨肉腫（● 図 3-31）は，腫瘍細胞が骨を形成する悪性腫瘍で，患者は 10〜20 代が多い。大腿骨遠位部や脛骨近位部など長管骨の骨幹端部に多く発生する。かつては予後不良であったが最近は化学療法の進歩により予後は改善しつつある。

軟骨肉腫は，腫瘍細胞が軟骨を形成して増殖する悪性腫瘍で，患者は中高年が多い。骨盤・大腿骨・肋骨に多く発生する。

ユーイング肉腫は分化の不明瞭な腫瘍で，比較的若い患者に発生する悪性腫瘍である。

高齢者の骨腫瘍はほかの臓器の腫瘍が血行性に転移してくるものが多く，肺がん・乳がん・腎がん・前立腺がんなどが骨に転移しやすい。前述した多発性骨髄腫（● 71 ページ）も骨の腫瘍の一種である。

2 筋肉の疾患

筋肉を動かす運動神経が傷害を受けると，その神経が支配している筋肉が萎縮する。その原因として，神経の断裂や**筋萎縮性側索硬化症**などの神経疾患がある。

筋肉そのものの異常としては各種の**筋ジストロフィー**がある。また，筋炎の際にも筋肉の萎縮がみられる。そのほか，重症筋無力症や各種の代謝性疾患で筋力の低下が生じる。

H 腎・尿路疾患

この節では尿の生成・排泄に関係する腎臓・尿管・膀胱(ぼうこう)・尿道といった臓器とともに，男性生殖器である前立腺・精巣の疾患を取り上げる。

腎臓で生成された尿は腎盂(じんう)，尿管，膀胱，尿道を経て体外に排泄される。この腎盂から尿道までの尿の通り道を尿路とよぶ。尿路の表面は**尿路上皮**とよばれる特別な上皮におおわれている。

精巣は男性の陰囊の中に存在し，精子を産生している。前立腺は男性の膀胱の直下で尿道を取り囲むように存在しており，精液の成分の一部を産生している。

1 腎臓の疾患

腎臓は，血液中の不要な物質や過剰な水分を選択的に尿として排泄するはたらきをもっているだけでなく，血圧の調節や，骨髄での赤血球の産生を促進するエリスロポエチンを産生する重要な臓器である。

腎臓の機能がさまざまな原因で障害されている状態を**腎不全**とよぶ。腎不全の患者では尿量の低下や，それに伴う浮腫や血中カリウム濃度の上昇などの電解質の異常，エリスロポエチンの産生低下による貧血がおこる。腎不全のなかには原因が取り除かれればもとに戻るものもあるが，腎臓の組織の障害が高度な場合には回復不可能なことがある。そのような患者に対しては血液透析(とうせき)や腎臓移植が必要になる。

末期腎不全の前段階として慢性的な腎障害，腎機能低下がみられる状態は，**慢性腎臓病**(CKD)とよばれ，生活習慣の改善や治療を要する。

① 糸球体腎炎および関連疾患

糸球体(しきゅうたい)は血液中の不要な物質を濾過して原尿(げんにょう)をつくる部位で，上皮細胞・血管内皮細胞・メサンギウム細胞などより構成されており，上皮と内皮の間には基底膜がある。また，血管の間にはメサンギウム基質が存在する。

糸球体におこる炎症は**糸球体腎炎**とよばれ，免疫の異常によるものが多い。糸球体腎炎には糸球体のみが障害されるものと，全身性エリテマトーデス(SLE)に伴う**ループス腎炎**のように全身性炎症疾患の１つとしてあらわれるものがある。また**糖尿病腎症**や**アミロイドーシス**など，炎症以外に糸球体が障害される疾患もある。

○ 表 3-13　糸球体腎炎および関連疾患の臨床症候分類

疾患名	症状
急性腎炎症候群	数日単位で血尿，タンパク尿があらわれ，浮腫や高血圧，乏尿を伴う。
無症候性タンパク尿・血尿症候群	腎炎にみられる症状がなく，タンパク尿や血尿のみがみられる。
慢性腎炎症候群	血尿やタンパク尿が持続して徐々に腎機能が低下する。
ネフローゼ症候群	タンパク尿，浮腫，高血圧，低アルブミン血症，高コレステロール血症を示す。
急速進行性腎炎症候群	血尿やタンパク尿がみられ，急速に腎機能が低下する。

○ 表 3-14　糸球体病変の組織学的分類

疾患名	組織所見
微小糸球体病変（微小変化群）	光学顕微鏡レベルでは異常はみられない。
巣状分節性糸球体硬化症	一部の糸球体に部分的に硬化がみられる。
膜性腎症	糸球体の血管壁に免疫グロブリンや補体が沈着して厚くなる。
膜性増殖性糸球体腎炎	糸球体の血管壁が厚くなり，メサンギウム細胞・基質が増加する。
管内増殖性糸球体腎炎	糸球体の血管の中に好中球やマクロファージが多くみられる。
半月体形成性糸球体腎炎	糸球体ボウマン嚢の中に細胞や線維からなる半月体がみられる。
IgA 腎症	メサンギウム領域に IgA の沈着が目だつ。
メサンギウム増殖性糸球体腎炎	メサンギウム細胞・基質が増加する。
腎硬化症	糸球体の血管構造が失われて，線維化する。

　糸球体の障害による臨床所見や検査値の異常として，浮腫，高血圧，血尿，タンパク尿の出現，血中クレアチニン値の上昇などがある。

　糸球体腎炎および関連疾患の患者にあらわれる臨床的な症候は，急性腎炎症候群・急速進行性腎炎症候群・慢性腎炎症候群・ネフローゼ症候群などに分けられる（○表3-13）。また，組織所見からは○表3-14のように分けられ，臨床症候と組織分類の関係には一定の傾向がみられる。

　最近では糖尿病腎症が原因で血液透析を必要とする患者が増加している。

❷ 腎盂腎炎

　腎盂腎炎は腎盂・尿細管・腎臓の間質に炎症がおこるもので，その多くは感染によるものである。発熱や腰痛が見られる。感染経路は尿道・膀胱から尿管を通って腎盂にさかのぼる経路（逆行性）と血液を通る経路（血行性）に分けられる。逆行性感染は尿の逆流やうっ滞によるものが多く，おもな病原体は大腸菌である。血行性感染は全身の感染症の1つとして見られ，細菌のほかに真菌などの感染によることもある。

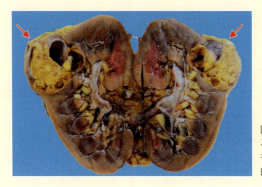

肉眼的に黄色い部分が腫瘍である(→)。腎細胞がんのなかでも，最も多い明細胞がんの特徴的所見を示している。

○ 図 3-32　腎細胞がん

❸ 腎臓の腫瘍

　腎臓に発生するがんの多くは尿細管に由来する**腎細胞がん**である。幅広い年代の患者に発生し，血行性に転移しやすく，肺や骨への転移が多い。腎細胞がんは症状に乏しく，検診での発見や他臓器への転移がきっかけとなってみつかることも多い。

　腎細胞がんのうち最も多いのが**明細胞がん**である(○図3-32)。腫瘍細胞の細胞質は組織標本で明るく抜けて見え，脂質やグリコーゲンが豊富である。

　腎盂に発生するがんは尿路上皮に由来するもので，膀胱や尿管と同様に**尿路上皮がん**が多い。

　これらのがん以外に小児には**腎芽腫(ウィルムス腫瘍)**が発生することがある。

❷ 尿路の疾患

尿路結石●　尿路には尿中の成分がもとになって結石ができることがある(○32ページ)。とくに尿管にできた結石は組織を傷害して強い背部痛や血尿をおこす。結石の小さなものは尿とともに自然に排泄されるが，大きなものは治療が必要である。

尿路の炎症●　尿路の炎症のほとんどが細菌感染によるものであり，尿道から逆行性に感染，炎症が及ぶ。抗菌薬による治療で治癒させることができる。

尿路の腫瘍●　尿路におこる腫瘍のほとんどが**尿路上皮がん**であり，血尿で発見されることが多い。尿路のがんでは膀胱に発生するものが最も多く，尿路全体に多発することもまれではない。患者は男性が多く，中年以降の高齢者が多い。多くは乳頭状で，間質への浸潤を伴わないが，ときに平坦ながんや間質へ浸潤するがんもみられる。初期の病変では腫瘍のみの切除が行われるが，腎や尿管の腫瘍や進行がんのときは手術や化学療法を行う。再発が多いのは尿路系腫瘍の特徴である。

3 前立腺・精巣の疾患

1 前立腺の疾患

前立腺肥大症 前立腺肥大症は前立腺を構成する腺管と間質が結節状に増生するもので，高齢者に多くみられる。結節は尿道の周囲にできやすく，排尿障害の原因となる。治療はホルモン療法や経尿道的な前立腺組織の切除などが行われる。

前立腺がん 前立腺がんは高齢者に多いがんであり，最近わが国でも患者数が増加している。前立腺に発生する腫瘍のほとんどが腺がんで，アンドロゲンの作用を受けて増殖していることが多い。前立腺がんの患者では，一般的に血液中の**前立腺特異抗原（PSA）**が上昇しており，PSAの測定は前立腺がんの早期発見や治療効果の評価に用いられている。転移は骨やリンパ節などにみられることが多い。治療は手術，ホルモン療法，放射線療法などがあり，がんの悪性度や進行期によってはこれらの治療を組み合わせて行うこともある。

2 精巣の疾患

精巣の腫瘍の多くは胚細胞[1]に由来するもので，大部分が若い男性に発生する。組織型には**セミノーマ（精上皮腫）**，絨毛がん，奇形腫などがあり，1つの腫瘍にこれらが混在することもある。治療は精巣摘除（除睾）術と化学療法による。

Ⅰ 女性生殖器・乳腺疾患

女性生殖器には外陰，膣，子宮，卵管，卵巣があり，その構造やはたらきは，女性ホルモンや性腺刺激ホルモンなどの影響を受けるという特徴をもっている。子宮は，膣に近い頸部と卵管側の体部では組織の性格や疾患のなりたちが異なっているので，分けて理解する必要がある。

乳腺は直接生殖には関係しないが，ここで取り上げる。乳腺の疾患のほとんどが女性に生じるが，男性の乳腺にもまれにみられることがある。

1 子宮頸部の疾患

子宮頸部には細菌などの感染による炎症や腫瘍性疾患などがみられる。

1）胚細胞：生殖のもとになる細胞。男性では精細胞，女性では卵細胞にあたる。これらの細胞は減数分裂をして最終的には精子，卵子となる。

1 子宮頸管炎・性感染症

　　子宮頸管の炎症の多くは細菌や真菌などの感染によるものである。腟トリコモナス，クラミジア，単純ヘルペスウイルス，梅毒トレポネーマなどの病原体は性行為によって感染し，そのような感染症を**性感染症**といい，**頸管炎**や**腟炎**などを引きおこす。**ヒトパピローマウイルス（HPV）**[1]も性行為により感染するが，腫瘍との関連が深いので，別に扱う。

2 子宮頸部上皮内腫瘍

　　子宮頸部の重層扁平上皮に異型細胞が増生するが，基底膜をこえる浸潤がみられない状態を**子宮頸部上皮内腫瘍（CIN）**[2]とよぶ。かつて異形成（ディスプラジー），上皮内がんとよばれていたものが CIN に含まれる。CIN のほとんどの病変から HPV が検出され，HPV 感染は CIN の原因として重要である。

　　CIN は異型の程度により 3 段階に分類され，異型が上皮の下層 1/3 までのものを CIN1，下層 2/3 までのものを CIN2，表層 1/3 に及ぶものを CIN3 とよぶ。CIN1 の多くは自然に消退していくが，CIN3 は浸潤がんに進行するリスクがあり，子宮頸部の円錐切除術などの治療が行われる。

3 子宮頸がん（→図 3-33）

　　子宮頸部に発生するがんを**子宮頸がん**という。患者は 30～40 代が多いが，20 代の患者もときにみられる。症状としては性交時などの不正性器出血が多いが，検診で発見されることも少なくない。子宮頸がんのほとんどが HPV 感染によるものであるが，HPV に感染しても多くの場合ウイルスは自然に排除され，がんになる頻度は低い。

　　子宮頸がんの 8 割程度が扁平上皮がんであり，残りが腺がんや特殊型のがんである。治療は手術療法，放射線療法，化学療法を組み合わせて行う。

　　細胞診による子宮頸がんの検診は，浸潤がんになる前の CIN の段階でも異常を見つけることができるため早期発見・早期治療に役だっている。

2 子宮体部の疾患

　　子宮体部は，子宮内腔に面した子宮内膜とその下の平滑筋組織である筋層

---

1) HPV には 100 種類以上の型があるが，そのなかでも子宮頸がんを引きおこす頻度が高いものと低いものがある。子宮頸がんの原因となることが多い型には 16，18 型がある。子宮頸がんをおこしやすい HPV に対してワクチンが開発されているが，ワクチンを接種された女性に強い疼痛や神経障害などが報告されていることから，現在，HPV ワクチン接種は積極的には推奨されていない（→「感染と予防」179 ページ）。
2) 最近，CIN のすべてが腫瘍ではないことから重層扁平上皮内病変（SIL）という用語も用いられる。

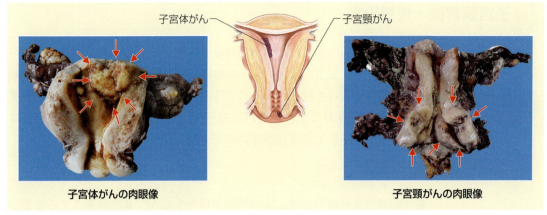

○図 3-33　子宮体がんと子宮頸がん

に分かれている。子宮内膜，筋層の細胞は**エストロゲンやプロゲステロンの影響**を受けて形態や増殖態度が変化し，その異常が疾患の発生や進展に結びつく。

① 子宮腺筋症

子宮筋層の中に子宮内膜組織がみられる状態を**子宮腺筋症**という。子宮筋層は肥厚し，月経困難や不正性器出血を伴う。原因はわかっていない。ホルモン療法が行われるが，無効な場合は手術療法が選択される。

② 子宮筋腫（○90ページ，図 3-34）

いわゆる**子宮筋腫**は平滑筋の増殖を示す腫瘍で，ほとんどが良性腫瘍腫（平滑筋腫）である。多発することが多い。患者の多くは 30～40 代である。腫瘍の発生と増殖にはエストロゲンが関与しており，閉経後には増殖が停止したり萎縮したりする。小さなものでは無症状のことが多いが，発生する部位や大きさによって不正性器出血やそれに伴う貧血，月経困難症の原因となる。症状が強い場合は子宮摘出や筋腫核出術（腫瘍のみを摘出する手術）が行われる。

子宮筋腫のなかには悪性のものがまれにみられ，子宮平滑筋肉腫とよばれる。平滑筋肉腫は，細胞異型や核分裂像が良性の平滑筋腫に比べて目だち，壊死もみられることがある。

③ 子宮内膜増殖症・子宮内膜異型増殖症

子宮内膜の腺が，通常よりも増生している状態を**子宮内膜増殖症**という。単に子宮内膜増殖症という場合は，上皮細胞の異型がないものをさす。多くはエストロゲン過剰状態に対する反応性の過形成である。

子宮内膜増殖症のうち，腺上皮の細胞に異型がみられるものを**子宮内膜異**

型増殖症という。この状態のなかにはすでに上皮が腫瘍性に増殖しているものも含まれるが，間質浸潤はみられない。若い女性ではホルモン療法の対象となるが，高齢女性では子宮摘出が考慮される。

④ 子宮体がん

　子宮体がん（→前ページ，図3-33）は子宮の内膜に発生するがんで，患者は一般に子宮頸がんよりも年齢が高く，発生のピークは50代である。子宮体がんのほとんどが腺がんである。治療はおもに子宮と卵巣の切除が行われるが，妊娠・出産を希望する若い女性に発生した場合，プロゲステロンなどによるホルモン療法が行われることがある。

③ 卵巣の疾患

① 卵巣子宮内膜症

　卵巣に生じた**子宮内膜症**[1]の結果，嚢胞を形成して，出血が繰り返されると嚢胞の中に褐色泥状の物質を含むようになる（**子宮内膜性嚢胞**）。この内容物がチョコレートに似ていることから，**チョコレート嚢胞**とよばれる。

② 卵巣腫瘍

　卵巣の腫瘍は上皮性腫瘍，性索間質性腫瘍，胚細胞腫瘍，転移性腫瘍などに大別される。

　上皮性腫瘍は悪性度により良性，境界悪性，悪性に分類され，組織型により漿液性，粘液性などに分類される。悪性腫瘍のなかでは漿液性がんが最も多く，ついで明細胞がんが多い。

　性索間質性腫瘍はまれな腫瘍であり，顆粒膜細胞腫，莢膜細胞腫，線維腫などが含まれる。このグループの腫瘍には性ホルモンを産生するものがあり，そのための症状がみられることがある。

　胚細胞腫瘍は若い女性にみられることが多く，良性の成熟奇形腫が最も頻度が高い。卵巣の成熟奇形腫は嚢胞状で皮膚組織が主体であることが多く，そのような奇形腫は**皮様嚢腫**ともよばれる。そのほかに骨，軟骨，脂肪組織，神経組織などがみられることが多い（→図3-35）。悪性胚細胞腫瘍としては，ディスジャーミノーマや卵黄嚢腫瘍などがある。

治療● 　良性腫瘍の治療は卵巣摘出あるいは腫瘍部分のみの切除が行われる。境界悪性腫瘍や悪性腫瘍では，手術療法と化学療法を組み合わせて行う。予後は組織型や病変の広がりによって異なる。

1）子宮内膜症：本来子宮内腔面に存在する子宮内膜が，それ以外の場所に出現する病態。卵巣以外に，腹膜や腸管などにも発生して，月経困難症や癒着を引きおこし不妊の原因にもなる。

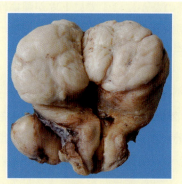
白く見える腫瘤が平滑筋腫である。

◯ 図 3-34　子宮平滑筋腫

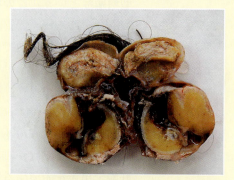
黄色く見えるのは脂肪組織。左上に毛がみられる。

◯ 図 3-35　卵巣奇形腫

4 乳腺の疾患

乳腺に発生する疾患には乳腺炎や各種の良性腫瘍、がんがある。

乳腺炎　乳腺炎はほとんどが授乳期の乳腺に発生する。細菌感染によるものが多い。

乳腺の良性腫瘍　乳腺の良性腫瘍には、乳管の中で上皮が乳頭状に増殖する**乳管内乳頭腫**や、上皮と間質がともに増殖する**線維腺腫**などがある。

乳がん　乳がんは乳管、小葉を構成する上皮細胞が増殖するがんである。中高年女性に多く、患者数は増加しつつある。乳房のしこりとして触知したり、皮膚の変色などで気づかれたりすることが多いが、近年ではマンモグラフィーという特殊なX線画像で早期に発見されることも多くなっている。乳がんの最も多く発生する部位は乳房外側の上半分である。

乳腺に発生するがんは、がんが乳管の中にとどまる非浸潤がんと、乳管をこえてがんが広がる浸潤がんに分けられる。乳がんの転移は腋窩リンパ節や肺・骨・脳などに多い。

乳がんの治療は手術療法、ホルモン療法、化学療法、放射線療法を組み合わせて行われる。乳がんのうち、エストロゲン受容体を発現しているものは腫瘍細胞がエストロゲン依存性に増殖していることが多く、補助療法としてホルモン療法が有効である。しかし、がん細胞がエストロゲン受容体を発現していない場合には、ホルモン療法の効果は期待できない。一方、がん細胞が*HER2*遺伝子（がん遺伝子の1つ）を発現しているときにはHER2タンパク質に対する抗体を用いた治療が行われる。したがって、病理診断にあたってはがんであることだけでなく、腫瘍細胞の性格を検索して治療方針決定の参考にしている。

J 皮膚疾患

皮膚はからだの表面にあって外界に直接接しているため、さまざまな刺激を受けやすい組織である。また、全身性疾患の症状が皮膚にあらわれることもある。

皮膚の表面をおおう重層扁平上皮を表皮、その下の結合組織を真皮という。表皮の中にはメラニンを産生するメラノサイトがある。真皮の中には汗腺、毛包などがある。

皮膚の炎症性疾患 皮膚の炎症性疾患の原因となるものとして各種の感染症や化学物質、熱・日光などの物理的原因がある。また、アレルギーや自己免疫、直接皮膚に接触しない薬剤や食物による疾患もみられる。膠原病などの炎症性疾患のなかには皮膚に特徴的な所見を示すものもある(◎表 3-15)。

皮膚の腫瘍および関連疾患 皮膚に発生する腫瘍は表皮に由来するもの、汗腺などに由来するもの、メラノサイトに由来するものに大きく分けることができる。メラノサイトの増殖を示すものに**色素細胞母斑**(あざ)や悪性腫瘍である**悪性黒色腫**(メラノーマ)がある。

◎表 3-15　皮膚のおもな炎症性疾患

原因		疾患
感染症	細菌	・伝染性膿痂疹(とびひ) ・蜂巣炎(蜂窩織炎) ・癤, 癰
	ウイルス	・単純疱疹(ヘルペス) ・尋常性疣贅(いぼ) ・水痘(みずぼうそう) ・帯状疱疹 ・麻疹(はしか) ・風疹
	真菌	・白癬(みずむし) ・カンジダ症
アレルギー性疾患		・接触皮膚炎 ・アトピー性皮膚炎 ・蕁麻疹
物理的原因	温度	・熱傷 ・凍瘡(しもやけ), 凍傷
	日光	・日光皮膚炎(日焼け)

K 感覚器の疾患

眼科・耳鼻咽喉科領域で扱う疾患には，感覚器の疾患が含まれる。

1 視器の疾患

おもな眼疾患として 表 3-16 に示すようなものがある。

2 聴器の疾患

聴器は聴覚と平衡感覚をつかさどる。聴器の疾患は，これらの機能に異常をもたらすものが多い。おもな疾患として 表 3-17 に示すものがある。

○ 表 3-16　おもな眼疾患

病変の部位	疾患名	原因
眼瞼・結膜	トラコーマ	クラミジア感染
	霰粒腫	
	麦粒腫（ものもらい）	ブドウ球菌感染
角膜	角膜炎	感染
水晶体	白内障	加齢，糖尿病，放射線
前房	緑内障	
網膜	網膜剝離	外傷など
	糖尿病網膜症	糖尿病による最小血管傷害
	網膜芽腫	

○ 表 3-17　おもな耳の疾患

疾患の種類	疾患名
炎症	• 外耳道炎 • 中耳炎（滲出性，化膿性） • 中耳真珠腫 • 内耳炎
奇形	• 先天性耳瘻孔 • 副耳
腫瘍	• 良性腫瘍（耳垢腺腫など） • 悪性腫瘍（扁平上皮がんなど）

L 膠原病

膠原病とは,もともと結合組織にフィブリノイド変性をおこす疾患の総称であり,全身性エリテマトーデス,関節リウマチ,全身性硬化症,多発性筋炎・皮膚筋炎,結節性多発動脈炎をさしていた。最近では,異常な免疫反応により,複数の臓器に及ぶ炎症がみられるその他の疾患も膠原病に含まれるようになっている(⇒表3-18)。おもな疾患として関節リウマチと全身性エリテマトーデスについて説明する。

❶ 関節リウマチ

関節リウマチは自己免疫による慢性の関節炎がおきる疾患である。関節の中の滑膜という組織に炎症がおきるために滑膜が増生し,やがて関節が変形したり軟骨や骨が破壊されたりする。中年期に多く発生し,患者の男女比は約1:3で女性に多い。関節以外に皮膚や肺などに症状があらわれることもある。血液検査でリウマチ因子(RF)が上昇する。

❷ 全身性エリテマトーデス(SLE)

全身性エリテマトーデス(SLE)では,多様な自己抗体が産生され,全身の臓器や組織が自己免疫反応によって障害される。検出される自己抗体は,抗2本鎖DNA抗体などの抗核抗体が特徴的で,これらの抗体と抗原の複合体が臓器や組織に沈着して障害を引きおこす。病態の中心はⅢ型アレルギーで,

⇒表3-18 おもな膠原病

疾患名	おもな症状,病態
全身性エリテマトーデス(SLE)	皮膚炎,腎障害(ループス腎炎),関節炎
関節リウマチ(RA)	関節炎による関節の腫脹,骨破壊
全身性硬化症(SSc)	皮膚・全身の線維化
多発性筋炎/皮膚筋炎(PM/DM)	筋炎による筋萎縮,皮膚炎
結節性多発動脈炎(PAN)	血管炎に伴う全身症状
シェーグレン症候群(SS)	唾液腺・涙腺の炎症による乾燥症状
混合性結合組織病(MCTD)	SLE・SSc・PMの症状が混在
巨細胞性動脈炎	ほとんど側頭動脈に発生して頭痛,視力障害
高安動脈炎	大きな動脈の炎症による狭窄・閉塞
多発血管炎性肉芽腫症	鼻・肺の炎症,壊死
好酸球性多発血管炎性肉芽腫症	全身の血管炎
ベーチェット病	口内炎,陰部潰瘍,腸管潰瘍,眼症状

代表的なものとしては顔面に見られる左右対称性の紅斑(**蝶形紅斑**<small>ちょうけいこうはん</small>)や，糸球体腎炎(ループス腎炎)，中枢神経障害，関節炎，胸膜炎などである。患者の多くは若年成人～中年の女性である。

まとめ

- 肺炎では，炎症が肺胞にあるものを肺胞性肺炎，肺胞壁にあるものを間質性肺炎といい，肺胞性肺炎はさらに大葉性肺炎と気管支肺炎に分類される。
- 肺がんの組織型は腺がん，扁平上皮がん，小細胞がん，大細胞がんなどに分けられる。
- おもな心奇形には心房中隔欠損症，心室中隔欠損症，ファロー四徴症，動脈管開存症などがある。
- 狭心症(冠状動脈の狭窄)が持続し，心筋が壊死をおこした状態が心筋梗塞である。
- 胃がんのなかにはヘリコバクター-ピロリの感染が原因となっているものが少なくない。
- 大腸がんはとくに直腸・S状結腸に発生することが多く，ほとんどが腺がんである。
- 肝硬変は，さまざまな原因による肝障害の末期像である。
- 骨髄や末梢血の中に異常な細胞が出現する疾患を白血病という。
- ホルモン産生が過剰になる機能異常を機能亢進症，ホルモン産生が不足する機能異常を機能低下症という。
- 脳血管疾患には，脳梗塞・脳内出血・クモ膜下出血などがある。
- 糸球体が障害されることによる腎炎を糸球体腎炎，腎盂・尿細管・腎臓の間質に炎症がおこるものを腎盂腎炎という。
- 子宮頸がんのほとんどはヒトパピローマウイルス(HPV)感染によるものである。

復習問題

① 次の文章の空欄を埋めなさい。

▶ 結核菌が血中に入り，全身の臓器に結核病変が発生した病態を(① 　　　)結核という。

▶ 悪性中皮腫は(② 　　　　　)の曝露と関連が深い。

▶ 僧帽弁狭窄症では(③ 　　　)から(④ 　　　　)への血流が妨げられる。

▶ 大動脈解離の分類には，解離の生じた部位による(⑤ 　　　　　)分類と，解離が上行大動脈にみとめられるか否かによる(⑥ 　　　　　)分類がある。

▶ 早期胃がんは，がんの浸潤が(⑦ 　　　　　)までにとどまるものをいう。

▶ ビタミンB_{12}や葉酸の欠乏による貧血は(⑧ 　　　　　)貧血である。

▶ 慢性骨髄性白血病では(⑨ 　　　　　)染色体という染色体異常が特徴的である。

▶ バセドウ病患者にみられる甲状腺腫大，心悸亢進・頻脈，眼球突出の症状を(⑩ 　　　　　)の三徴という。

▶ 脳内出血で最も発生頻度の多い部位は(⑪ 　　　　)である。

▶ 子宮の平滑筋の良性腫瘍を(⑫ 　　　　)という。

② 次の問いに答えなさい。

① なんらかの基礎疾患により凝固系のはたらきが異常に亢進し，おもに小さな血管

内で無数に血栓ができる病態をなんというか。
　答（　　　　　　　　　　　）
②多発性骨髄腫患者の尿中にみられる特徴的なタンパク質をなんというか。
　答（　　　　　　　　　　　）
③下垂体腺腫によるACTH過剰産生によって引きおこされる，満月様顔貌や多毛などの症状を呈する病態をなんというか。
　答（　　　　　　　　　　　）

❸ **左右を正しく組み合わせなさい。**
①クローン病　　・　　・Ⓐ乾酪壊死
② SLE　　　　・　　・Ⓑ偽小葉
③肝硬変　　　・　　・Ⓒループス腎炎
④肺結核　　　・　　・Ⓓ縦走潰瘍

❹ 〔　〕**内の正しい語に丸をつけなさい。**
①〔 肺気腫・間質性肺炎 〕に代表される拘束性換気障害では，呼吸機能検査で〔 1秒率・％肺活量 〕が低下する。
②左冠状動脈前下降枝が閉塞すると左心室〔 前・側・下 〕壁に梗塞が生じる。
③食道がんの好発部位は胸部〔 上部・中部・下部 〕食道である。
④胃がんの高分化型腺がんは〔 高齢者・若年者 〕に多く，腹膜播種をおこすことは〔 多い・少ない 〕。
⑤わが国では，非ホジキンリンパ腫の発生頻度がホジキンリンパ腫より〔 高い・低い 〕。
⑥褐色細胞腫は副腎〔 皮質・髄質 〕に発生する〔 カテコールアミン・コルチゾール・アルドステロン 〕産生腫瘍である。
⑦グルカゴノーマは〔 低・高 〕血糖の原因となる。
⑧乳がん発生部位は乳房外側の〔 上・下 〕半分が最も多い。

感染と予防

第1章●微生物の基礎知識 ───────────── **98**
 A．微生物学の歩み ……………………………… 98
 B．微生物の種類 ………………………………… 101
 C．感染と発病 …………………………………… 103
 D．免疫 …………………………………………… 108
 E．感染症の予防 ………………………………… 115
 F．病原微生物と化学療法 ……………………… 125

第2章●細菌 ─────────────────── **130**
 A．細菌の種類と特徴 …………………………… 130
 B．おもな病原細菌 ……………………………… 137

第3章●ウイルス ───────────────── **170**
 A．ウイルスの種類と特徴 ……………………… 170
 B．おもな病原ウイルス ………………………… 177

第4章●真菌 ─────────────────── **197**
 A．真菌の種類と特徴 …………………………… 197
 B．真菌感染症 …………………………………… 200

第5章●原虫類 ────────────────── **205**

第1章 微生物の基礎知識

　私たちの生存環境中には，無数の微生物が生息している。これらの微生物のなかには，人間に対して病原性をもつもの，人間の生活になくてはならないもの，あるいは，ふだんは人間に害を及ぼさずに人体に住み着いているものなど，さまざまなものがある。

　私たちは，いつも微生物の感染の機会にさらされている。看護師は，微生物感染のしくみと予防に関する知識をしっかりと身につけ，患者をまもっていく責務を負っている。さらに，感染の危険性の大きい医療施設という環境中にあって，みずからを感染からまもり，さらに感染の媒体とならない対応や心がまえが重要である。

A 微生物学の歩み

　人は生まれてから死ぬまで，いろいろな病気にかかる。かぜ，麻疹（はしか），化膿症をはじめとするこれらの感染症が病原微生物（◯102ページ）の感染に基づくことは，今日ではきわめて常識的なことである。しかし，人類が微生物と感染症との関係に気づくのは，18世紀まで待たなければならなかった。それまで感染症は，神のおぼしめし，または悪魔のしわざと考えられ，人の死体，あるいは湿地帯から発散する，わるい空気（ミアズマ）のために発生するものと信じられてきたのである。

1 微生物学の誕生

　17世紀になって，オランダの**レーウェンフーク**（1632〜1723）が手製の顕微鏡を用いてはじめて微生物を観察し，細菌・原虫などの形態を記録した。感染症が特定の病原微生物によって流行することは，2人の偉大な細菌学者，**ルイ=パスツール**（1822〜1895）と**ロベルト=コッホ**（1843〜1910）によってはじめて明らかにされた（◯図 1-1，1-2）。

　当時，生物は自然にわいてくるとする「生物自然発生説」が支持されていた。パスツールはこの説に疑問をいだき，肉汁を放っておくと細菌が増え

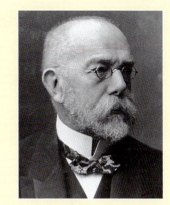

● 図 1-1　パスツール　　　　● 図 1-2　コッホ

てくるのは，空気中の細菌が肉汁中に入り込むためであることを実験によって証明し，「生物は生物からだけ生じる」という説を確立した。さらに彼は，発酵と腐敗という現象が微生物そのもののはたらきによることを実証し，これらの業績から"細菌学の始祖"といわれている。細菌の感染によって病気が発生するというパスツールの革命的な考え方は，イギリスの外科医，**リスター**（1827～1912）によって手術に応用され，濃厚なフェノール（石炭酸）溶液を使用することによって，手術後の化膿を防ぐことができるようになった。

❷ 病原微生物（病原体）の発見

　微生物研究の初期において最も困難であった課題の1つは，さまざまな細菌がまじった検体から，個々の細菌をそれぞれ別々に分離する方法を見つけ出すことであった。コッホがゼラチン，その後に寒天を加えた半固形の培地の上に，孤立した菌の集落をつくることに成功してからは，多くの感染症の病原体がつぎつぎと発見されることとなった。コッホは**結核菌**を1882年に発見し，1884年には**コレラ菌**の分離培養に成功した。

　ウイルスの研究は，1892年に**イワノフスキー**が，タバコのモザイク病の病原体が細菌濾過器でこした濾液のほうにあることを発見したことに始まる。しかし，ウイルスは，細菌のように人工的な培地で増やすことができないため研究は進まず，1930年代になってウイルスの発育鶏卵培養法，さらに組織培養の方法が考え出されて，ようやく新しいウイルスが相ついで発見されることとなった。一方では電子顕微鏡が開発されて，ウイルスの微細な構造が明らかになっていった。1980年代になると，急速に進んだ遺伝子解析技術により，ウイルスの解析も飛躍的に進歩した。

3 免疫・抗体・化学療法薬の発見

　一度感染症にかかると同じ病気には再びかからないか，かかったとしても軽くてすむということは，古くから知られていた。1796年にジェンナー(1749〜1823)は，人間が牛痘(ウシの痘瘡)に一度かかると，二度目にかかったときには軽い経過をとることに着目し，牛痘の病原菌を人間に接種して，人工的に痘瘡に対する免疫を与えることに成功した。これが，今日の予防接種の先がけとなった。

　北里柴三郎(1852〜1931)は，コッホの門下で破傷風菌の抗毒素血清をつくり，血清療法という画期的な手法を開発した。さらには，この方法をベーリング(1854〜1917)とともにジフテリアに応用した。北里は，ドイツ留学から帰国すると伝染病研究所の所長となり，さらに北里研究所を設立して，わが国における"細菌学の父"とあおがれるような仕事をなしとげた。

　病原微生物に対する化学療法は，エールリッヒ(1854〜1915)と秦佐八郎(1873〜1938)の共同研究によるサルバルサン(梅毒の特効薬)の発見に始まった(1910年)。その後1935年に，ドマーク(1895〜1964)がサルファ剤をつくり出して，薬物による細菌性疾患攻略への活路を開いた。

　1940年以後は，フレミング(1881〜1955)によるペニシリンの発見を契機として，抗生物質(→125ページ)がつぎつぎと発見され，細菌・リケッチア・原虫などの感染症の治療は飛躍的な発展を見せた。

　一方，ウイルスに決定的に有効な薬剤は発見されていなかったが，最近のウイルス研究の進歩は目ざましく，抗インフルエンザ薬などの新しい薬の開発が相つぎ，また麻疹・ポリオなどの一部のウイルス性疾患に有効なワクチンがつくり出されている。

4 新興・再興感染症の勃発

　近年の医療技術の進歩，ワクチンの開発，抗生物質の発見と開発，あるいは上下水道の完備，衛生環境の改善，防疫行政の推進などによって，感染症は激減してきた。しかし，1980年代からエボラ出血熱などのウイルス性出血熱，エイズ(後天性免疫不全症候群)，C型肝炎，レジオネラ症，腸管出血性大腸菌感染症，ウエストナイル熱，新型クロイツフェルト-ヤコブ病，重症急性呼吸器症候群(SARS)，新型インフルエンザ，新型コロナウイルス感染症(COVID-19)など，人類がかつて経験したことがない感染症(新興感染症)が流行してきた(→表1-1)。また，デング熱・ジフテリア・マラリア・結核など，かつて人間を苦しめていた流行感染症が，いったんは制圧されたかに見えたが，近年，再び猛威をふるいはじめた(再興感染症；→表1-2)。このように最近，病原微生物の大きな変動がみられ，これらの感染症は治療や看護にも大きな影響を与えている。

表1-1　近年発見されたおもな病原微生物と引きおこす疾患（1973年以降）

分類	発見年	病原微生物	疾患
ウイルス	1973	ロタウイルス	下痢症
	1977	エボラウイルス	エボラ出血熱
		ハンタウイルス	腎症候性出血熱
	1980	ヒトT細胞白血病ウイルス	成人T細胞白血病
	1980	D型肝炎ウイルス	肝炎
	1983	ヒト免疫不全ウイルス	エイズ（後天性免疫不全症候群）
	1988	E型肝炎ウイルス	肝炎
	1988	ヒトヘルペスウイルス6	突発性発疹
	1989	C型肝炎ウイルス	肝炎，肝細胞がん
	1997	高病原性鳥インフルエンザウイルス	鳥インフルエンザ
	2000	ウエストナイルウイルス	ウエストナイル熱
	2003	SARSコロナウイルス	重症急性呼吸器症候群（SARS）
	2009	インフルエンザA/H1N1pdm09ウイルス	インフルエンザ
	2009	SFTSウイルス	重症熱性血小板減少症候群（SFTS）
	2012	MERSコロナウイルス	中東呼吸器症候群（MERS）
	2013	鳥インフルエンザA（H7N9）ウイルス	鳥インフルエンザ
	2019	新型コロナウイルス（SARS-CoV-2）	新型コロナウイルス感染症（COVID-19）
クラミジア	1989	肺炎クラミジア	クラミジア肺炎
一般細菌	1976	レジオネラ	レジオネラ症
	1977	カンピロバクター	腸炎，ギラン-バレー症候群
	1982	腸管出血性大腸菌	出血性腸炎，溶血性尿毒症症候群
原虫	1976	クリプトスポリジウム	下痢症
プリオン	1996	新変異型クロイツフェルト-ヤコブ病プリオン	新型クロイツフェルト-ヤコブ病

表1-2　おもな再興感染症

- ペスト
- デング出血熱
- コレラ
- 黄熱
- サルモネラ症
- 劇症型A群レンサ球菌感染症
- 百日咳
- 炭疽
- ジフテリア
- 結核
- 薬剤耐性菌感染症*

＊薬剤耐性菌（◎126ページ）：メチシリン耐性黄色ブドウ球菌（MRSA），ペニシリン耐性肺炎球菌，バンコマイシン耐性腸球菌（VRE），多剤耐性結核菌，多剤耐性アシネトバクター（MDRA）のほか，細菌ではないが薬剤耐性マラリア原虫などもある。

B 微生物の種類

1 微生物の種類と特徴

微生物は，大きいものから順に，**原虫**，**真菌**，**細菌**，**ウイルス**に大別される。このほかに**プリオン**（プリオンタンパク質）がある。

(1) 原虫：大きさ10〜100μm程度の単細胞生物である。
(2) 真菌：カビと酵母が含まれ，酵母の大きさは5〜10μm程度である。単細胞と多細胞の2つの形態をとる。

(3) 細菌(マイコプラズマ・リケッチア・クラミジア[1]を含む)：大きさ1～4 μm程度の単細胞生物である。人工培地で発育する。マイコプラズマ・リケッチア・クラミジアは普通の細菌より小さい。マイコプラズマは人工培地で増殖できるが、リケッチアやクラミジアは人工培地では増殖できず、生きた細胞内でのみ増殖する。

(4) ウイルス：大きさは10～100 nm程度で、核酸とタンパク質からなり、細胞としての形態をもっていない。人工培地では増殖できず、生きた細胞内でのみ発育する。

(5) プリオン：核酸がなく、タンパク質のみからなるため生命体とはいえない。

これらの病原微生物は、第2章以降で詳しく学習する。

2 病原微生物(病原体)と常在細菌叢

病原微生物(病原体) ● ヒトに感染して感染症を引きおこす微生物を、病原微生物(病原体)と総称する。細菌の場合は病原菌ともよばれる。代表的な病原微生物には以下のようなものが属する。

(1) 原虫：赤痢アメーバ・腟トリコモナス・マラリア原虫など

(2) 真菌：カンジダ-アルビカンス・クリプトコックス-ネオフォルマンス・アスペルギルス属など

(3) 細菌(マイコプラズマ・リケッチア・クラミジアを含む)：赤痢菌・腸管出血性大腸菌・結核菌・梅毒トレポネーマ・オウム病クラミジア・発疹チフスリケッチアなど

(4) ウイルス：インフルエンザウイルス、麻疹ウイルス、ポリオウイルスなど

(5) プリオン

常在細菌叢 ● 健康な人でも、皮膚表面や、口腔・消化器・呼吸器・腟・尿道などの粘膜には細菌が定着している。これらの細菌を**常在細菌(常在菌)**といい、常在細菌を集団としてみた場合、これを**常在細菌叢(正常細菌叢)**という。常在細菌は、通常の状態では宿主に害を及ぼすことはなく、ときにはほかの病原微生物の侵入や感染に対する防波堤の役割を果たし、またビタミン類を合成するなど、宿主に好影響をもたらしている場合も少なくない。

ヒトの腸管内には大腸菌など多くの菌が常在細菌叢として生息し、これらの菌はヒトに病原性を示さず、むしろヒトが生きていくために不可欠なものである。

---

1) リケッチアとクラミジア：かつて細菌とウイルスの中間にある微生物と考えられていたが、その後、電子顕微鏡による研究の結果、その細胞が細菌細胞の構造の特徴をすべて備えていて、細菌のような酵素を産生することが明らかになり、細菌であることが証明された。

◎ 表 1-3　部位別にみたおもな常在菌

部位	おもな細菌など
皮膚	ブドウ球菌属，レンサ球菌属，グラム陽性嫌気性球菌，コリネバクテリウム属
眼	ブドウ球菌属，レンサ球菌属，ヘモフィルス属
口腔・咽頭	ブドウ球菌属，レンサ球菌属，コリネバクテリウム属，乳酸桿菌属，ミクロコッカス属，ナイセリア属，モラクセラ-カタラリス，腸内細菌目，ヘモフィルス属，グラム陰性嫌気性桿菌
鼻腔	ブドウ球菌属，レンサ球菌属，モラクセラ-カタラリス
小腸	乳酸桿菌属，腸球菌属，バクテロイデス属
大腸	大腸菌など腸内細菌，ブドウ球菌属，レンサ球菌属，コリネバクテリウム属，緑膿菌，乳酸桿菌属，腸球菌属，バクテロイデス属，クロストリジウム属，嫌気性球菌，カンジダ属
腟	乳酸桿菌属（デーデルライン桿菌），コリネバクテリウム属，大腸菌，ブドウ球菌属，カンジダ属
泌尿器（尿道口）	コリネバクテリウム属，ブドウ球菌属，レンサ球菌属，大腸菌

　常在細菌叢は，個体の栄養・環境によって多少の変動はあっても，身体各部における常在細菌の種類は部位によってほぼ決まっている（◎表 1-3）。

C 感染と発病

　微生物の感染によって，ヒトは病気になる。これは，病原微生物がヒトの正常な生理機構を障害あるいは破壊する強い力を備えているからである。一方，生体はいろいろなしくみによって病原微生物の侵入や感染を防ぎ，あるいは感染がおこった場合も，病原微生物を体外に排除する機構を備えて対応している。また，本来は病原性が非常に弱い微生物であっても，生体の抵抗力が弱まると病気を引きおこすことがある。このように，感染症は，病原微生物と生体との間の力関係の結果としておこる病気である。

1 感染と感染症

　病原微生物が，自分以外の生物の体内に侵入して増えることを，**感染**という。そのとき感染を受けた生体は**宿主**とよばれる。感染の結果，宿主にみられる病的な状態を**症状**，症状を示すようになった場合を**発病**という。感染によって生じる疾患を**感染症**という。病原微生物を有し，感染を媒介するもの（物や動物・ヒトなど）を**感染源**という。感染があってから発病するまでの期間を**潜伏期**（潜伏期間）という。

　しかし，病原微生物の侵入を受けたすべての人が，同じように感染したり

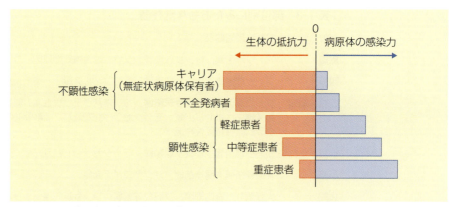

○図1-3 感染力と抵抗力との関係

発病したりするわけではない。発病するかどうか，あるいは発病の程度は，病原微生物側の感染力とその人の免疫（○108ページ）などの抵抗力との拮抗関係による。感染力は，その病原微生物の量や毒力・侵入力・増え方の組み合わせによって，他方，抵抗力は，人種・性・年齢や，そのときの体調（体力・栄養状態・疲労度）などによって大きく違ってくる。

感染の分類● その1　感染は，病原微生物の感染力と生体の抵抗力・免疫機能との関係からさまざまな様態を示し，次のように分けられる（○図1-3）。

①**顕性感染**　病原微生物の感染を受けて発病した場合をいう。

②**不顕性感染**　感染を受けても発病しない（明らかな症状があらわれない）場合をいう。このなかには，いわゆるキャリアと不全発病者がいる。

(1) **キャリア（無症状病原体保有者）**：感染したが発病しない者，あるいは発病し，いったん治癒したが，治癒後も組織中や粘膜面に相当の期間，病原微生物を保有している者

(2) **不全発病者**：感染を受けて発病したものの，症状が軽いために，はっきり病気としてみとめられないうちに治ってしまう者

③**潜伏感染**　不顕性感染の状態がそのまま続いて，病原微生物と宿主との間の平衡関係が保たれている場合をいう。

感染症予防の面では，顕性感染者は医療機関に受診し治療を受けるので，感染源としての危険性は低い。一方，キャリアや不全発病者は，本人も周囲の者も感染者だという認識のないまま対応し，また病原微生物をまき散らすおそれがあり，感染の拡大防止のうえでは患者以上に注意を要する。

感染の分類● その2　また感染は，その仕方によって，次のように分けられる。

①**混合感染**　感染は通常，1種類の病原微生物によっておこるが，同一の宿主に2種類以上の病原微生物が同時に感染する場合をいう。

②**重複感染**　はじめに1種類の病原微生物による感染（一次感染）がおこったのちに，さらにほかの種類の病原微生物による感染が加わる場合をいう。

表 1-4　易感染状態をもたらすおもな要因

- 乳児や高齢者
- 免疫抑制治療：抗がん薬投与，放射線治療，臓器移植など
- 消耗性疾患：糖尿病，膠原病，エイズ，多臓器不全，がんなど
- 広範な熱傷や皮膚・粘膜の損傷
- 大量出血，救急医療
- 体内留置異物：血管内カテーテル，人工呼吸装置，人工臓器など

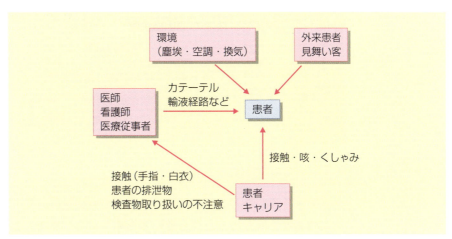

図 1-4　院内感染がおこる経路

特殊な感染

①**日和見感染**　病原性が弱く，健康な人には通常感染しない微生物や常在細菌（◯102ページ）により，感染に対する抵抗力の低下した人（**易感染者**）におこる感染をいう。菌交代症（◯126ページ）も，これに含められる（◯表1-4）。

易感染者とは，エイズ・白血病・慢性貧血・糖尿病・肝不全・腎不全・膠原病・悪性腫瘍（がん）などの疾患をもった患者や，免疫抑制薬・副腎皮質ステロイド・抗生物質の長期使用患者，放射線療法・大手術を受けている患者などをさす。高齢者・乳児・妊婦も易感染者といえる。

おもな日和見感染症の病原体（**日和見病原体**）には，ブドウ球菌属・腸球菌属などの常在細菌や，緑膿菌・セラチア属などの環境由来菌のほか，サイトメガロウイルス，ヘルペスウイルス，カンジダ属・アスペルギルス属・クリプトコックス属・ニューモシスチス属などの真菌がある。

②**院内感染**　病院内で，入院患者・外来患者や，医師・看護師などの医療従事者，あるいは見舞い客などにおこる感染を総称する。**病院感染**[1]ともよぶ（◯図1-4）。病院には感染症患者が多数おり，また各種の病原微生物，とくに薬剤の常時使用からくる**薬剤耐性菌**（◯126ページ）が存在している可能性がある。感染源はつねにあると考えてよい（◯表1-5）。

1）近年は病院や診療所だけでなく，介護老人保健施設や在宅ケアなどのすべての医療現場における感染を問題ととらえるべく，医療関連感染という表現も用いられる。

表 1-5 院内感染増加の背景と特徴

背景	1) 免疫不全で易感染状態の患者の増加 2) 高齢者人口の増加 3) 医療器具・器材の発達
特徴	1) 多剤耐性菌による感染の増加 2) 基礎疾患の重篤化 3) 入院期間の延長による医療費の増加

表 1-6 院内感染のおもな原因微生物

細菌	ブドウ球菌属(とくに MRSA),腸球菌属(とくに VRE),大腸菌,緑膿菌,セラチア-マルセッセンス,プロテウス属,セレウス菌,レジオネラ属,カンピロバクター属,アシネトバクター属(とくに MDRA),結核菌など
ウイルス	B・C 型肝炎ウイルス,ヒト免疫不全ウイルス,インフルエンザウイルスなど
真菌	カンジダ-アルビカンス,アスペルギルス属,クリプトコックス-ネオフォルマンス,ニューモシスチス-イロベチーなど

医師・看護師などの医療従事者は患者と直接接触したり,病原微生物を含んだ検査物を取り扱ったりしているため,たえず感染の危険にさらされているばかりでなく,感染の媒介者ともなりうる。

(1) **原因菌**:おもなものを表 1-6 に示した。
(2) **感染経路**:一般的な感染経路については次項で述べるが,院内感染の場合は特殊である。まず病院という環境であるために,感染がおこりやすい状態となっている。医師や看護師の手指・白衣などによる病原微生物の伝播のほか,患者の排泄物や検査物を取り扱う際の不注意による感染,病室内の塵埃や空調・換気を通しての感染,カテーテルや輸液による感染,医療器具・器材を介する感染など,さまざまな感染経路がある。

2 感染経路と病原微生物

病原微生物の侵入門戸　病原微生物が侵入する場所を侵入門戸という。侵入門戸はだいたい決まっており,決まった侵入経路だけからというものも多い。ふつう,傷のある皮膚や,呼吸器・消化管・泌尿器・生殖器の粘膜などが病原微生物の侵入口になる。

病原微生物のおもな感染経路　病原微生物の付着,侵入から感染までのひとつながりとなるルートを,**感染経路**とよぶ。感染経路は次のように分けられる(表 1-7)。

①**経口感染**　飲食物や飲料水を介して口から感染する。
②**経気道感染**　飛沫感染と空気感染(飛沫核感染)がある。いずれも,患者の咳・くしゃみの飛沫(直径 5 μm 以上の粒子)によって病原微生物が運ばれておこる感染である。飛沫感染は,百日咳菌・髄膜炎菌・ジフテリア菌・肺炎マイコプラズマ・インフルエンザウイルスなどによる感染である。

○ 表 1-7　病原微生物のおもな感染経路

感染経路	病原微生物
経口	赤痢菌，チフス菌，A 型肝炎ウイルス，E 型肝炎ウイルス
経気道	結核菌，百日咳菌，ジフテリア菌，インフルエンザウイルス，麻疹ウイルス
接触	梅毒トレポネーマ，淋菌，レプトスピラ，狂犬病ウイルス，C 型肝炎ウイルス，HIV
医療行為	HIV，B 型肝炎ウイルス，C 型肝炎ウイルス
昆虫媒介	デングウイルス，日本脳炎ウイルス，マラリア原虫，ペスト菌

　空気感染（飛沫核感染）は，飛沫より小さい**飛沫核**（5 μm 未満）が空気中を浮遊し，運ばれておこる感染で，結核菌・麻疹ウイルス・水痘-帯状疱疹ウイルスなどによる感染がある。

　③**接触感染**　手指を介しての感染（MRSA など）や性的接触による感染（梅毒トレポネーマ）がある。

　④**母児感染（母子感染）**　母体から子に病原微生物がうつる場合で，ヒト-ヒト間の**水平感染**に対して，**垂直感染**ともいう。経胎盤感染（梅毒トレポネーマ・トキソプラズマ・風疹ウイルスなど），経産道感染（淋菌・HIV など），母乳感染（HTLV-1 など）などに分けられる。

　⑤**医原性感染**　広く医療行為を介しての感染で，医療処置や医療器具，針刺しや輸血などが原因となる。血液を介して HIV・B 型肝炎ウイルス・C 型肝炎ウイルスなどが感染する。

　⑥**媒介昆虫による感染**　昆虫によって媒介される感染。カ（デングウイルスや日本脳炎ウイルス・マラリア原虫など），ノミ（ペスト菌など），シラミ（アタマジラミ症・ケジラミ症などのシラミ寄生症の病原体）などがあり，これらの媒介動物を**ベクター**とよぶ。

Column

食中毒

　食中毒は経口感染の代表格である。原因は，細菌・ウイルス・原虫・寄生虫・化学物質・自然毒（動物性自然毒・植物性自然毒）・アレルギー誘発物質に分類される。
　以前は食中毒の原因で最も多いのは細菌であったが，近年，寄生虫のアニサキスや，ノロウイルスによるものが多くなっている。
　細菌性食中毒は，**毒素型**と**感染型**に分けられる。毒素型食中毒は，食品中で増殖した細菌から産生・放出された毒素を食品とともに摂取することによって発症する食中毒で，黄色ブドウ球菌，セレウス菌（嘔吐型），ボツリヌス菌などによる食中毒がある。
　一方，感染型食中毒では，菌が食品中で毒素を産生することはほとんどなく，菌が食品や水とともに胃を通過して腸管にいたり，そこで産生された毒素や，菌の腸管組織内への侵入と障害作用によって発症する。病原大腸菌，腸炎ビブリオ，サルモネラ属，カンピロバクター属などによる食中毒がある（○ 149 ページ，表 2-2）。

3 感染の成立，発病と生体の反応

病原微生物が病気を引きおこすのは，病原微生物が，生体の免疫などによる感染防御機構を打ち破って体内に侵入，増殖し，あるいは各種の毒素を産生するようになった場合である。ここでは細菌を例に，どのような病原因子によって感染が成立するかをみてみよう（⇒ウイルスの感染については，172ページ「ウイルスの感染と増殖」を参照）。

細菌の病原因子　①**定着因子**　消化管や泌尿器では，侵入した病原微生物を消化液や尿で流し，排除する力がはたらくので，感染には感染局所に病原微生物が定着する必要がある。細菌では，菌体表面構造である線毛や表層の各種の構造物質が定着の役割を担う。

②**侵入性**　赤痢菌などは，生体の粘膜細胞内にもぐり込んでいく特殊な能力を備えている。また組織内に侵入後，白血球の貪食作用や殺菌作用などから逃れる機構をもっている。

③**増殖性**　病原微生物は定着・侵入した場所で，生体の排除作用に打ち勝って増殖する。チフス菌や結核菌，レジオネラ，マイコプラズマ，リケッチアなどはマクロファージなどの食細胞の中に入り込み，その食作用から逃れて増殖する。この能力をもつ細菌を**細胞内寄生性細菌**とよぶ。増殖のしかたには次の2つがある。

(1) 侵入した部位にとどまり，そこで増殖するもの：化膿をおこすブドウ球菌・レンサ球菌，赤痢菌，ジフテリア菌など。

(2) 侵入した付近のリンパ節で増え，さらにリンパ・血液・神経路などを経てほかの臓器に侵入し，病変をおこすもの：チフス菌・結核菌など。

④**毒素・酵素**　病原微生物は増殖するとともに，毒素や酵素を分泌して，まわりの組織に傷害を与えたり，白血球のはたらきを弱めたりして，病原微生物の感染に有利な環境をつくる。毒素には**内毒素**と**外毒素**がある。

生体の抵抗力　詳細は次項で説明するが，生体は病原微生物が体内に侵入しないように，皮膚表面や粘膜などの物理化学的な作用，さらには免疫機構によって防御している。また，いったん体内に侵入してきた病原微生物を，貪食などの作用によって細胞内に取り込んで排除したり，抗体をつくって無毒にしたりしている。

D 免疫

免疫は，病原微生物などが生体内に侵入したときに，これを異物として認識して生体外に排除し，感染防御を行うしくみ・はたらきである。免疫には**自然免疫**と**獲得免疫**があり，おおよそ次の3つの段階からなりたつ。

(1) 自然免疫による生体防御と獲得免疫への橋渡し。
(2) 獲得免疫のための免疫応答：異物の処理を担う細胞（リンパ球）の分化・増殖を促す過程。細胞は，大きくT細胞（Tリンパ球）とB細胞（Bリンパ球）に分けられる。
(3) 獲得免疫の免疫反応：T細胞・B細胞によって行われる異物の排除過程。

抗原　免疫系を刺激して免疫応答を引きおこす病原微生物などの異物を**抗原**という。抗原となる物質は，宿主とは異なる物質（非自己的物質）で，分子量が少なくとも１万以上の大きさでなければ抗原として認識されない。病原微生物やその毒素以外に，タンパク質や，タンパク質に結合した物質は抗原となる。抗原には免疫反応を誘導する性質（免疫原性）と，すでに生体内にある抗体または感作された細胞と特異的に反応する性質（反応原性）の２面がある。この両面を備えているものを**完全抗原**，免疫原性を欠くものを**不完全抗原**または**ハプテン**という。

それでは，具体的な免疫のしくみについてみてみよう。

1 自然免疫

自然免疫は，生まれながらに備わっている非特異的な感染に対する抵抗力で，最初にはたらく生体防御機構である。

その作用は，①皮膚や粘膜，常在細菌叢など，体表面をおおって病原微生物などの異物が生体内に侵入するのを防ぐバリアーと，②このバリアーをくぐり抜けた異物に対し，**樹状細胞**や，**好中球・マクロファージ**などの**食細胞**[1]，**補体**[2]，**ナチュラルキラー細胞（NK細胞）**などがかかわり，サイトカイン（炎症性サイトカイン）[3]を産生して炎症を引きおこし異物の排除を行うことである。

また，樹状細胞やマクロファージなどは，**抗原提示細胞**とよばれ，異物（抗原）を取り込んで分子量の小さな抗原ペプチドに処理したあと，その情報を獲得免疫にかかわるT細胞に伝達（抗原提示）し，獲得免疫へとつなぐ役割を果たしている。

2 獲得免疫

自然免疫では処理できなかった病原微生物などに対し，第二次防御として

---

1) 食細胞：生体内に侵入した病原微生物などの異物や，損傷した自己の細胞などを取り込み殺菌・消化（**貪食作用**）する細胞。
2) 補体：血清中に存在するタンパク質。細菌の細胞膜に穴を開けて破壊するほか，細菌の表面に結合して，食細胞が貪食しやすいようにする（オプソニン作用）など，免疫反応と深くかかわっている。
3) サイトカイン：免疫の成立過程で，各種の細胞から分泌され，免疫応答の細胞間の伝達を担う物質の総称。B細胞やT細胞の増殖・分化の促進や，炎症反応の増幅・持続（炎症性サイトカイン）などの機能がある。

はたらく特異的で強力な抵抗力が獲得免疫である。自然免疫の主役が皮膚などの上皮のバリアーと，食細胞や補体，サイトカインなどであるのに対して，獲得免疫の主役はリンパ球である。リンパ球には，骨髄にあるリンパ球系幹細胞から分化してできた胸腺由来の**T細胞**や骨髄由来の**B細胞**がある。

樹状細胞やマクロファージなどの抗原提示細胞により刺激を受けたT細胞は，分裂を開始し，増殖しながら分化して各種のリンパ球群を形成する。T細胞から分化し活性型リンパ球を経てできた**ヘルパーT細胞**は，T細胞やB細胞の増殖と分化を促すほか，マクロファージを刺激して活性型マクロファージにすることにより貪食作用を強める。また，増殖したT細胞は，**細胞傷害性T細胞（キラーT細胞）**へと分化し，異物を異常細胞ごと破壊する。

一方，B細胞は，ヘルパーT細胞の刺激を受けて分化し，**抗体産生細胞（形質細胞）**となり，抗体を産生する。このように，リンパ球群は免疫反応を促進するが，制御性T細胞はそれらの反応を抑制し，バランスを保っている。

抗体● 抗原に対抗するための成分を**抗体**という。抗体は，**免疫グロブリン（Ig**[1]**）**といわれる血清中のガンマ（γ）グロブリンに属するタンパク質である。この免疫グロブリンは，抗原に対し「鍵と鍵穴」のように**特異的**に反応し，その特異性はきわめて高い。これを**抗原抗体反応**という（たとえばAタンパク質に対する抗体は，Aタンパク質以外の抗原には反応しない）。このような抗原抗体反応の結果，**抗原抗体複合体**がつくられ，これによって抗原の無害化・無毒化がはかられる（このことを**中和**とよぶ）。

免疫グロブリンは，構造の違いによってIgM，IgG，IgA，IgE，IgDに分けられる。生体に抗原の刺激が加わると，一般に2〜3日以内にまずIgMが血液中に産生され，つづいて数日後にIgGが産生されて，これが徐々に増えていき，やがて血清中の抗体の大部分をIgGが占めるようになる（◯図1-5）。なお，IgGは胎盤を通過できるため，新生児は生後3〜6か月までは母親から移行したIgG抗体により感染を防御している。しかし，IgMなどの抗体は胎盤を通過することはできない。

抗体は通常，血清中に多く含まれているが，唾液・涙液・リンパ液・脳脊髄液・消化液・母乳などにも分布している。IgAは，粘液や乳汁などに分泌され，気道や消化管などの粘液面での感染防御のはたらきを担っている。IgEは，マスト細胞（肥満細胞）に結合してヒスタミンの放出を促すなど，即時型アレルギー（Ⅰ型アレルギー；◯「疾病のなりたち」27ページ）を引きおこす。IgDは，B細胞表面に存在して抗原受容体としてはたらき，B細胞の分化に関与している。

ある病原微生物に対して生体がどれくらいの免疫をもっているかは，抗原

1）Ig：immunoglobulin（免疫グロブリン）の略。

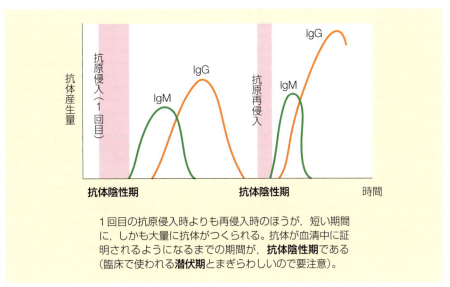

▶図 1-5　免疫グロブリン IgM・IgG の消長

と反応させてみて，その人のもっている抗体の種類と量を調べれば，おおよその見当をつけることができるため，この抗原抗体反応の特異性を治療や診断に利用することもある（◆114 ページ，「免疫血清検査」を参照）。

液性免疫と細胞性免疫　B 細胞が担う，抗原に対する抗体を中心とした免疫反応を**液性免疫**（**体液性免疫**）といい，ヘルパー T 細胞によって活性化されたマクロファージや細胞傷害性 T 細胞など，細胞が中心の免疫反応を**細胞性免疫**という。

以上のように，液性免疫と細胞性免疫ではそれぞれ特殊に分化したリンパ球が中心的な役割を担うが，2 つの免疫反応は相互に免疫のネットワークをつくって効果的に機能し合う（◆図 1-6）。

能動免疫と受動免疫　獲得免疫は**能動免疫**と**受動免疫**に分けられる。

①**能動免疫**　抗原を投与することによって引きおこされる免疫で，感染後の免疫や予防接種による免疫が該当する。

②**受動免疫**　母体から受ける抗体の獲得のほか，血清療法やガンマグロブリン療法による抗体の獲得などをいう。

病後免疫　また，同種の病原微生物の二度目以降の侵入に対しては，より迅速に，より強力に免疫が反応する。これは抗体が体内に残っているためで，このように一度目の感染後に得られる免疫を**病後免疫**という。抗体が体内に残る期間は，抗原の種類によって異なる。ウイルス感染では病後免疫ができる場合が多く，**終生免疫**となる場合もある。一方，ブドウ球菌感染症・肺炎・赤痢・淋疾などはほとんど病後免疫ができない。結核・梅毒は感染しているうちは免疫があるが，病後には落ちる。

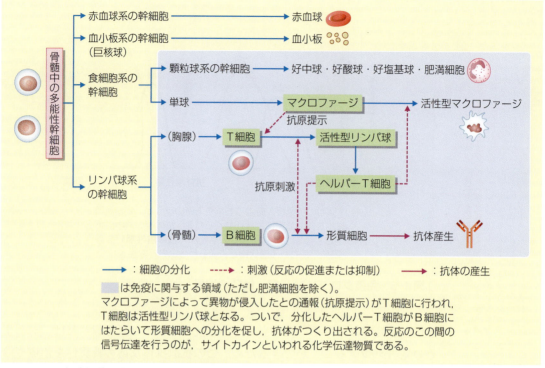

○ 図 1-6　血液細胞の分化と免疫担当細胞

3 予防接種・受動免疫療法

予防接種　微生物から得た抗原をヒト・動物に注入して，能動的に免疫を獲得させる方法が予防接種である。予防接種には，国が法律により接種をすすめる**定期接種**と，希望者に行う**任意接種**，臨時に行う臨時接種がある。法律による義務接種は，わが国にはない。定期接種の対象疾病にはA類疾病（おもに集団予防・重篤な疾患の予防に重点がおかれ，本人に努力義務・接種勧奨あり）と，B類疾病（おもに個人予防に重点がおかれ，努力義務・接種勧奨なし）がある。また，定期A類疾病予防接種には，Hib感染症・肺炎球菌感染症・B型肝炎・DPT-IPV（ジフテリア・百日咳・破傷風・ポリオ）・BCG（結核）・MR（麻疹・風疹）・水痘・日本脳炎・ヒトパピローマウイルス感染症（子宮頸がん予防），定期B類疾病予防接種にはインフルエンザ（65歳以上の者，60～65歳は決められた疾病の条件を満たす者）・肺炎球菌感染症がある。任意接種には，A型肝炎・ムンプス（流行性耳下腺炎）・ロタウイルス感染症・インフルエンザなどがある。新型コロナウイルス感染症に対する予防接種は，臨時接種（予防接種法第6条）として行われている。

ワクチン　予防接種に用いられる医薬品を**ワクチン**とよぶ。ワクチンは，抗原の最小限の免疫原性を維持しながら，さまざまな処理を行って抗原の病原性や毒性を少なくした成分である。現在実施されている予防接種は，○**表 1-8**と○

表 1-8 定期接種

区分	対象感染症	ワクチンの種類	対象者・接種期間	備考
A類疾病	ジフテリア(D) 百日咳(P) 破傷風(T) ポリオ (DPT-IPV 混合ワクチン)	トキソイド 成分ワクチン トキソイド 不活化ワクチン	1期：生後 3〜90 か月にいたるまで	
			2期：11〜13 歳未満	2期は DT 混合ワクチン
	麻疹(M) 風疹(R) (MR 混合ワクチン)	生ワクチン	1期：生後 12〜24 か月にいたるまで	
			2期：5〜7 歳未満で小学校就学前の1年間	
	日本脳炎	不活化ワクチン	1期：生後 6〜90 か月にいたるまで	
			2期：9〜13 歳未満	
	結核	BCG 生ワクチン	1歳にいたるまで	
	Hib 感染症 (インフルエンザ菌 b 型)	成分ワクチン	生後 2 か月〜5 歳にいたるまで	
	肺炎球菌感染症	成分ワクチン	生後 2 か月〜5 歳にいたるまで	
	HPV 感染症[1] (ヒトパピローマウイルス)	成分ワクチン	12 歳になる年度〜16 歳になる年度の女子	
	水痘	生ワクチン	生後 12〜36 か月にいたるまで	
	B型肝炎	成分ワクチン	2016 年 4 月 1 日以降に生まれた 0 歳児 3 回(1 回目生後 2 か月，2 回目生後 3 か月，3 回目生後 7〜8 か月)	
	ロタウイルス感染症	生ワクチン	1価ワクチン：生後 6〜24 週(2 回)	
			5価ワクチン：生後 6〜32 週(3 回)	
B類疾病	インフルエンザ	成分ワクチン	65 歳以上，60〜64 歳の慢性高度心・腎・呼吸器等不全者	重症化防止
	肺炎球菌感染症	成分ワクチン	65・70・75・80・85・90・95 歳，100 歳以上になる者，60〜64 歳の慢性高度心・腎・呼吸器等不全者	重症化防止

[1] 2013 年に積極的勧奨が中止されたが，2022 年に勧奨を再開した。
＊ほかに A 類疾病として痘瘡がある。定期接種は実施していないが，生物テロなどによりまん延の危険性が増大した場合に臨時の予防接種を実施する。

表 1-9 のとおりである。

①**生ワクチン（生菌ワクチン）** 抗原となる病原微生物の病原性を人工的に弱くしてあるが，病原微生物は生きている。ワクチン接種後，細胞性免疫や抗体産生がおこるため，持続性は長い。ただし，病原微生物が増殖するため，副作用に対する配慮が必要である。ウイルスに対するワクチンは生ワクチン，細菌に対しては生菌ワクチンともいう。

②**不活化ワクチン（死菌ワクチン）** ウイルスや細菌をホルマリンなどで殺したもので，抗体の産生しか誘導しないため，生ワクチン/生菌ワクチンに比べると効果は低く，持続性も短い。

③**成分ワクチン（コンポーネントワクチン）** 感染防御抗原のみを取り出し

表1-9 おもな任意接種

対象感染症	ワクチンの種類	おもな接種期間・対象者	回数	備考
ムンプス（流行性耳下腺炎）	生ワクチン	1歳以上	2回	
A型肝炎	不活化ワクチン	海外渡航者（とくに60歳以下）	3回	WHOは1歳以上を推奨
B型肝炎	成分ワクチン	血液に接触する可能性のある人	3回	
ロタウイルス感染症	生ワクチン	1価ワクチン：生後6〜24週	2回	
		5価ワクチン：生後6〜32週	3回	
狂犬病	不活化ワクチン	海外渡航者	3回	
黄熱	生ワクチン	海外渡航者	1回	
肺炎球菌感染症	成分ワクチン	脾臓摘出者	1回	
インフルエンザ	成分ワクチン	B類疾病対象者を除く全年齢	年1〜2回	
	生ワクチン			
破傷風	トキソイド	けがをする可能性の高い海外渡航者	1回	
侵襲性髄膜炎菌感染症	成分ワクチン	2〜55歳	1回	
ジフテリア	トキソイド	海外渡航者	1回	
帯状疱疹	生ワクチン	50歳以上	1回	
	不活化ワクチン		2回	
RSウイルス感染症	成分ワクチン	60歳以上	1回	

て作製したもので，不活化した毒素の一部や定着因子などが抗原となる（広義には不活化ワクチンに含まれることもある）。副作用をなくすためにつくられた。

④**トキソイド**　毒素をホルマリン処理して無毒化してあるが，抗原性は残したもの。ジフテリアトキソイド，破傷風トキソイドなどがある。

⑤**核酸ワクチン**　感染防御抗原をつくる遺伝子を接種することによって生体に抗原をつくらせ，それに対する抗体産生や細胞性免疫を誘導する。新型コロナウイルス感染症に対するワクチンとして，mRNAワクチンなどが実用化されている。

受動免疫療法　高度に免疫された血清やガンマグロブリン製剤を用いて，感染症の治療や予防をはかることを**受動免疫療法**という。抗毒素血清を用いる**血清療法**とガンマグロブリン製剤を用いる**ガンマグロブリン療法**がある。

抗毒素血清はトキソイドでウマを免疫して得たもので，ジフテリア・破傷風・ボツリヌス食中毒などの治療と予防に用いられている。ガンマグロブリン製剤は，血清から抗体を含む有効成分であるガンマグロブリン分画を精製したもので，A型肝炎・B型肝炎・狂犬病などの予防や治療に用いられる。

4 免疫血清検査

抗原抗体反応の特異性を利用してさまざまな生体情報が得られるので，診断に利用されている。

①**凝集反応**　細菌や赤血球のような細胞（**凝集原**）と抗体（**凝集素**）が反応して凝集塊をつくる現象をいう。細菌の血清型の決定や，チフス性疾患における**ウィダール反応**などの血中抗体価の測定に用いられる。

②**赤血球凝集抑制反応**　インフルエンザウイルス・ムンプスウイルスなどはニワトリの赤血球を凝集させる性質があるが，この赤血球に患者の血清（抗体）を加えると，凝集がおこらなくなる。そこで，ウイルスとニワトリの赤血球および患者血清を加えて，凝集がおこるか否かを調べることによって，これらのウイルス感染の有無を診断することができる。

③**細胞溶解反応**　細菌や赤血球が抗原のとき，対応する抗体と補体の共同作用によって，抗原となる細胞が溶解する現象をいう。

④**沈降反応**　タンパク質・多糖類・脂質などの可溶性抗原（沈降原）が，試験管内やゲル内で抗体（沈降素）と反応して，白濁・沈殿や沈殿物を形成する現象である。細菌の抗原分析，菌型の決定，毒素量・抗毒素量の測定などに応用されている。

⑤**補体結合反応**　抗原とこれに対応する抗体とをまぜたものに補体を加えると，補体が吸着されてしまう現象をいう。日本脳炎の血清反応，ウイルス感染症の診断などに広く応用されている。

⑥**中和反応**　毒素やウイルスと，これらに対応する抗体を反応させ，毒素を無毒にしたり，ウイルスの感染力を低下させることをいう。ジフテリア毒素に対するシックテスト，猩紅熱に対するディックテストなどがある。

⑦**標識した抗原や抗体による反応**　蛍光抗体法や酵素免疫測定法（ELISA，EIA）がある。

⑧**血液型の決定**　ABO血液型やRh血液型の決定も凝集反応による。

5 アレルギー（過敏症）

ある抗原で感作された生体に同じ抗原を再び与えると，正常時とは異なった，生体に好ましくない免疫反応がおこる。これを**アレルギー**または**過敏症**という。詳しくは「疾病のなりたち」を参照（→27ページ）。

E 感染症の予防

病原微生物の感染によっておこる病気は，伝播する速さや生体に与える障害の大きさ，感染経路などによってさまざまに分類される。感染症の予防は

→ 表 1-10　感染症の性格とおもな対応・措置

	性格	おもな対応・措置
一類感染症	感染力，罹患した場合の重篤性などに基づく総合的な観点からみた危険性がきわめて高い感染症	・原則入院 ・消毒などの対物措置 （例外的に，建物への措置，通行制限などの措置も適用対象）
二類感染症	感染力，罹患した場合の重篤性などに基づく総合的な観点からみた危険性が高い感染症	・状況に応じて入院 ・消毒などの対物措置
三類感染症	感染力，罹患した場合の重篤性などに基づく総合的な観点からみた危険性は高くないが，特定の職業への就業によって感染症の集団発生をおこしうる感染症	・消毒などの対物措置 ・特定職種への就業制限
四類感染症	動物・飲食物などの物件を介してヒトに感染し，国民の健康に影響を与えるおそれがある感染症（ヒトからヒトへの感染はほとんどない）	・媒介動物の輸入規制，消毒，物件の廃棄などの対物措置
五類感染症	国が感染症発生動向調査を行い，その結果などに基づいて必要な情報を一般国民や医療関係者に提供・公開していくことによって，発生・拡大を防止すべき感染症	・感染症発生状況の収集・分析とその結果の公開・提供
指定感染症	既知の感染症の中で上記一類〜三類に分類されない感染症において一類〜三類に準じた対応の必要が生じた感染症（政令で1年間に限定して指定。1年以内に限り延長することができる。）	・一類〜三類感染症に準じた入院対応や消毒などの対物措置
新型インフルエンザ等感染症	新たにヒトからヒトに伝染する能力をもったウイルスを病原体とするインフルエンザで，全国的かつ急速な蔓延により国民の生命および健康に重大な影響を与えるおそれがあるもの，および再興型インフルエンザ	・原則入院 ・消毒などの対物措置 （例外的に，建物への措置，通行制限などの措置も適用対象）
新感染症	ヒトからヒトに伝染するとみとめられる疾病であって，既知の感染症と症状などが明らかに異なり，その伝染力および罹患した場合の重篤度から判断した危険性がきわめて高い感染症	・一類感染症に準じた対応

（厚生労働省資料より作成）

社会的に重要な課題である。

1 感染症法

　1897（明治 30）年に制定された伝染病予防法は，現代における感染症を取り巻く状況の変化に応じて，その役割を終えた。かわって新たな法律「感染症の予防及び感染症の患者に対する医療に関する法律」（**感染症法**）が制定され，1999 年 4 月 1 日から施行された。その後，2007 年には結核予防法も廃止されて感染症法に統合された。

　感染症法では感染症は，感染力と，罹患した場合の重篤性，および緊急時における感染症対策の強化の必要性などに基づく総合的な観点から類型化されている。すなわち，一類〜五類感染症に類型され，さらに指定感染症，新型インフルエンザ等感染症，新感染症が加えられている（→表 1-10）。

　一類感染症（指定医療機関への原則入院）：エボラ出血熱，クリミア-コンゴ出血熱，痘瘡（天然痘），南米出血熱，ペスト，マールブルグ病，ラッサ熱
　二類感染症（状況に応じて指定医療機関への入院）：急性灰白髄炎，結核，ジフ

テリア，重症急性呼吸器症候群（病原体がSARSコロナウイルスであるものに限る），中東呼吸器症候群（病原体がMERSコロナウイルスであるものに限る），鳥インフルエンザ（H5N1），鳥インフルエンザ（H7N9）

三類感染症（特定職種への就業制限）：コレラ，細菌性赤痢，腸管出血性大腸菌感染症，腸チフス，パラチフス

四類感染症（媒介動物の輸入規制，消毒，物件の廃棄）：E型肝炎，A型肝炎，黄熱，Q熱，狂犬病，炭疽，鳥インフルエンザ（H5N1およびH7N9を除く），ボツリヌス症，マラリア，野兎病，その他政令で定めるもの

五類感染症（発生状況の情報収集，分析と情報公開）：インフルエンザ（鳥インフルエンザおよび新型インフルエンザ等感染症を除く），新型コロナウイルス感染症（病原体がコロナウイルスであるものに限る），ウイルス性肝炎（E型肝炎およびA型肝炎を除く），クリプトスポリジウム症，後天性免疫不全症候群，性器クラミジア感染症，梅毒，麻疹，メチシリン耐性黄色ブドウ球菌感染症，その他厚生労働省令で定めるもの

指定感染症：政令で1年間に限定して定められた感染症

新型インフルエンザ等感染症：新型インフルエンザ，再興型インフルエンザ

新感染症：強い伝染力をもち重篤な症状をおこす新たな感染症

2 感染症の予防

1 感染の予防

前述（●104ページ）したように，感染の成立は，宿主側と病原微生物側の力関係によって決まる。宿主は，よい健康状態を維持し，感染防御機能を高めることが重要であり，ワクチンの接種は有効な感染予防の1つである。

一方，病原微生物への対策としては，病原微生物が増殖するような環境・条件をできるだけ排除することが必要である。病原微生物に対する予防としては，病原微生物の**侵入門戸・感染経路の遮断**がきわめて重要である。たとえば，A型肝炎ウイルスは経口で感染するので，分布地域では生水・生ものは飲食しない，エイズの予防では性的な接触に対する厳格な注意，C型肝炎予防には医療現場での針刺し事故防止などがある。

感染症に対する対応・措置は，その種類や流行の状況によって異なるが，一般的には次のような対策があり，感染症法上の類型により決められている（●前ページ，表1-10）。

(1) 感染源の隔離または排除・撲滅

①海港または空港での検疫[1]，②患者・保菌者の隔離（入院）と治療，③病

---

[1] 検疫：海外から，わが国に常在していない病原微生物が旅行者や輸入食品を通じて運び込まれるのを防ぐために，航空機・船舶・人・貨物を調べることをいう。空港や海港には検疫所がおかれている。

毒に汚染された動物および食物などへの対策，④消毒の励行と下水処理
(2) 感染経路の遮断
①給水の消毒，②食品の検査・食品取り扱い業者の指導・監督，③節足動物・媒介体の排除・撲滅
(3) 個体および集団全体の免疫・抵抗力の増強
①ワクチンの接種と健康状態保持への注意，②消毒など衛生環境の整備

❷ 院内感染防止対策

院内感染の予防はきわめて重要であり，多くの医療施設では院内感染防止のための委員会が設置され，その対策にあたっている。院内感染防止対策として，次のような点が重要である（→ 院内感染の概要については，105 ページ）。

①**院内感染実態の把握** どのような病原微生物による感染が，どの程度まで広がっているかを，病院全体として正確に把握する。

②**予防・消毒の徹底** 病院など医療施設の全従事者に対して，感染予防に関する教育を行い，感染予防・消毒の励行を徹底させる。とくに手術室・ICU・人工透析室・新生児保育室などは，つねに微生物学的な監視を行って，必要に応じて消毒などの対策をとる。また，医療器具やリネン類を媒介とする感染防止にも注意をはらう。

③**特殊な患者への対応** 院内感染の原因（感染源）となるような患者がいる場合には，特定の病棟や病室など収容区域を定めて収容し，ほかの患者とは別にする。同時に，重症の易感染患者は無菌室に入れるなどの措置もとる。

④**薬剤耐性菌**（→126 ページ）**による感染の予防** 化学療法薬の使用期限，使用方法を考慮する。無秩序な化学療法薬の使用は避け，計画的に使用する。

⑤**医療従事者に対する細菌学的な定期検診** 病院など医療施設の従事者の健康状態を把握するために，定期的に検診を行って，問題となる感染がみられた場合は，職場の変更を考慮する。

院内感染をおこしやすい微生物には，黄色ブドウ球菌，緑膿菌，プロテウス属，セラチア属，セレウス菌，アシネトバクター属などがある。またメチシリン耐性黄色ブドウ球菌（MRSA）などの薬剤耐性菌も重要である。

❸ 標準予防策と感染経路別予防策

アメリカ CDC（疾病対策予防センター）は，1996 年に**標準予防策（スタンダードプリコーション）** を提唱し，あわせて**感染経路別予防策**も策定した。これらは，わが国でも感染予防の基本的な対応策としてすべての患者と医療スタッフに適用することができる。

標準予防策は，血液・体液（汗を除く）だけでなく，患者から採取されたあらゆる検体（痰・尿・便などの分泌物・排泄物や，病理組織などの生検材料），傷のある皮膚，粘膜は，その患者に感染症の診断が下されているかどうかに

かかわらず，あるいは考えられる感染症の種類にかかわらず，すべて感染の危険性のあるものとして対応する，というものである。

この考え方は，患者と接触のあった医療器具や衣類，分泌物・排泄物によって汚染された物品などにも適用される。また具体的な予防方法として，とくに**手指衛生**（**手洗い**や**手指消毒**など）を重視して詳細な手洗い方法を示し，また医療従事者における**個人防護用具**（ガウン・手袋・マスク・ゴーグル）の着用の方法なども具体的に示している。

感染経路別予防策は，感染症の種類に応じて標準予防策に上のせして実施する。院内感染に関連する経路としては，接触・飛沫・空気を介する感染があり，医療器具や検査材料の取り扱い，病室の空調や病院環境などに関して，細かく感染防止の方法が書かれている。その１つに，医療従事者による**針刺し**がある。針刺し事故防止のために，使用済みの針は**再キャップ**を行わずに専用容器に廃棄することを徹底する。

3 滅菌・消毒

看護を実践するにあたっては，消毒と滅菌の正確な方法を身につけておくことは重要である。病原微生物は生きているうちは確かに危険であるが，適切な滅菌・消毒処理を施せば，確実に死滅させることができるので，いたずらに恐れる必要はない。

1 滅菌と消毒

ヒトに病原性があるかどうかに関係なく，広く微生物を殺すはたらきを**殺菌**という。その作用の強さの程度から，**滅菌**と**消毒**とに区別する。

滅菌●　滅菌とは，病原・非病原を問わず，対象物内のすべての微生物（抵抗性の強い芽胞〔→132 ページ〕も含む）を殺すことをいう。

消毒●　消毒は，化学的あるいは物理的方法で病原微生物を殺し，感染の危険性をなくすことである。対象外の微生物や芽胞の一部は生存している場合もある。

なお，**除菌**は対象物から病原微生物を取り除くことであり，必ずしも死滅させるわけではない。濾過や表面に付着した病原微生物を洗い流すことなどが該当する。

2 滅菌と消毒の実際

1 熱による滅菌

微生物が熱で殺されるのは，そのおもな構成成分である菌体タンパク質が熱によって変性するからである。菌体タンパク質は，水分が多いほど低い温度で変化して固まる性質がある。そこで水分の多いものの中に存在する細菌のほうが，また**乾熱**よりも水蒸気を多く含んだ**湿熱**環境のほうが，能率よく滅菌される。

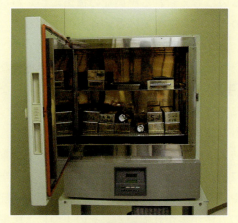
a. 乾熱滅菌器

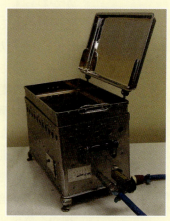
a. シンメルブッシュ消毒器

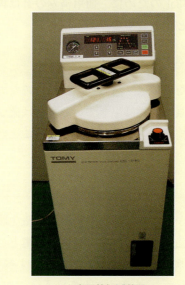
b. 高圧蒸気滅菌器

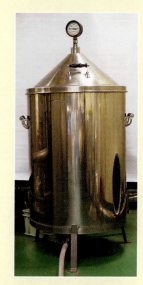
b. コッホ釜

○図 1-7　おもな滅菌器　　　　○図 1-8　おもな消毒器

焼却および火炎滅菌
● 火炎で加熱することによって微生物を殺滅する。焼却は、可燃性の医療廃棄物を処理する最も簡単で確実な方法である。火炎滅菌は、主としてガラス製品や金属製の物品など、火炎により破損しないものに用いられる。細菌検査では白金耳などをガスバーナーの炎の中で滅菌する。

乾熱滅菌
● ○図 1-7-a のような乾熱滅菌器を用い、加熱乾燥気体で加熱することにより微生物を殺滅する方法である。おもに試験管などのガラス製品などに適用される。160℃で 1 時間ないし 180℃で 30 分以上作用させる。

高圧蒸気滅菌
● 高圧蒸気滅菌器(オートクレーブ；○図 1-7-b)により 2 気圧, 121℃の湿熱で 15～30 分間作用させる。この方法で、芽胞も殺菌することができる。衣類・寝具・予防衣、汚染した衣料品・手術用器具およびガーゼ・培地など

○ 表 1-11 おもな消毒薬の対象物と適応微生物

対象物						効力	消毒薬	適応微生物										
手指	粘膜	医療器具		環境	排泄物			グラム(染色)		MRSA	緑膿菌	結核菌	細菌の芽胞	真菌	ウイルス		HIV	HBV
		金属	非金属					陽性菌	陰性菌						エンベロープ			
															有	無		
×	×	○	○	×	×	高	グルタルアルデヒド	○	○	○	○	○	○	○	○	○	○	○
×	×	×	○	○	○	中	次亜塩素酸ナトリウム	○	○	○	○	△	△	○	○	○	○	○
○	○	×	×	×	×		ポビドンヨード	○	○	○	○	○	×	○	○	○	○	×
○	×	○	△	○	×		消毒用エタノール	○	○	○	○	○	×	△	○	△	○	×
○	×	○	△	○	×		イソプロパノール	○	○	○	○	○	×	△	○	△	○	×
△	×	△	△	△	○		フェノール	○	○	○	○	○	×	○	×	×	×	×
△	×	△	△	△	○		クレゾール	○	○	○	○	○	×	○	×	×	×	×
○	○	○	○	○	×	低	ベンザルコニウム塩化物(逆性石けん)	○	△	○*	×	×	×	○	×	×	×	×
○	×	○	○	△	×		クロルヘキシジングルコン酸塩(ヒビテン)	○	△	○*	×	×	×	△	×	×	×	×
△	△	○	○	△	×		アルキルジアミノエチルグリシン塩酸塩(両性界面活性剤)	○	△	○*	△	×	×	△	×	×	×	×

○:適する △:場合により使用可能 ×:不適 ○:有効 △:十分な効果が得られないことがある ×:無効
*:耐性菌がある

の滅菌に使用される。

2 ガス滅菌

　エチレンオキシドガス（エチレンオキサイドガス）やホルムアルデヒドガスを用いて行う。耐熱性のない物品に用いられ，芽胞にも有効な方法である。エチレンオキシドガスは，ゴム・プラスチック製品に用いるが，発がん性・催奇性・爆発性がある。

3 放射線・紫外線による滅菌・消毒

放射線滅菌●　コバルト 60（^{60}Co）から出るガンマ（γ）線を利用した滅菌法である。滅菌するものの内部にまで透過する殺菌力があり，加熱を必要とせず，芽胞も死滅する。使い捨ての注射器・縫合糸・カテーテル・手術用ゴム手袋や輸血・輸液用のプラスチック製品などの滅菌に利用されている。

紫外線殺菌●　殺菌効果の強い波長（260 nm）の紫外線が利用される。**紫外線殺菌装置**が，手術室・細菌検査室などの殺菌に広く利用されている。

　紫外線で皮膚の障害や眼の炎症をおこすおそれがあるため，殺菌灯をつけたまま作業をしてはならない。また，紫外線が直接あたらない部分は殺菌されないので注意する。

4 濾過除菌

　試薬・血清など，加熱滅菌ができないものの場合に，メンブランフィルターという濾過膜による濾過装置が用いられる。ウイルスは除去できない。

5 消毒と消毒薬（○ 表 1-11）

　消毒には，湿熱（おもに煮沸）による方法と消毒薬による方法がある。

湿熱による消毒 ①**低温殺菌** 低温(60～70℃ で 30～60 分間)の加熱でも，多くの病原菌は殺菌される。この方法は，発見者のパスツールの名をとって，**パスツリゼーション**ともよばれる。

②**煮沸消毒** 沸騰水の中に物品を沈めて煮沸する方法である。100℃ で 5 分間煮沸すれば芽胞以外の細菌は死滅するので，消毒の目的はこれで十分に達成されるが，通常は**シンメルブッシュ消毒器**を使い(→120 ページ，図 1-8-a)，15～30 分間の煮沸を行う。

③**平圧蒸気消毒** 煮沸できないが 100℃ で消毒しようとする場合には，**コッホ釜**(→120 ページ，図 1-8-b)を用いる。1 時間加熱すれば，いちおう消毒の目的は達せられるが，たとえば特殊な糖を加えた培地など長時間の加熱では不適のものや，芽胞のある細菌の場合には別の方法を行う。

煮沸消毒や平圧蒸気消毒では芽胞を殺すことはできないが，間欠滅菌法を用いることで可能となる。間欠滅菌法は，100℃ で 15～30 分間加熱したのち，37℃ または室温に 24 時間放置して芽胞を発芽させたところで，さらに同様の操作を繰り返し滅菌するという方法である。

アルコール類 ①**エチルアルコール(エタノール)** 皮膚の消毒用には 75～80％ が至適濃度である。細菌・結核菌・リケッチアには有効であるが，細菌の芽胞には無効である。ウイルスには 80％ 水溶液が有効であるが，B 型肝炎ウイルスには効果がない。おもに手指・皮膚・医療器具の消毒に用いられる。

②**イソプロピルアルコール(イソプロパノール)** 消毒用としてエタノールのかわりに用いられる。50～70％ 水溶液は揮発性が少なく，手指・皮膚・注射器具・手術用器具の消毒に用いられる。

アルコール系消毒薬は，アルコールが蒸発して消毒効果が低下しやすい欠点がある。院内感染の原因にもなりやすいので，開封後は密封し，なるべく早く使いきることが重要である。

フェノールとその誘導体 ①**フェノール(石炭酸)** 古くから使用されてきたが，現在は消毒薬としては用いられない。各種の消毒薬の力価(効力)を比較する基準(フェノール係数)として使用される。

②**クレゾール石けん液** 殺菌力はフェノールより 2～3 倍強いが，クレゾール臭が強く，現在は用いられない。

③**クロルヘキシジングルコン酸塩(ヒビテン®)** 5％，20％ 溶液として市販されている。結核菌・B 型肝炎ウイルス・芽胞には無効で，手指・器具の消毒，外陰部・外性器の消毒，創傷の消毒に用いられる。手術前の手指の消毒や器具の緊急消毒には，0.5％ アルコール溶液(70％ アルコールで薄めて 0.5％ 溶液としたもの)がよく使われている。石けん・洗剤とは併用しない。金属を腐食させず，皮膚・粘膜の刺激性も少ない。

ハロゲンとその化合物 ①**塩素ガス** 水道水の消毒に使用されており，蛇口での遊離残留濃度は 0.1 mg/L(0.1 ppm)以上と決められている。

②次亜塩素酸ナトリウム　細菌・真菌・ウイルスに消毒効果がある。弱いながら，芽胞に対しても効果がある。毒性が強いので，人体には使わない。排泄物・血液などで汚染された器具の消毒に有効である。医療器具には 0.02〜0.05％，排泄物には 0.1〜1％ の濃度で使用される。B 型肝炎ウイルスには 1％ 濃度溶液が有効である。金属腐食性がある。

③ヨードチンキ　ヨウ素とヨウ化カリウムをエタノールに溶解させたもので，細菌・真菌・ウイルス・芽胞に有効である。皮膚には刺激性が強く，70％ エタノールで 2 倍に薄めた希ヨードチンキが皮膚・創傷面に使用される。

④複方ヨードグリセリン　ヨウ素・フェノール・グリセリンを混合したもので，咽頭の塗布に使用される。

⑤ポビドンヨード（イソジン®）　結核菌を含む細菌・真菌・ウイルスに有効である。皮膚刺激性が少ないので広く利用されてきた。手術部位，皮膚，外陰部などの消毒に用いる。

アルキル化剤●　①ホルムアルデヒド　ホルマリンはホルムアルデヒドの 37％ 水溶液で，その 0.5〜1.0％ の水溶液は，強い殺菌力を示す。細菌・ウイルス・糸状菌（カビ）および芽胞に殺菌効果がある。部屋を消毒する場合には，外界に通じる場所を目ばりして密閉し，7 時間でガス消毒ができる。発がん性や刺激臭が強く，人体には使用できない。

②グルタルアルデヒド（グルタラール）　消毒薬中，最も広範囲の微生物に有効である。強い殺菌作用があり，細菌・結核菌・真菌，常用の消毒薬では殺菌できない芽胞・B 型肝炎ウイルスにも有効である。毒性が強いので，人体には禁忌である。内視鏡などの医療器具の消毒（2％），あるいは体液の付着した器具の浸漬による消毒（0.5％・1 時間以上）に用いられる。

界面活性剤●　①陰性石けん　いわゆる普通石けんで，消毒効果は少ないが，十分に泡だててよく洗い流せば，大多数の細菌は除去することができる。

②陽性石けん（逆性石けん）　ベンザルコニウム塩化物が代表的で，手指の消毒には 0.05〜0.1％ 溶液が，器具の消毒には 0.1％ 溶液が用いられる。普通石けんと併用したり，有機物が存在したりすると，殺菌効果が消失する。結核菌・芽胞や B 型肝炎ウイルスには効果がない。擦式手洗い剤として，ベンザルコニウム塩化物 0.2％ などを含有する消毒用エタノール（ウエルパス®）なども，医療従事者や外来者の日常の手指消毒に用いられている。しかし，消毒効果の過信は禁物である。

③両性界面活性剤　陽イオンと陰イオンの両性を同一分子中に含む界面活性剤をいう。おもに結核菌の消毒に用いられている。

酸化剤●　①過酸化水素（オキシドール）　酸化によって殺菌作用を示す。過酸化水素の 1〜3％ 水溶液が創傷・口腔・咽頭などの消毒・洗浄に用いられる。

②過マンガン酸カリウム　0.02〜0.05％ 液がうがい薬として，また 0.1％ 液が尿道・腟などの洗浄液として用いられる。消毒効果は酸化による。

酸・アルカリ● 　①**ホウ酸**　濃度 2% 以下の液が洗眼または点眼のみに用いられる。
　②**サリチル酸**　外用薬として皮膚の消毒に用いる。抗真菌作用がある。
　③**強酸性電解水**　低濃度で高活性の次亜塩素酸水である。殺菌力は強く安全性も高いが，長期保存できないため有効塩素濃度のチェックが必要である。内視鏡洗浄消毒装置などに用いられている。
　④**過酢酸**　ほとんどすべての細菌，真菌，芽胞，ウイルスに対し，グルタルアルデヒドと同等かそれ以上の効果を示し，医療器具の滅菌・消毒に使われる。しかし，希釈した液は加水分解しやすく，1 回ごとの使用に限られ再使用はできない（シングルユース）。

4 医療器具・廃棄物の取り扱い

注射器・注射針・はさみ・ピンセットなどには，おもに煮沸消毒が用いられるが，単なる煮沸消毒は芽胞を殺すことができず，また B 型肝炎ウイルスにも十分な効果がない。肝炎・HIV 感染の予防のうえから，患者に使用後の医療器具の滅菌には高圧蒸気滅菌法（オートクレーブ法）を行う。

針刺しの防止● 　医療事故で最も多いのが，注射針での**針刺し**である。針刺しがおきるのは，注射器の使用後，再度キャップをかぶせるときなどである。原則的に再キャップはせず，備えつけの専用の廃棄容器にすみやかに捨てる。注射針の取り扱いには，各自が細心の注意をはらい，針刺しをおこさないようにしなければならない。

感染性廃棄物● 　**感染性廃棄物**とは，医療に関連して発生する廃棄物のうち，ヒトに感染のおそれがある病原体が含まれていたり，付着していたりする可能性がある廃棄物のことをいう。おもなものを以下にあげる。
（1）血液・血清・分泌物などの体液や血液製剤およびそれらが付着したもの
（2）検査に使用する目的で採取された試料
（3）注射針・アンプル・点滴セット・メスなど鋭利なもの：これらは血液などが付着していなくても感染性廃棄物と同等の取り扱いになる。

廃棄の方法● 　病院では感染性廃棄物が，ほかの非感染性廃棄物とともに大量に出てくるので，まず「感染性のもの」と「非感染性のもの」とに分別し，さらに鋭利で危険なものと，ガーゼ・紙類などに分別して廃棄する。
　医療の現場では，使い捨て（ディスポーザブル）の医療器具が使用されることが多い。とくに注射針は患者の血液・体液が付着しているので，取り扱いには細心の注意を要する。使用後，針はキャップをせず，備えつけの専用の廃棄容器にすみやかに捨てる。

5 バイオハザードとその予防

病原微生物がヒトおよび動物に与える危険もしくは危害を，**バイオハザード**という。病原微生物以外の毒素による中毒，菌体成分によるアレルギーも

含められる。

　それに対して微生物をその危険度から分類し，それに基づく危険防止の対策がとられている。微生物による危険を避ける方策を，**バイオセーフティー**という。これには物理的に封じ込める方法として，実験区域の制限とそこへの出入者の規制，実験空間と実験の隔離，危険な空気の外部への漏出の厳禁など，特別な対策がとられている。また，一類・二類感染症の場合の原則入院（強制入院）や指定医療機関への入院措置なども，その一例である。そのほか微生物の滅菌や，実験者への予防接種などの健康管理面の予防も厳守されなければならない。

F 病原微生物と化学療法

　化学療法とは，化学物質（化学療法薬）を用いて感染症を治療する方法の総称である。

1 化学療法薬の種類と作用

種類●　化学療法薬は，広く病原微生物を対象として用いられ，感染症の治療に効果が期待される薬物の総称である。それぞれの病原微生物ごとに作用機序が異なり，細菌に対する**抗細菌薬（抗菌薬）**（●表1-12）をはじめとして，ウイルス，真菌，原虫に対してそれぞれ用いられる**抗ウイルス薬**，**抗真菌薬**，**抗原虫薬**に分けられる。**抗がん薬（抗悪性腫瘍薬）**も化学療法薬に含まれる。

　抗生物質は，細菌と真菌に対する化学療法薬のうち，微生物によって産生される物質なのでこのようによばれてきたが，近年は化学的に合成されるものも多いため，抗菌薬（抗菌物質）という語が用いられる。なお，抗菌薬はウイルスには無効である。また，結核菌は一般的な抗菌薬に対して抵抗性が強く，とくに**抗結核薬**が用いられる。

● 表 1-12　おもな抗菌薬の分類と作用機序

分類	作用機序	分類	作用機序
β-ラクタム系 　ペニシリン系 　セフェム系 　カルバペネム系	細胞壁合成阻害	**マクロライド系** 　エリスロマイシン	タンパク質合成阻害
		クロラムフェニコール系 　クロラムフェニコール	タンパク質合成阻害
アミノグリコシド系 　ゲンタマイシン硫酸塩 　カナマイシン一硫酸塩	タンパク質合成阻害	**バンコマイシン系** 　バンコマイシン塩酸塩	細胞壁合成阻害
テトラサイクリン系 　テトラサイクリン塩酸塩	タンパク質合成阻害	**キノロン系**	DNA合成阻害

作用機序 細菌は細胞壁(◯132ページ,図2-2)によって外界から内部をまもり,細胞の形を維持している。抗菌薬は,細菌の細胞壁合成やタンパク質合成,核酸合成などを阻害して**殺菌作用**を発揮する。抗菌薬の代表格である**ペニシリン**は,細胞壁の構成成分である**ペプチドグリカン**をつくるのを妨げ,細菌を死滅させる。セフェム系抗菌薬やカルバペネム系抗菌薬,ホスホマイシンなども同様の作用をもっている。一方,細菌の発育・増殖を抑える**静菌作用**をもつ抗菌薬も多い。

ストレプトマイシン・カナマイシン・クロラムフェニコール・エリスロマイシン・テトラサイクリン塩酸塩などの抗菌薬は,細菌の中のリボソームのタンパク質合成能をなくすようにはたらいて,結果的に殺菌すると考えられている。抗生物質ではないが,キノロン系の抗菌薬やリファンピシンは細菌の核DNAに作用し,核の分裂を阻害して菌を死滅させる。

一方,抗ウイルス薬は,DNAの合成を阻害したり,タンパク質分解酵素(プロテアーゼ)を阻害するなど,ウイルス増殖の特定の過程を阻害して効果をあらわす。そのほか,**インターフェロン**(動物細胞がつくる糖タンパク質)が用いられている。

2 菌交代現象

化学療法薬で治療した場合,上気道・腸管その他の部位で,その薬剤に**感受性**のある細菌は発育が抑えられて減少するが,その薬剤に対して耐性の常在細菌が,ほかの菌が減少したためにむしろ増えることがある。

このように,主として薬剤の使用によって,ある病巣あるいは臓器の細菌群のバランスがくずれ,別の細菌群がかわって増殖することを**菌交代現象**とよび,そのために臨床的にわるい状態をあらわす場合を**菌交代症**という。化学療法を行うときには,この点に十分に留意することが大切である。

3 薬剤耐性菌

化学療法薬の投与を続けた結果,細菌がある薬剤に対して感受性を示さなくなることがある。そのような細菌の性質を**耐性**,耐性を獲得した細菌を**薬剤耐性菌**(**耐性菌**)とよぶ。

耐性は,たとえば大腸菌がペニシリンの発見当時からもともともっていた性質である**自然耐性**と,ペニシリンの相つぐ使用で耐性をもつようになった,ブドウ球菌に代表される**獲得耐性**に分けられる。ここでは獲得耐性を取り上げる。

薬剤の使用によって耐性化しやすい細菌には,ブドウ球菌属・赤痢菌・結核菌などがある。現在問題となっている薬剤耐性菌には,メチシリン耐性黄色ブドウ球菌(MRSA),バンコマイシン耐性腸球菌(VRE),多剤耐性緑膿菌(MDRP),基質拡張型β-ラクタマーゼ産生菌(ESBL),多剤耐性結核菌

(MDRTB)，多剤耐性アシネトバクター(MDRA)，カルバペネム耐性腸内細菌目細菌(CRE)などがある。

薬剤耐性の おこり方　耐性獲得のメカニズムについては，突然変異による場合と，細菌に特徴的な遺伝的なしくみによる場合とがある。耐性化には，細菌が薬剤のはたらきを不活化する酵素を出してその薬剤を無効にする場合や，薬剤に拮抗するタンパク質に変化して耐性化する場合，細胞への薬剤の透過性がかわったり，微生物の代謝経路が変化したりして耐性化する場合などがある。

①**突然変異**　細菌が突然変異などによって遺伝的な変化をおこして，化学療法薬に対する耐性を生じ，これが遺伝子によって細菌の子孫に垂直伝播されると考えられる場合である。

②**耐性遺伝子**　大腸菌・赤痢菌・サルモネラ属などでは，耐性菌と感受性菌を同じブイヨンの中で培養すると，感受性菌が耐性菌にかわってしまう。これは，耐性菌の耐性遺伝子が感受性菌に移った結果おきる現象である。このように，耐性を細菌から細菌に伝播する遺伝子を**R因子**[1]という。

交差耐性・多剤耐性　ある薬剤に耐性の細菌が，化学構造が似ている未接触のほかの薬剤にも耐性を示す場合を**交差耐性**という。また，ブドウ球菌属や赤痢菌などの場合には多くの薬剤に同時に耐性になることが多く，これを**多剤耐性**という。

4 薬剤感受性の検査

ある薬剤がその病原微生物に対してあらわすきき目を，**感受性**という。感染症の治療にあたって，用いる化学療法薬を決めるために，薬剤に対する起因菌の感受性を測定する必要がある。耐性菌による治療上の問題が生じている現在，この意味合いは重要である。

起因菌の薬剤に対する感受性を調べる検査を**薬剤感受性試験（検査）**といい，次の方法がある。

希釈法　薬剤を倍々と段階的に希釈していき，被検菌の発育の有無を観察する方法である。最も低い濃度（高い希釈倍率）で効果を示した場合を，その薬剤の**最小発育阻止濃度（MIC）**とする。

拡散法（感受性 ディスク法）　検査材料から純培養した細菌を使って，薬剤に対する感受性を調べる方法である。寒天平板培地上に細菌を一面に塗っておき，その上に薬剤をしみ込ませた濾紙（ディスク）を置いてから一定時間培養し，増殖の様子から細菌の感受性を調べる方法である。

直接法　一定量の薬剤を加えた寒天平板培地に検査材料を接種して培養し，発育する集落数を判定する方法である。培養に長時間を要する結核菌の場合に用いられる。

---

1) R因子：Rはresistanceの略。R因子は**Rプラスミド**ともよばれる。**プラスミド**は細胞の核様体（染色体）の外の細胞質にあって，細菌間の遺伝形質の伝達に関与する特殊な遺伝子である。世代間でも遺伝する。

まとめ

- 病原微生物(病原体)が生体内に侵入して増えることを感染といい，被感染者(宿主)に病的な状態があらわれた場合を発病とよぶ。
- 感染は病原微生物が侵入してくる感染経路によって，経口感染，経気道感染，接触感染，母児感染，医原性感染，媒介昆虫による感染に分けられる。経気道感染はさらに飛沫感染と飛沫核感染(空気感染)に分けられる。
- 免疫とは，病原微生物が体内に侵入してきたときに，これを異物とみとめて体外に排除して，感染防御を担うしくみ・はたらきのことである。
- 抗原物質を体内に投与して能動的に抗体をつくらせ，免疫を獲得する方法を予防接種という。ワクチンの種類には，生ワクチン(生菌ワクチン)，不活化ワクチン(死菌ワクチン)，成分ワクチン，トキソイド，核酸ワクチンがある。
- 感染症法では重要な感染症を一類から五類に分けて，それぞれへの対応を規定している。
- 化学療法は化学物質(化学療法薬)による治療法の総称である。病原体によって，抗菌薬，抗ウイルス薬，抗真菌薬，抗原虫薬に分けられる。
- 殺菌は滅菌と消毒に分けられる。滅菌は対象内の微生物(芽胞も含めて)をすべて殺すこと，消毒は感染性のない程度まで対象物の微生物を殺すことである。

復習問題

❶ 次の文章の空欄を埋めなさい。

- 病原微生物に感染したのち，症状を示す場合を(①　　　)性感染，明らかな症状がない場合を(②　　　)性感染という。
- 健康な人には通常感染しない微生物や常在細菌などが，抵抗力の低下した人(易感染者)におこす感染を(③　　　)感染という。
- B細胞が担う抗体を中心とした免疫反応を(④　　　)性免疫という。
- ヘルパーT細胞によって活性化されたマクロファージや細胞障害性T細胞を中心とした免疫反応を(⑤　　　)性免疫という。
- コレラ，細菌性赤痢，腸管出血性大腸菌感染症などは感染症法の定める(⑥　　　)類感染症である。
- エボラ出血熱，ペスト，ラッサ熱などは感染症法の定める(⑦　　　)類感染症である。
- MRSAやVREなどに代表される，薬剤に対して抵抗性をもつにいたった細菌を薬剤(⑧　　　)菌という。

❷ 次の問いに答えなさい。

①好中球やマクロファージなどの食細胞が，生体内に侵入した病原微生物や損傷した自己の細胞などを取り込み，殺菌・消化する作用をなんというか。
答(　　　　　)

②湿潤条件下で加圧することで高温(2気圧，121℃など)が得られ，芽胞を死滅させることができる機器をなんというか。
答(　　　　　)

③おもに薬剤の使用によって，生体内の細菌群のバランスがくずれ，別の細菌群がかわって増殖する現象をなんというか。
答(　　　　　)

❸ 左右を正しく組み合わせなさい。
①経口感染・　　・Ⓐ麻疹ウイルス
②飛沫感染・　　・Ⓑ梅毒トレポネーマ
③空気感染・　　・Ⓒジフテリア菌
④接触感染・　　・ⒹA型肝炎ウイルス

❹ 左右を正しく組み合わせなさい。
①ポリオワクチン・　　・Ⓐ生ワクチン
②破傷風ワクチン・　　・Ⓑ不活化ワクチン
③BCGワクチン・　　　・Ⓒ成分ワクチン
④百日咳ワクチン・　　・Ⓓトキソイド

❺ 〔　〕内の正しい語に丸をつけなさい。
①ウイルスは人工培地で培養〔 できる・できない 〕。
②獲得免疫のうち，感染後の免疫や予防接種による免疫を〔 能動・受動 〕免疫という。
③パスツリゼーションとは〔 低温殺菌・乾熱滅菌・ガス滅菌 〕のことをさす。
④〔 グルタラール・次亜塩素酸ナトリウム・イソプロパノール 〕は手指消毒に用いられる。

第2章 細菌

　細菌は形状・染色性，染色体 DNA や rRNA の解析などによってさまざまな種類に分けられるが，そのほか条件に応じた発育性によっても分類される。ウイルスに近い性質をもったクラミジアやリケッチア，細胞壁（ペプチドグリカン層）をもたないマイコプラズマも細菌の仲間である。この章では，細菌の一般的な構造とその機能，発育性・病原性などの特徴を学んだあと，各種の細菌について形態・病原性や感染時の治療などについて詳しく学ぶ。

A 細菌の種類と特徴

1 細菌の分類

　細菌は，その形状・染色性や，酸素の要求性などによって分類される。
　①**形状による分類**　**球菌・桿菌・らせん菌**に分類される（→次ページ，「細菌の形」を参照）。球菌はさらに菌の配列の形から，**ブドウ球菌**，**レンサ（連鎖）球菌**，**双球菌**などに分けられる。
　②**染色性による分類**　細菌はふつう，いろいろな色素で染色されて，光学顕微鏡で観察されるが，色素と染色法を選ぶことによって，菌の種類を区別することができる。染色には**グラム染色法**，**抗酸性（抗酸菌）染色法**などがあるが，とくにグラム染色法は重要で，すべての細菌は**グラム陽性菌**と**グラム陰性菌**に大別することができる（→135 ページ，「染色法」を参照）。
　③**酸素の要求性による分類**　エネルギー産生に酸素を必要とする**好気性菌**と，必要としない**嫌気性菌**に分類される（→133 ページ，「酸素の要求性」を参照）。

2 細菌の一般的性状と検査法

　細菌の基本的な性状・特徴を知るとともに，発育性や染色性について理解しておきたい。患者の症状だけからは細菌感染症であるかどうか，また，どの細菌の感染症であるかを特定することはむずかしく，細菌の検査を行って，病原菌の存在を証明し，あるいは菌名を特定（同定）することによって診断を確定することができる。

1 細菌の一般的性状

1 細菌の大きさ

細菌の大きさは μm(マイクロメートル)という単位であらわされる。1 μm は 1/1,000 mm である。ウイルスは細菌よりも小さく，ウイルスの大きさを示す単位は nm(ナノメートル)である。両単位の関係は，次のようになる。

$1\ \mu m = 1/1{,}000\ mm = 10^{-3}\ mm$

$1\ nm = 1/1{,}000\ \mu m = 10^{-6}\ mm$

細菌の大きさは，球状のものは直径 1 μm 程度，桿状のものでは長径 2〜4 μm，短径 1〜2 μm 程度のものが多い。

2 細菌の形

顕微鏡で見る細菌の形は次のとおりである(→図 2-1)。

球菌　①単球菌　②双球菌　③レンサ球菌　④ブドウ球菌　⑤四連球菌　⑥八連球菌

桿菌　チフス菌のように棒状でその両端が丸みのあるものや，炭疽菌のように竹の節のような角ばったもの，その中間型のものなどがある。長さ・幅もいろいろで，細長いものから球菌に近いものまである。コレラ菌のようにコンマ状のものもある。

らせん菌　コイル状の菌体をもつ。短くてねじれが少ないカンピロバクターや，細長いらせん状のスピロヘータなどがある。

3 細菌の構造

細菌は原核生物[1]である。細菌の外側は，**ペプチドグリカン**という特有の成分をもつ**細胞壁**でおおわれており，その内側には**細胞膜**，**細胞質**がある。そして細胞質の中には**核様体**がある。これが細菌の基本構造であるが，さらに周辺に**莢膜・鞭毛・線毛**などの付属器官をもつものや，発育環上で細胞質内に**芽胞**(→次ページ)を形成するものがある(→図 2-2)。

細胞壁　細胞壁は菌体の外側をおおう強固な膜で，それぞれの細菌に一定の形を与え，また自分の浸透圧に耐え，菌体内部を外部からまもっている。細胞壁の強さが，その細菌の抵抗力を左右する。

細胞膜　細胞壁の内部にあって，細胞質を包み込んでいる。この膜を介して栄養素を取り入れ，老廃物を排泄している。

細胞質　細胞質内には，DNA からなる核様体(核膜がないためにこうよばれる)やリボソームなどが存在する。リボソームは RNA とタンパク質からなる顆粒で，タンパク質合成の場となる。

核様体　核膜をもたないので通常の染色では見えないが，遺伝情報を担う染色体と

---

[1] 原核生物：細菌は代謝系を細胞内にもち，1 つの細胞からなる生物(単細胞生物)であるが，核膜がなく(核様体)，細胞小器官もほかの生物の細胞よりも単純で，**原核生物**といわれる。それに対して真菌・原虫をはじめ，多くの生物は**真核生物**といわれる。

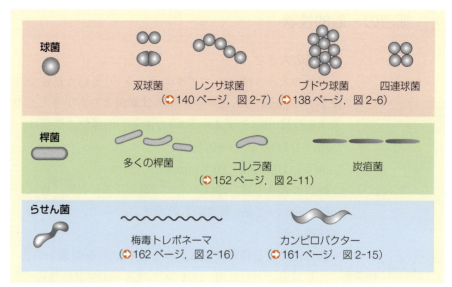

◯図 2-1　細菌の形

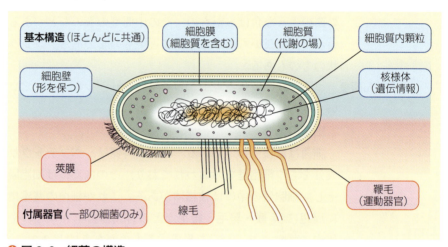

◯図 2-2　細菌の構造

して細胞質内にある。

莢膜●　細胞壁の外側にある膜様の構造で，細菌の病原性や抵抗性に関係している。

鞭毛●　多くの細菌は，鞭毛によってそれぞれ固有の運動を行う。鞭毛が菌体から出ている位置と数によって，◯図 2-3 のように分けられている。

線毛●　鞭毛よりも細く短い線維状構造物で，細菌どうしの接合や，細胞へ付着して感染を成立させるのに関与している。

芽胞●　炭疽菌・破傷風菌などは，生活環境がわるくなったときに，菌体の内部に**芽胞**といわれる球形の構造物をつくる（◯図 2-4）。芽胞は細菌の生活が休止している状態のようなもので，生きている期間が長く，加熱や消毒薬に対しても非常に抵抗力が強い。環境がよくなると芽胞が発芽して通常の栄養型

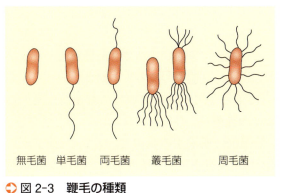

図2-3 鞭毛の種類

無毛菌　単毛菌　両毛菌　叢毛菌　周毛菌

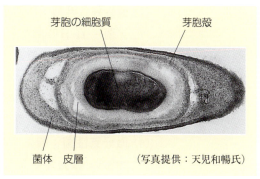

芽胞の細胞質　芽胞殻
菌体　皮層　　　（写真提供：天児和暢氏）

図2-4　芽胞

(増殖型)になり，熱や消毒薬に弱くなる。

4 細菌の化学的組成

　細菌は菌体中に80%程度の水分を含んでいる。その他のおもな菌体成分は，タンパク質・糖質・脂質である。

　菌体タンパク質の約20%は核タンパク質で，この中の核酸にはRNA（リボ核酸）とDNA（デオキシリボ核酸）の2種類がある。RNAは細胞質の中にあり，物質代謝と関係が深い。DNAは核様体の中にあって遺伝に関係し，細菌の分裂・増殖・変異などに関与している。

5 細菌の発育

発育条件●　細菌の発育には，次のようないろいろな条件が必要である。

　①**湿度**　細菌が必要とする栄養素は，すべて水にとけてから吸収されるので，水分がないと細菌は発育や増殖ができない。細菌を乾燥状態におくと，芽胞を形成するものは例外として，多くの菌は死滅する。

　②**温度**　細菌には，それぞれの発育に最も都合のよい**至適温度**がある。細菌の培養などに用いる孵卵器（インキュベーター）はふつう，人間の正常な体温とほぼ同じ37℃に調節されている。

　③**栄養**　細菌には，みずから栄養素を合成することができる**自家栄養菌**（**独立栄養菌**）と，ほかの生物から栄養素を取り入れなければならない**従属栄養菌**がある。従属栄養菌のエネルギー源となるのは，主としてグルコース（ブドウ糖）などの有機化合物である。ヒトに感染する病原細菌はすべて従属栄養菌である。

　細菌は，糖質・脂質・タンパク質のほかに，リン・カリウム・カルシウム・ナトリウムなどの無機塩類や，ビタミン類を必要とするものが多い。

　④**pH**　細菌はpH5〜8.5で発育するが，すべての細菌にはそれぞれ発育・生存に最も適したpH（**至適pH**）がある。コレラ菌はアルカリ性を好む。

酸素の要求性●　発育あるいは増殖に酸素を必要とするか否かによって，細菌は次のような種類に分けられる。

(1) **偏性好気性菌**：酸素がなければ生息できない細菌で，結核菌・ジフテリア菌・百日咳菌などがある。
(2) **偏性嫌気性菌**：酸素があっては生育できない細菌で，破傷風菌・ボツリヌス菌・ウェルシュ菌などがある。芽胞をつくるものが多い。
(3) **通性嫌気性菌**：酸素があってもなくても生きていける細菌で，腸内細菌・ブドウ球菌属など，多くの細菌がこれに含まれる。
(4) **微好気性菌**：酸素を微量（5〜10％）要求する細菌で，大気中（酸素濃度20％）では発育できず，また嫌気条件下でも生育できない。カンピロバクターなど。

好気性菌はエネルギー（ATP）の産生をおもに酸素呼吸に依存し，嫌気性菌は発酵と嫌気的呼吸によっている。

世代時間　細菌は**二分裂**（細胞分裂）を繰り返して増えていく。細菌が1回の分裂に要する時間は菌種によって一定していて，**世代時間**とよばれる。大腸菌など多くの細菌は20〜30分間であるが，結核菌のような発育の遅いものでは十数時間かかる場合がある。

6 細菌の物質代謝と増殖

物質代謝　細菌は，外部から栄養素をさまざまなかたちで取り込み，菌体内でこれらを化学的に変換してエネルギー源としたり，高分子の細胞構成成分を合成したりする。

増殖　前述したように，細菌は二分裂，すなわち，もとの1個の細胞が2つの同じ娘細胞に分かれる形式で増殖していく。適当な温度条件・栄養条件のもと，培地で細菌を一定時間放置すると，細菌は増殖する。これを**培養**とよぶ。

細菌を固形培地上で培養すると，増殖を重ねて多数の子孫の菌のかたまりとなって，肉眼でも見られるようになる。この細菌の集まりを**コロニー（集落）**という。コロニー内の細菌はすべて同一の遺伝子をもつ細胞で，**クローン**とよばれる。

7 細菌の遺伝と変異

細菌の遺伝子は，核様体上のDNAにある。その遺伝形質は子孫に安定して伝えられていく。一方，核様体以外に，細胞質内に環状構造をした**プラスミド**とよばれる小さなDNA遺伝子があって，耐性獲得と細胞間での遺伝情報の伝達（**接合伝達**）に重要な役割を担っている。代々同じ遺伝子が複製されていくが，ときに遺伝子が変化をおこすことがある。変化のおこり方として，DNAの点変異・欠失・挿入などの突然変異，接合伝達やバクテリオファージによる形質導入などがある。

抗菌薬の多用によって耐性株が出現するのは，突然変異のほか，接合伝達やバクテリオファージによる形質導入で，R因子が菌から菌へ伝達されることなどによる（⇒薬剤耐性のおこり方については，126ページ）。

❷ 細菌の検査法

　細菌を顕微鏡で見る(鏡検)ときは，そのままでは見にくいので，いろいろな色素で染色し，細菌の形や構造の特色が出るように工夫されている。

■ 染色法
❶ 普通染色法
単染色●　細菌をスライドガラスに塗抹・乾燥し，細菌がスライドガラスからはがれないように火炎で固定する。その後，レフレルのメチレンブルーなどの染色液で染色する。水洗・乾燥処理をしてから顕微鏡で観察する。

グラム染色●　塗抹・乾燥・固定後に染色液A(フェノールゲンチアナバイオレット液など)で染色し，ついでルゴール液(ヨウ素・ヨウ化カリウム液)で処理する。さらにエタノールで脱色後，染色液B(サフラニン液など)で染色する。水洗・乾燥後，顕微鏡で観察する。細菌は，エタノールによって脱色されず，フェノールゲンチアナバイオレット液をそのまま保持して**濃紫色**に染色される**グラム陽性菌**と，エタノールで脱色されて，サフラニン液で**濃紅色**に染められる**グラム陰性菌**に大別される(⮕表2-1)。グラム染色性は，細菌の分類・同定に重要な性質である。

❷ 特殊染色法およびその他の染色法
　結核菌の抗酸性染色法として**チール-ネールゼン染色法**，ジフテリア菌の異染小体染色法として**ナイセル染色法**がある。その他の染色法としては，鞭毛染色法・莢膜染色法・芽胞染色法などがある。

❸ 無染色
　染色をしないで，直接，菌体を観察するものである。細菌の運動性や芽胞は，無染色のまま位相差顕微鏡という特殊な顕微鏡で観察する。

■ 顕微鏡による検査法(鏡検法)
　光学顕微鏡の原理は，見ようとする物体に接している対物レンズで拡大し

⮕ 表2-1　グラム陽性菌と陰性菌

	グラム陽性菌	グラム陰性菌
球菌	大多数の球菌：ブドウ球菌属，レンサ球菌属，肺炎球菌，腸球菌属など	一部の球菌：淋菌，髄膜炎菌など
桿菌	芽胞を形成するすべての桿菌：炭疽菌，セレウス菌，破傷風菌，ボツリヌス菌，ウェルシュ菌など	芽胞を形成しない大多数の桿菌：大腸菌，赤痢菌，サルモネラ属，クレブシエラ属，コレラ菌，腸炎ビブリオ，緑膿菌，レジオネラ属，百日咳菌，野兎病菌，インフルエンザ菌など
桿菌	芽胞を形成しない一部の桿菌：乳酸菌，ジフテリア菌，結核菌など	
その他	真菌	スピロヘータ，マイコプラズマ

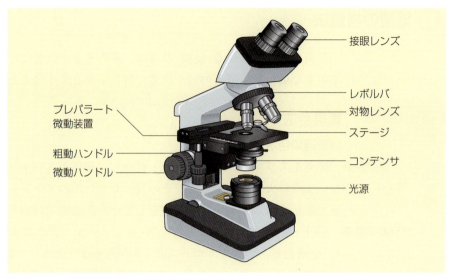

○ 図 2-5　光学顕微鏡

た像を，接眼レンズでさらに拡大して見るものである（○図 2-5）。顕微鏡の倍率は，対物レンズの倍率と接眼レンズの倍率をかけ合わせたものである。細菌を見るためには，対物レンズが 100 倍，接眼レンズが 10 倍のものを使用する。このとき，顕微鏡の倍率としては 1,000 倍となる。

　このほか，暗視野顕微鏡，位相差顕微鏡，蛍光顕微鏡，電子顕微鏡（走査型・透過型）などがあり，目的によって使い分けられる。

■細菌の同定

細菌同定の手順●　細菌の同定には**分離培養**が行われる。分離培養とは，原因菌として疑われる細菌を，**培養**によって取り出す方法である。

　それぞれの細菌に合わせた**培地**を用い，条件を整えて培養を行うと，条件に適した細菌が発育し，細菌群がかたまりとなった**コロニー**（**集落**）を形成する。このコロニーからさらに植え継いで培養すると，培地の上には 1 種類だけの細菌を発育させることができる。これを**純粋培養**または**純培養**とよぶ。このコロニーを，すでにわかっている菌種のコロニーと対比させれば，どの菌種かを推定することができる。さらに，この菌を染色後に顕微鏡で観察し，また種々の生化学的な検査などを行って，最終的な菌名や病原性を判定する。この菌名の判定を**同定**とよぶ。

　培養には通常，数日かかるが，結核菌のように 1 か月以上を要するものもあるため，緊急を要する場合には不都合である。そのため，迅速に結果が出せる**遺伝子診断**などにより同定が行われる場合も多くなっている。

　なお，ウイルスやクラミジア，リケッチアなどの病原体は，培地による培養で発育させることができないため，生きた細胞を用いて培養する。

培地● 　培地は，細菌の種類に応じて，その細菌が増殖するのに都合のよいように栄養素を加え，pHなどを調節してつくられている。目的によって，**増菌培地**，**分離培地**，**確認培地**（鑑別培地）に分けられる。

培養方法● 　酸素または二酸化炭素に対する要求性に応じて，**好気培養法**，**微好気培養法**，**嫌気培養法**，炭酸ガス培養法など，各種の方法がある。

遺伝子診断● 　遺伝子診断は，病原体の DNA（RNA）中の遺伝子を調べて同定したり，病原性に関与する遺伝子の有無を調べるもので，迅速な感染症の診断に応用されている。さらに，ハイブリダイゼーション法（DNA 相同性試験法）や遺伝子増幅法（PCR[1]法），次世代シーケンサーなど，さまざまな方法・機器が開発され，感染症の早期診断や同定に応用されている。

■細菌検査材料（検体）の採取の注意事項

　検査に必要な材料（検体）の採取と取り扱いは，検査成績に大きく影響する。検体の採取・取り扱い上の一般的注意事項は，次のとおりである。
(1) 抗菌薬を投与する以前の，発病初期の材料を採取する。
(2) 検体採取器具・容器は必ず滅菌したものを用い，無菌的に採取する。
(3) 検査に必要な量を採取する。
(4) 保存中に検査材料中の病原菌が死滅するのを防止するために，保存液に採取し，また保存温度に注意する。
(5) 嫌気性菌の感染症が疑われる場合には，嫌気性菌用容器に採取する。
(6) 常在細菌の混入が避けがたい喀痰・尿・便は低温に保存する。
(7) 危険な病原菌を含んでいるので，採取者の感染防止に注意する。

B おもな病原細菌

1 グラム陽性球菌

　球状をした細菌で，好気的ないし通性嫌気的な条件で発育する。自然界に広く分布するが，ヒトの病原菌としては，黄色ブドウ球菌・化膿レンサ球菌・肺炎球菌が重要である。

1 ブドウ球菌属（スタフィロコッカス属）

　ヒトや動物の皮膚や鼻腔・咽頭・腸管などに常在し，自然界では下水や食品などに広く分布する。
　菌の直径は約 1 μm で，数個以上集まると，ブドウの房のように見える（

---

[1] PCR：polymerase chain reaction の略。ポリメラーゼ連鎖反応。

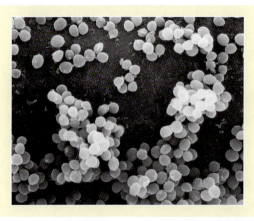

1つひとつの菌がブドウの実のように集まって、房状をなしている。

○図 2-6　ブドウ球菌属の一種の走査型電子顕微鏡像

図 2-6）。グラム陽性である。

検査●　通性嫌気性で、普通寒天培地や血液寒天培地によく発育する。一般の細菌は食塩が 3% 以上になると増えにくくなるが、ブドウ球菌は 7.5% 以上でも発育可能である。この性質を**耐塩性**とよぶ。

分類●　ブドウ球菌属には多くの菌種が含まれるが、黄色ブドウ球菌が最も重要である。

　①**黄色ブドウ球菌**　病原性が強く、寒天培地の上で発育すると、通常、集落は黄色に着色する。この菌は、ヒトやウサギの血漿を凝固させる**コアグラーゼ**という特有の酵素を産生する。

　②**表皮ブドウ球菌**　病原性は弱く、寒天培地上での集落の色は白色である。黄色ブドウ球菌と異なり、コアグラーゼを産生しない。

抵抗力●　熱に弱く、60℃・1 時間の加熱によって死滅するが、乾燥や凍結に比較的強く、塵埃やガーゼなどに付着した状態では長時間の生存が可能である。

病原性●　黄色ブドウ球菌はヒトや動物の常在細菌であるが、宿主の状態によってさまざまな疾患をおこす場合がある。化膿性疾患と毒素性疾患に分かれる。

　①**化膿症**　皮膚・粘膜の傷口から感染し、化膿（癤、癰、瘭疽など）をおこす。そのほか、肺炎・肝膿瘍・腎膿瘍・敗血症などをおこす。

　②**食中毒**　食品中で黄色ブドウ球菌が増殖する際に産生された**エンテロトキシン**（嘔吐毒）は、食品とともに体内に入ると、（**毒素型**）**食中毒**を引きおこし、吐きけ・嘔吐などの症状をおこす。ブドウ球菌のエンテロトキシンは、100℃・30 分間の加熱でもこわれない耐熱性のタンパク質であるため、ひとたび食品中でエンテロトキシンが産生されてしまうと加熱処理では食中毒を予防ができない。

　③**剥脱性皮膚炎**　ブドウ球菌性熱傷様皮膚症候群（SSSS[1]）ともいう。黄

---

1) SSSS: staphylococcal scalded skin syndrome の略。

色ブドウ球菌の産生する表皮剝脱性毒素の作用によって表皮の剝離や水疱の形成がおこる。乳幼児の全身におきることがある。

　④**毒素性ショック症候群**　黄色ブドウ球菌が増えたときに産生された毒素(**毒素性ショック症候群毒素**)が原因となって，ショック症状をおこす。1980年代に，タンポン(生理用品)使用者に多くみられた。

　⑤**その他**　抗菌薬などの長期投与者に，菌交代症として腸炎をおこし，またカテーテル感染症の原因として重要である。表皮から血中に入り菌血症，さらに心内膜炎をおこすこともある。

治療　ペニシリン系抗菌薬が有効であるが，ペニシリン耐性菌，**メチシリン耐性黄色ブドウ球菌**(**MRSA**)が増えているので，抗菌薬の選択が重要である。MRSA 感染症にはバンコマイシンのほかにテイコプラニン(タゴシッド®)，アルベカシン硫酸塩(ハベカシン®)などが使われるが，これらに対する耐性菌や低感受性菌も報告されている。

Column

抗菌薬と薬剤耐性菌のせめぎ合い

　ペニシリンは β-ラクタム環という構造部分をもつ**β-ラクタム系抗菌薬**で，細菌の細胞壁を合成する酵素の作用を阻害して，殺菌効果をあらわす。1929 年にフレミングによってアオカビから発見され，1941 年に**ペニシリン G**(ベンジルペニシリン)として実用化され，黄色ブドウ球菌やレンサ球菌属に著効を示した。それに対して 1940 年代半ばには，**ペニシリナーゼ**(**β-ラクタマーゼ**)という酵素をつくってペニシリンに抵抗する耐性菌(**ペニシリン耐性菌**)があらわれた。その後 1960 年に，ペニシリナーゼに抵抗性のある**半合成ペニシリン**(**メチシリン**)がつくられた。しかし，その直後に，すでにメチシリンに耐性をもった黄色ブドウ球菌(**メチシリン耐性黄色ブドウ球菌**〔**MRSA**〕)が検出された。そのころから，セファロスポリン系抗菌薬，セフェム系抗菌薬やキノロン系抗菌薬など抗菌薬の開発・発見が相つぎ，**バンコマイシン**も発見された。

　1970 年以降になって欧米各国で MRSA の増加が報告され，1980 年代には，わが国でも MRSA の増加が臨床上で問題視されるようになった。その後，バンコマイシンに耐性を示す**バンコマイシン耐性腸球菌**(**VRE**)の出現が報告され，2002 年には**バンコマイシン耐性黄色ブドウ球菌**(**VRSA**)がアメリカで検出された。また近年は，広範囲の菌種に強い抗菌力を示すカルバペネム系抗菌薬に対して耐性をもつ，**カルバペネム耐性菌**も確認された。

　抗菌薬による化学療法に抵抗する広範な耐性菌の出現は，治療を非常に困難にしている。これらの耐性菌は，多種類の薬剤に対して耐性(**多剤耐性**)となっている。治療にあたっては，薬剤感受性検査による適切な抗菌薬の選択に加えて，多剤併用がすすめられている。

　また，抗菌薬の濫用は耐性菌増加を促進する。2015 年の世界保健機関(WHO)総会では，薬剤耐性菌に関するグローバルアクションプランが採択され，加盟国各国には 2 年以内に薬剤耐性菌に関する国家行動計画の策定が求められた。これを受け，厚生労働省はわが国としてはじめての薬剤耐性(AMR)対策アクションプランを策定し，2017 年に「抗微生物薬適正使用の手引き」を公表した。

予防● MRSAによる院内感染がしばしばみとめられ，社会的問題となっている。発生には病院間で格差がみられるが，院内感染原因菌を調べると，黄色ブドウ球菌のうち25～80％はMRSAであり，とくに入院患者に多くみられる。患者相互間や，医療従事者，医療器具・器材あるいは手指を介して伝播するため，未然に防止する対策をたてることが重要である（⇒105ページ，「院内感染」を参照）。

❷ レンサ球菌属（ストレプトコッカス属）

ヒトの咽頭・鼻腔などに広く分布する。

形態● 直径1 μmの球菌が鎖（連鎖）状に並んでいる（⇒図2-7）。肺炎球菌は2個の球菌が対になって並んでいるため，双球菌とよばれる。

検査● 一般に栄養豊富な培地に発育する。寒天にヒツジやウマの血液を5～10％入れた血液寒天培地などで培養する。

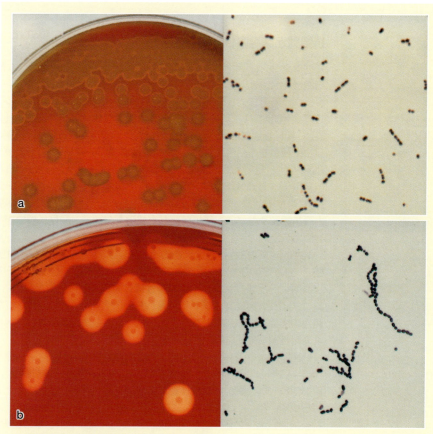

a. 肺炎球菌のα溶血（左）とグラム染色（右）
b. 化膿レンサ球菌のβ溶血（左）とグラム染色（右）

（写真提供：岩手医科大学　佐藤成大氏）

⇒図2-7　レンサ球菌属のα溶血とβ溶血

分類　血液寒天培地での**溶血性**[1]や，生化学的性状，血清学的性状などによって分類される。また，遺伝子学的手法による分類も導入されている。

　①**溶血性**による分類　レンサ球菌属は，血液寒天培地上で発育した場合に菌の集落のまわりに溶血環をつくるものがあり，その性状によって，次のように分類されている。

(1) **α溶血**：菌の集落の周囲に不完全な溶血でできる緑色の溶血環をつくるもので，**α溶血**という（⇒図2-7-a）。

(2) **β溶血**：菌の集落の周囲に無色透明の，幅の広い溶血環をつくるもので，**β溶血**という（⇒図2-7-b）。β溶血を示すものには，**ストレプトコッカス-ピオゲネス**(**化膿レンサ球菌**)や**ストレプトコッカス-アガラクチエ**などがある。

　このように，レンサ球菌属は溶血性を示すものが多いため**溶血性レンサ球菌**(**溶レン菌**)とよばれることもある。また，溶血のみられないものは非溶血性（γ溶血）として区別される。

　②**沈降反応**による分類　ランスフィールドの分類で，レンサ球菌属の細胞壁のC多糖体の抗原性から，A〜V（I，Jを除く）の20群に分けている。ヒトに病原性があるのは，主として化膿レンサ球菌などの**A群レンサ球菌**である。そのほかB・C・F・G群の菌も病原性に関係する。ストレプトコッカス-ピオゲネスはA群の，ストレプトコッカス-アガラクチエはB群の抗原をもつ。A群の菌は**M抗原**（**Mタンパク質**）によって，さらに多くの型に分けられる。

病原性　各菌群によって次のような病原性を示す[2]。

　①**A群レンサ球菌**　β溶血を示し，ヒトに病気をおこすものとして最も重要である。

(1) **化膿性炎症性疾患**：黄色ブドウ球菌と同様に，皮膚化膿性疾患・咽頭炎・扁桃炎・中耳炎のほか，まれに敗血症・骨髄炎・肺炎などをおこす。

(2) **猩紅熱**：発熱毒素による全身性疾患で，体幹・頸部から四肢に広がる**紅斑**が特徴である。近年は発症数が減っている。

(3) **レンサ球菌感染後疾患**：咽頭炎や扁桃炎が原発巣となって，感染から数週間後に**リウマチ熱**や**急性糸球体腎炎**をおこす。リウマチ熱は発熱，多発関節炎，心臓の障害を伴う。

---

1) 溶血性：細菌がつくる毒素（溶血毒）によって血液寒天培地中の赤血球が破壊されて，集落の周辺に環状の**溶血環**が形式される。
2) 溶レン菌が産生する毒素では，臨床上，次の2つが重要である。①発熱毒素：猩紅熱の際に皮膚に発赤をおこす毒素。猩紅熱にかかりやすい人は，発熱毒素による皮内反応が陽性となる（ディック反応）。②溶血毒：ストレプトリジンSとOの2種類がある。溶レン菌に感染すると，ストレプトリジンOに対する抗体（**抗ストレプトリジンO**〔**ASO**〕）ができるので，血清のASO価（あるいはASLO価）を測定すれば，溶レン菌の感染を推定することができる。

（4）劇症型溶血性レンサ球菌感染症（レンサ球菌性毒素性ショック症候群〔STSS〕[1]）：A群レンサ球菌による突発的な敗血症性のショック症状であり，軟部組織の壊死を伴うことが多い。きわめて速く病状が進み，死亡率が高い。

②**B群レンサ球菌**　β溶血を示し，B群に分類される。ヒトの直腸・腟に常在し，早発型は母体から経産道的に胎児に感染し，敗血症・肺炎・髄膜炎をおこす。また遅発型は母子間の感染，病院内・地域内の感染となり，骨膜炎・敗血症などの原因菌となる。

③**肺炎球菌**　飛沫によって伝播するが，インフルエンザウイルスなどによる感染で気管支粘膜が傷害されると，感染がおこりやすくなる。大葉性肺炎（→「疾病のなりたち」41ページ）など呼吸器感染症[2]の代表的な病原菌である。小児では**中耳炎**の最も一般的な原因菌となり，骨膜炎や敗血症をおこす。

④**緑色レンサ球菌（緑レン菌）**　口腔内に常在していて歯根膿瘍・扁桃炎をおこし，これが血液に入り込むと**亜急性細菌性心内膜炎**という重い病気になる。

治療●　ペニシリン系やセファロスポリン系の抗菌薬が用いられる。最近はテトラサイクリン系・マクロライド系抗菌薬に対する耐性菌が増えつつある。

❸ 腸球菌属（エンテロコッカス属）

ヒトに感染をおこす菌としては，**エンテロコッカス-フェカーリス**と**エンテロコッカス-フェシュウム**がある。いずれもヒトの腸管に常在する細菌で，病原性は低いが，膀胱炎や腎盂腎炎といった尿路感染症，敗血症などをおこす。また，数菌種がペニシリンやセフェム系抗菌薬に対して耐性を示し，菌交代症（→126ページ）として感染することがある。1989年以降，欧米を中心に**バンコマイシン耐性腸球菌（VRE）**の増加が報告された。わが国においても1996年以降，VRE感染症が報告されており，本菌による院内感染が問題となっている。

❷ グラム陰性球菌・球桿菌

グラム陰性の球菌には**ナイセリア属**や**モラクセラ属**がある。アシネトバクター属はグラム陰性好気性桿菌であるが，形状は球菌に近い。

❶ ナイセリア属

ヒトに病気をおこすナイセリア属の細菌は**髄膜炎菌**と**淋菌**で，2つの豆を

1）STSS：streptococcal toxic shock-like syndrome の略。
2）肺炎の原因菌：細菌では，肺炎球菌のほか，黄色ブドウ球菌・肺炎桿菌・インフルエンザ菌・化膿レンサ球菌・髄膜炎菌・レジオネラ-ニューモフィラ・マイコプラズマなどがある。

対にしてくっつけたような形をした球菌(双球菌)である。好気的に発育するが，二酸化炭素(炭酸ガス)を加えると発育がよくなる。

1 髄膜炎菌

形態　ソラマメのように相接する面が平たいか少しへこんで見える。莢膜がある。

検査　鼻咽腔ぬぐい液，脳脊髄液から分離培養を行う。

抵抗力　加熱にきわめて弱く，55℃ で 5〜10 分間加熱すれば死滅する。採取後の脳脊髄液は保温に注意する(◆「臨床検査」226 ページ)。すぐ処理できないときは 37℃ の孵卵器に入れておく。

病原性　患者・保菌者の鼻や咽頭にいる菌が飛沫で広がるが，鼻や咽頭の粘膜で増えた菌は血流中に入って敗血症を，さらに髄膜に達して**髄膜炎**[1]をおこす。
不顕性感染が多いが，とくに子どもが感染しやすい。以前は流行性髄膜炎をおこしたが，現在，発症例は著しく減少している。

治療　ペニシリン G，セフォタキシムナトリウム(セフォタックス®)，セフトリアキソンナトリウム水和物(ロセフィン®)が効果的である。

2 淋菌

形態　双球菌で，球菌が向かい合わせて並んでいる。膿の染色標本には，白血球に貪食され，白血球中で増殖した菌がみとめられる(◆図 2-8)。

検査　男性では膿・尿道分泌物・前立腺分泌物，女性では尿道・子宮頸管・バルトリン腺からの分泌物を検体として培養を行い，菌を分離する。

抵抗力　熱に抵抗力がきわめて弱く，55℃ で 5 分間加熱すれば死滅する。30℃ 以下や 40℃ 以上では死滅するので，検体の輸送や保存に注意する。

病原性　**性感染症**(STI[2])の原因菌で，性的接触によって感染し，**淋病**(淋疾)をおこす。無症状の場合も多いが，男性では排尿痛を伴った尿道炎で始まり，排膿がみられる。女性では子宮頸管炎や尿道炎がみられ，男女とも不妊の原因になることがある。菌が血液中に入ると，敗血症・髄膜炎・関節炎をおこす。異常性行為による咽頭炎や直腸炎をみることがある。新生児が産道で感染すると**淋菌性結膜炎**(膿漏眼)となり，失明するおそれがある。

治療　セフトリアキソンナトリウム水和物やスペクチノマイシン塩酸塩水和物(トロビシン®)が有効である。近年，ペニシリン耐性淋菌やニューキノロン耐性淋菌が増加してきている。治療が不十分であると慢性化する。

---

1) 細菌性髄膜炎をおこす細菌：髄膜炎菌以外に，肺炎球菌・インフルエンザ菌・B 群レンサ球菌・黄色ブドウ球菌・大腸菌・リステリア-モノサイトゲネスなどがある。
2) STI：sexually transmitted infection の略。以前は STD(sexually transmitted disease)とよばれていたが，感染していても発症していないこともあるため，最近は STI とよばれることが多い(◆163 ページ，表 2-5)。

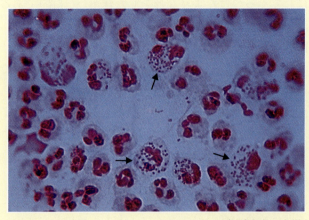

膿漏眼患者の膿のギムザ染色像(矢印で示した小さい粒状のものが淋菌)。

(写真提供:九州大学大学院 吉田眞一氏)

○ 図2-8 淋菌

❷ アシネトバクター属・モラクセラ属

アシネトバクター属　免疫不全患者などの**日和見感染症**の原因菌となることが多いが,まれに健常者においても肺炎などの感染をおこすことがある。**多剤耐性アシネトバクター(MDRA)**が,院内感染の原因菌として問題となった。

モラクセラ属　グラム陰性の双球菌であるモラクセラ属は,上気道の常在細菌であるが,気管支炎・肺炎など呼吸器感染症の原因となる。臨床的には**モラクセラ-カタラリス**が重要である。

❸ グラム陰性好気性桿菌

好気的に発育する,グラム陰性の小さな桿菌である。

❶ シュードモナス属

緑膿菌(りょくのうきん)が最も重要である。水・下水や土壌のほか,ヒト・動物,野菜や肉などの食品中にも広く分布する。ヒトでは皮膚や消化管に一時的に生息する。

■**緑膿菌(シュードモナス-エルジノーサ)**

形態　長さが0.5~1.0μmのグラム陰性の小桿菌で,菌体の一端に1本の鞭毛がある。

検査　普通寒天培地に発育し,緑色の色素を産生する。

抵抗力　クロルヘキシジンや逆性石けんなどに抵抗性が強い。

病原性　病原性は弱いが,易感染患者などに菌交代症をおこす,代表的な**日和見感染症**(ひよりみ)の原因菌(**日和見病原体**)である。ときに急性中耳炎・気管支炎・尿路感染症などをおこす。

本菌による創傷や熱傷などの化膿巣への感染では，青緑色の膿汁がみられる。抗菌薬に耐性のものが多く，免疫抑制薬・抗がん薬で治療したあとや，ステロイドホルモン使用時，放射線治療時などにこの菌の感染が発生すると，難治性になるおそれがある。
　また，院内でおきる感染症の重要な原因菌である。

治療● 多剤に高度耐性を示す株が多い。ゲンタマイシン硫酸塩（ゲンタシン®），ピペラシリンナトリウム（ペントシリン®），セフォペラゾンナトリウム（セフォビッド®），カルバペネム系・ニューキノロン系抗菌薬などが用いられる。しかし，**多剤耐性緑膿菌（MDRP）感染症**では，有効な抗菌薬はほとんどなく治療が困難な場合が多い。

❷ ブルセラ属とバルトネラ属

ブルセラ属● ブルセラ菌が代表である。もともとはヤギ・ウシ・ブタなどに動物の病気をおこす菌で，感染した動物との接触や，その乳の飲用で感染する**人獣共通感染症（人畜共通感染症）**である。ヒトの場合は長い間，熱が上がったり下がったりする波状熱の症状を呈する。地中海沿岸での発生が多いので，地中海熱ともよばれる。わが国での感染例はきわめて少ない。

バルトネラ属● 従来リケッチア目に分類されていたが，人工培地でも発育が可能であることからリケッチア目から外された。バルトネラ-ヘンセラエは，ネコひっかき病の原因となる。

❸ ボルデテラ属

　百日咳菌（ボルデテラ-パーツッシス）が代表的である。0.2〜0.3×0.5〜1.0 μmの小桿菌で，莢膜をもつ。

病原性● ヒトだけが病原菌を保有する。百日咳患者の鼻腔の粘液と喀痰の中にいる菌が，咳・くしゃみによる飛沫を通じて健康者に感染し，**百日咳**をおこす。乳幼児が感染しやすく，死亡率も高い。百日咳では，連続する激しい**咳（咳嗽）発作**が特徴である。

治療● 治療には，マクロライド系抗菌薬を用いる。

予防● ワクチンが有効である。ジフテリアトキソイド・破傷風トキソイド・不活化ポリオワクチンとまぜた**四種（DPT-IPV）混合ワクチン**として，予防接種が行われている。

❹ レジオネラ属

　レジオネラ-ニューモフィラがある。桿菌で，多形性を示す。

抵抗力● 常用の消毒薬で殺菌されるが，水中では1年以上生きている。

病原性● **レジオネラ症（在郷軍人病）**の病原菌である。病原性は弱く，高齢者や基礎疾患のある人，喫煙者・大量飲酒者などに肺炎（**レジオネラ肺炎**）を主病変と

する日和見感染症をおこす。**ポンティアック熱**とよばれる熱性疾患(肺炎はみられない)の原因ともなる。

感染経路● 土壌・河川・湖水などに生息し、アメーバ(原虫)に寄生して、その中で増殖する。感染経路には、空気感染および経口感染がある。クーラーの冷却塔の水、病院内のシャワー用温水、循環式24時間風呂や温泉などの人工的環境に多く住みつき、しぶきなどのエアロゾルとともに菌が飛散し、それを吸入することによって感染する。国内でもときどき院内感染や、温泉での高齢者の感染がみられ、社会問題にもなったことがある。

治療● マクロライド系やニューキノロン系抗菌薬などが治療に用いられる。

予防● 冷却塔の消毒、共同浴場の湯の交換などの衛生管理が必要である。

⑤ フランシセラ属・バークホルデリア属・コクシエラ属

フランシセラ属● 野兎病菌(フランシセラ-ツラレンシス)がある。

野兎病菌はウサギの間でダニによって媒介される**野兎病**(四類感染症)の病原菌で、多くは経皮的に感染するが、肉を食べて感染することもある。感染するとリンパ節がはれたり、腸チフスのような熱病になることがある。

わが国では、福島県・山形県・千葉県の山岳地帯の風土病である。

バークホルデリア属● **鼻疽菌**は、皮膚に感染して膿疱や鼻粘膜に感染して鼻漏をおこす。近年、わが国では発症はないが、アフリカ・アジア・中東・中南米での発症が報告されている。**類鼻疽菌**は、東南アジア・北オーストラリアなどの土壌や淡水などに生息し、皮膚の傷や呼吸器を介してヒトに感染する。

コクシエラ属● **Q熱コクシエラ**(コクシエラ-バーネッティイ)は、小桿菌であるが偏性細胞内寄生性細菌であり、人工培地では増殖しない。ウシ・ヤギ・ヒツジなどの動物の分娩時に羊水や胎盤から出た菌がエアロゾルや塵埃を介してヒトに感染する。潜伏期間は2〜3週間で、インフルエンザ様症状(Q熱)を示し、重症化すると肺炎や心内膜炎を引きおこす。

④ グラム陰性通性嫌気性桿菌

経口感染をおこす重要な細菌が多く含まれる。好気的によく発育するが、嫌気的条件下でも発育する桿菌である。

① 腸内細菌目

ヒトや動物の腸管内にいる細菌のすべてが腸内細菌目に属するわけではない。たとえば、コレラ菌・腸炎ビブリオ・腸球菌・緑膿菌などはヒトの腸の中で増えるが、これらは腸内細菌目には属さない。

腸内細菌目はグラム陰性の、芽胞のない桿菌で、多少の例外はあるが、周毛性の鞭毛をもち、運動性がある。通性嫌気性で、ヒトや動物の腸管内に常在するが、ヒトに感染症をおこす病原菌が一部含まれる。

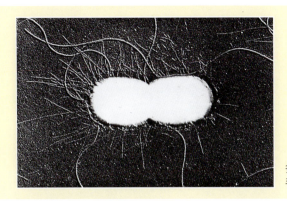

多くの大腸菌には周毛性の鞭毛がある。

○ 図 2-9　大腸菌の電子顕微鏡像

■大腸菌

中等大の桿菌で，ヒトや動物の腸管内に常在する(○図2-9)。

大腸菌はO(菌体)抗原とH(鞭毛)抗原の組み合わせによって，O157：H7のように血清学的に分類されている。

病原性●　大腸菌は小腸下部から大腸にかけて常在していて，大多数のものは無害であり常在菌として重要であるが，一部に病原性をもつものがある。

①**腸管感染**　毒素を産生する大腸菌や組織侵入能を有する大腸菌は，経口感染によって下痢・腹痛を特徴とする急性胃腸炎や食中毒をおこす。このような大腸菌は**下痢原性大腸菌（病原大腸菌）**と称される。

下痢原性大腸菌には，毒素原性大腸菌，組織侵入性大腸菌，**腸管出血性大腸菌（ベロ毒素産生性大腸菌**または志賀毒素産生性大腸菌）などがある。腸管出血性大腸菌は**ベロ毒素（志賀毒素）**を産生する。**血清型O157**やO26はその代表的な菌である。下痢（血便），激しい腹痛・嘔吐などの胃腸炎症状のほかに，小児や高齢者では腎障害などを主症状とする**溶血性尿毒症症候群（HUS）**や脳炎を引きおこし，重症となる場合もある。腸管出血性大腸菌による感染症は三類感染症に分類される。

②**腸管外感染**　腸管以外の臓器でも，多くの感染症の原因となる。代表的なものには，膀胱炎・腎盂炎・胆嚢炎などがある。また，抵抗力の低下した高齢者や，免疫抑制療法を受けている患者などに日和見感染症をおこす。

治療●　大腸菌感染症には，一般的にアンピシリン水和物（ビクシリン®），セファロスポリン系・アミノ配糖体系抗菌薬，ナリジクス酸（ウイントマイロン®）などが用いられる。

ただし，腸管出血性大腸菌感染症については，抗菌薬投与が症状を悪化させる場合もあるとの報告もあり，慎重に行う。ホスホマイシン系やニューキノロン系抗菌薬が用いられる。

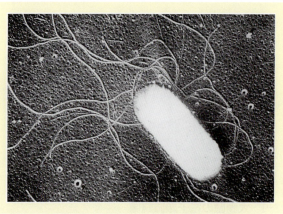
周毛性の鞭毛をもち，運動する。

○ 図2-10　サルモネラ属の一種の電子顕微鏡像

■サルモネラ属

　サルモネラ属の細菌には，①**チフス菌・パラチフスA菌**のようにチフス性の熱性疾患（チフス症やチフス様疾患）をおこすものと，②それ以外の菌型で，急性胃腸炎・食中毒をおこすものがある。**腸チフス・パラチフス**は，三類感染症に分類されている。サルモネラ属の細菌は，O（菌体）**抗原**と H（鞭毛）**抗原**，Vi（莢膜）**抗原**によって 2,500 種以上の血清型に分類される。

1 チフス菌

　菌体の周囲に多くの鞭毛があって，活発に運動する。ほかのサルモネラ属菌と異なり，Vi 抗原をもつ（○ 図2-10）。

検査●　チフス菌は患者・保菌者の血液中に入り，また胆汁・便・尿などに排出されるので，血液・便からの分離培養が行われる。

抵抗力●　65℃ では 30 分間，100℃ では 5 分間で殺菌される。

病原性●　腸チフスの病原菌である。口から入ったチフス菌は，腸管壁のリンパ節で増えてから血液中に侵入し，菌血症をおこして全身に広がる。その時期には，発熱，全身の倦怠感，発疹（**バラ疹**），徐脈，**脾腫**など特有の症状があらわれる。ついで，菌は全身のリンパ節・肝臓・脾臓・骨髄などで増え，腸管にチフス性の潰瘍をつくり，便・尿中にも菌が排出される。病状がおさまり回復期になっても，菌が胆嚢・腎臓に残り患者は保菌者に移行することがある。

治療●　ニューキノロン系抗菌薬やセフトリアキソンナトリウム水和物が効果がある。しかし最近，これらの薬剤に耐性のチフス菌が増加している。胆石が存在する場合には，外科的に除去しなければならない。

2 パラチフスA菌

　腸チフスよりも一般に臨床症状の軽い，チフス性熱性疾患であるパラチフスの原因菌となる。

3 その他のサルモネラ属

　チフス菌・パラチフス A 菌以外の大多数のサルモネラ属菌は，急性胃腸

表 2-2　おもな細菌性食中毒の病原菌とその特徴

	病因	潜伏期	おもな症状	おもな原因食品	分布
感染型	腸炎ビブリオ	8～24 時間	下痢, 激しい腹痛, 吐きけ・発熱	すし・刺し身など生鮮魚介類およびその調理品	海水・海泥
	サルモネラ属	6～48 時間	発熱・悪寒・下痢・腹痛	食肉類・鶏卵	家畜・家禽・イヌ・ネコなど
	腸管出血性大腸菌 O157, O111 など	2～100 時間	腹痛・下血・下痢・HUS	食肉・飲料水（ヒト→ヒト）	家畜（とくにウシ）
	その他の病原大腸菌	6～72 時間	下痢・腹痛・吐きけ・発熱	飲料水・仕出し弁当	ヒト
	カンピロバクター属	2～7 日	発熱・腹痛・下痢・吐きけ	食肉類・飲料水	家禽・家畜・イヌ・ネコなど
	ウェルシュ菌	8～22 時間	腹痛・下痢（一般に軽症）	食肉や魚介類の加熱調理食品	家畜・家禽・魚介類・土壌
毒素型	ブドウ球菌属	2～6 時間	吐きけ, 激しい嘔吐・下痢	にぎり飯・サンドイッチ・洋・和菓子, 仕出し弁当	ヒト（とくに化膿巣）・動物
	ボツリヌス菌	12～96 時間	神経麻痺症状	真空包装食品	土壌・魚介類
	セレウス菌* （嘔吐型）	1～4 時間	吐きけ・嘔吐（一般に軽症）	ピラフ・スパゲティー	穀類・マメ類・土壌

＊セレウス菌は下痢を主徴とする下痢型も報告されているが，わが国ではほとんどが嘔吐型食中毒である。

炎や食中毒をおこす。発熱・下痢・腹痛がおもな症状で，下痢は水様, ときに血がまざることがある。ニワトリ・ウシの体内や鶏卵などに菌が分布し，肉類・卵やその調理食品などを介して感染型食中毒をおこす（●表2-2）。食中毒の原因となるサルモネラ属菌の血清型には，サルモネラ-エンテリティディスやサルモネラ-ティフィムリウムなどがある。またイヌ・ネコ・ミドリガメなどがサルモネラ属菌を保菌していて, ペットから乳幼児に感染することがある。

■赤痢菌

中等大の桿菌で，チフス菌と違って鞭毛がなく，運動をしない。

1897 年に志賀 潔（きよし）によって発見されたので，その名をとって赤痢菌に「シゲラ」の名が与えられている。抗原構造によって，A 亜群（志賀赤痢菌），B 亜群（フレクスナー赤痢菌），C 亜群（ボイド赤痢菌），D 亜群（ソンネ赤痢菌）の 4 亜群に分けられる。わが国では D 亜群が最も多く，ついで B 亜群が多く検出される。A 亜群や C 亜群は非常にまれである。

病原性　細菌性赤痢[1]の病原菌である。発熱・下痢・腹痛を呈し，典型的な例では

---

1) 細菌性赤痢：原虫の赤痢アメーバによるアメーバ赤痢に対して，こうよばれる。どちらも同じような消化器症状を示す。

しぶり腹（テネスムス，裏急後重）や粘血性・膿性の下痢便を生じる。近年，わが国では患者は著しく減少した。多くが輸入感染症で，海外旅行者がインド亜大陸や東南アジアなどで感染することが多い。細菌性赤痢は三類感染症に分類されている。

治療● 多剤耐性菌が80〜90％にも達しており，レボフロキサシン水和物（クラビット®）などのニューキノロン系抗菌薬やホスホマイシンカルシウム水和物（ホスミシン®）が用いられる。また脱水症の処置として補液を行う。

■クレブシエラ属

莢膜をもつが鞭毛・芽胞はない。本菌による原発性感染症は少なく，むしろ宿主の抵抗力の弱った状況で二次的に感染・発病する日和見感染症が多い。髄膜炎・肺炎・敗血症・胆嚢炎・尿路感染症などの院内感染が目だってきている。代表的な菌種として**肺炎桿菌**（クレブシエラ-ニューモニエ）がある。この菌種はヒトの腸管内にも常在する。セフェム系抗菌薬が有効であるが，近年薬剤耐性菌が出現し問題となっている。

■エルシニア属（エルシニア科）

エルシニア属にはペスト菌・腸炎エルシニア・仮性結核菌（偽結核菌）がある。

1 ペスト菌

菌体の周囲に莢膜様のエンベロープ（被膜）をもつ桿菌である。

ペストの病原菌である。ペストは中世ヨーロッパで猛威をふるい，黒死病として恐れられた。もともとネズミ・リスなど齧歯類の間に流行する感染症で，ノミを介してヒトに感染する。一類感染症に分類されている。高熱・リンパ節炎・肺炎・敗血症などの重篤な病態をおこす。ヒトの場合，**腺ペスト**と**肺ペスト**の2つの病型がある。ストレプトマイシンやクロラムフェニコール系・テトラサイクリン系抗菌薬が治療に用いられる。

2 腸炎エルシニア（エルシニア-エンテロコリチカ）・仮性結核菌（偽結核菌；エルシニア-シュードツベルクローシス）

腸炎エルシニア● 低温に強く，4℃でも発育する。腸炎（感染型食中毒），腸間膜リンパ節炎，回腸炎や結節性紅斑などの病気をおこす。セフェム系抗菌薬やアンピシリン水和物などが治療に用いられる。

仮性結核菌● まれに食品や飲料水を介してヒトに感染し，敗血症・腸間膜リンパ節炎・下痢症などのさまざまな病型をとる。

■その他の腸内細菌目

セラチア属やプロテウス属に対しては，セフォタキシムナトリウムなどのセフェム系抗菌薬が治療に用いられる。

◼1 セラチア属(エルシニア科)

セラチア-マルセッセンス(霊菌) が代表的で,赤色色素を産生する菌が多い。

多くの抗菌薬に耐性であり,日和見感染症や院内感染症の原因菌として注目されている。尿路感染が多いが,肺炎・肺血症・腹膜炎など多くの疾患をおこす。輸液やカテーテル使用による感染がおこっている。

◼2 プロテウス属(モルガネラ科)

周毛性の鞭毛をもつ桿菌で,ヒトでは日和見感染症の原因菌となり,ときに尿路感染症・創傷感染症をおこす。

❷ ビブリオ属

ビブリオ属にはコレラ菌や腸炎ビブリオなどが属する。河川水や海水中に生息し,ヒトには胃腸炎・下痢(食中毒)をおこすものと創傷感染症・敗血症をおこすものとに分けられる(⮕表 2-3)。

◼1 コレラ菌

コンマ状に曲がった短桿菌で,菌体の一端に 1 本の鞭毛があり,活発な運動をする。芽胞・莢膜はない(⮕図 2-11)。

コレラは,O1 または O139 抗原をもつコレラ菌で,**コレラ毒素**を産生する菌によっておこる。O1 型のコレラ菌はさらに小川型・稲葉型・彦島型に細分類される。また,O1,O139 以外の O 抗原をもつものを NAG(ナグ)ビブリオ[1]とよぶ。

コレラ菌の生物型には**アジア型**と**エルトール型**の 2 種があり,世界的に流行しているのはエルトール型である。三類感染症の病原菌とされるコレラ菌は,血清型 O1 または O139 で,コレラ毒素を産生するものに限定される。

検査● 患者の便・吐物からコレラ菌を培養によって分離,同定する。さらにコレラ毒素の産生性を調べる。

抵抗力● 60℃ で 30 分間の加熱,または消毒薬ですぐ殺菌されるが,水や海水中では 5〜20 日間も生きている。

⮕表 2-3 病原となるおもなビブリオ属

菌種	疾病	分布
コレラ菌 NAG ビブリオ 腸炎ビブリオ	コレラ 急性胃腸炎・食中毒	河川沿岸・ 河口・魚介類 海・魚介類・河川
ビブリオ-バルニフィカス ビブリオ-アルギノリティカス	敗血症・創傷感染 創傷感染・中耳炎	海・魚介類

1) NAG:non-agglutinable(非凝集性)の略。

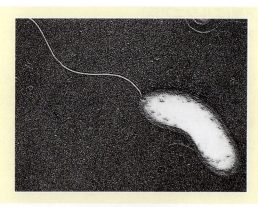

コンマ状の菌体の一端に単毛性の鞭毛をもち，活発に運動する。

○図 2-11　コレラ菌の電子顕微鏡像

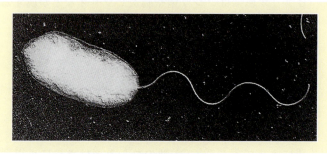

単毛性鞭毛の腸炎ビブリオ。

○図 2-12　腸炎ビブリオの電子顕微鏡像

病原性　飲食物とともに経口的に体内に入ったコレラ菌が，小腸内でコレラ毒素を産生して下痢をおこす。典型的な例では，突然の下痢・嘔吐が出現し，米のとぎ汁様便を呈し，急速に進む脱水症がみられる。近年では軽症例が多いが，胃の切除者，胃酸欠乏や基礎疾患のある人では重症化することがある。

　海外旅行者下痢症の原因菌として重要である。また，輸入食品からの感染例もある。

治療　ニューキノロン系やテトラサイクリン系抗菌薬が有効であるが，脱水症状に対応する大量輸液療法（経口投与や静脈内点滴）が必要である。

2 非O1，非O139コレラ菌（いわゆるNAGビブリオ）

　コレラ菌と同一の生化学的性状を示す。血清学的にコレラ菌（O1抗原またはO139抗原）と異なる抗原をもつグループの菌で，経口感染によって急性胃腸炎（食中毒）をおこす。

3 腸炎ビブリオ

　世界各地の沿岸海水中に生息し，魚介類が感染源となる。1950年に大阪市内で流行した食中毒事件から，藤野恒三郎によって発見された。

　コレラ菌によく似たグラム陰性の，球菌に近い桿菌である。菌体の一端に1本の鞭毛があり，運動をする（○図2-12）。

病原性　感染型食中毒の原因となる。腸炎ビブリオの付着した魚介類などを食べて，8〜24時間後に激しい腹痛・下痢・嘔吐をきたす。以前は夏季に本菌食中毒は多発していたが，最近は食中毒予防対策が奏効し激減した。

治療　輸液などの対症療法が必要である。

4 その他のビブリオ属

ビブリオ-バルニフィカスやビブリオ-アルギノリティカスは海水中に生息しており，創傷感染をおこす（→151ページ，表2-3）。肝硬変などの肝疾患のある人が生の魚介類を食べてビブリオ-バルニフィカスに感染すると，毒素により筋肉が壊死して，数時間から数日で死亡することがある。

③ ヘモフィルス属

培養にはX因子かV因子の少なくとも一方が必要で，インフルエンザ菌や軟性下疳菌などがある。

1 インフルエンザ菌

きわめて小さい桿菌で，莢膜がある。

病原性　インフルエンザ（流行性感冒）はインフルエンザウイルスの感染によるもので，インフルエンザ菌とは関係がない。この菌は健康人の上気道に常在することが多く，インフルエンザなどの際に二次感染や混合感染をおこしやすい。

インフルエンザ菌は肺炎球菌と同様に，肺炎・慢性気管支炎・気管支拡張症など，下気道感染症のおもな原因菌である。小児では化膿性髄膜炎・敗血症・菌血症・中耳炎などをおこす。

治療　セフォタキシムナトリウムやセフトリアキソンナトリウム水和物などが有効である。

2 軟性下疳菌

軟性下疳という性感染症の原因菌である。軟性下疳のためにできた潰瘍からの材料，または膿汁を検体として培養する。死菌による皮内反応（伊東反応）が診断に用いられる。

セフトリアキソンナトリウム水和物やエリスロマイシンが有効である。

⑤ グラム陽性桿菌

① バシラス属

土壌中に生息する細菌で，炭疽菌やセレウス菌（バシラス-セレウス）などが含まれる。

1 炭疽菌

1877年にコッホによって病原菌としてはじめて純培養された菌で，1881年には，パスツールによって弱毒生菌による家畜用ワクチンがつくられたことから，歴史上重要な菌である。

大型の桿菌で，菌体の中央に芽胞をつくる。芽胞は抵抗力が強く，加熱による芽胞の殺菌には，オートクレーブ121℃で20分以上が必要である。

元来，ウシ・ヒツジ・ウマなどに敗血症をおこす菌で，これらの家畜を取り扱う者が傷口や気道または口から**炭疽**に感染するが，わが国ではまれな疾患である。

炭疽は，肺炭疽，皮膚炭疽，腸炭疽の3型に分けられ，肺炭疽と腸炭疽は全身に広がり致死率も高い。

2001年にアメリカで炭疽菌がバイオテロリズムに使われた。炭疽菌はわが国では感染症法で二種病原体に指定され，バイオテロリズム防止の面からも菌株の厳重な管理が要求されている。

2 セレウス菌

大型の桿菌で，炭疽菌に類似する。土壌など自然界に広く分布する。芽胞を形成するため，100℃の加熱では死滅しない。病院内で使われるタオルやシーツなどのリネン類のセレウス菌汚染が，敗血症などの院内感染症をおこす危険性のあることが指摘されている。ヒトの食中毒の原因菌にもなる。

❷ リステリア属

リステリア-モノサイトゲネス ● 球菌状の小桿菌で，周毛性の鞭毛をもつが，莢膜はない。

人獣共通感染症の病原菌で，ウシやヒツジに脳炎や流産をおこす。本菌は土壌・河川など自然環境に広く生息している。基礎疾患がある人や，妊婦・幼児・高齢者に感染しやすく，髄膜炎，髄膜脳炎，敗血症（新生児・乳児），心内膜炎，膿瘍などを伴う**リステリア症**をおこす。

感染した母親から経胎盤的に胎児に感染して死産・流産の原因となる**周産期リステリア症（新生児リステリア症）**が欧米でしばしばみられ，チーズなどの乳製品や漬物の摂取に対して妊婦に警鐘が鳴らされている。

ペニシリン系抗菌薬（とくにアンピシリン水和物）が第一選択薬で，アミノ配糖体系抗菌薬（ゲンタマイシン硫酸塩）との併用が効果的である。

❸ コリネバクテリウム属

■ ジフテリア菌（コリネバクテリウム-ジフテリエ）

形態 ● 長さが1～5μmの短い棍棒状をした桿菌で，松葉状や柵状に並んでいる。**ナイセル染色**をすると，菌体の一端または両端に**異染小体**[1]がみられる。

病原性 ● ヒトにのみ感染し，感染経路はおもに飛沫による。

ジフテリアは，ジフテリア菌の産生する**ジフテリア毒素**が原因となる。毒素が血中からさまざまな臓器・細胞に達して，細胞内でのタンパク質合成を阻害し，細胞を殺す。菌が鼻や咽頭などに**偽膜**をつくると，病態が拡大する。

1）異染小体：ナイセル染色などの異染小体染色によって染め分けられる，細菌の菌体内顆粒。

感染部位によって上気道（咽頭・喉頭・鼻）ジフテリアと皮膚ジフテリアに分けられる。上気道ジフテリアは微熱，倦怠感，咽頭痛で発症する。心臓・腎臓・神経系をおかし致命的になることもある。

ジフテリアは二類感染症に分類されている。わが国の患者発生数は，戦前の年間9,000人前後から10人以下にまで著減している。

予防● ジフテリアの予防には**トキソイドワクチン**があり，百日咳ワクチン・破傷風トキソイド・ポリオ不活化ワクチンとの四種(DPT-IPV)混合ワクチンが用いられている。

治療● 治療にはペニシリン，エリスロマイシン，テトラサイクリン系抗菌薬が有効である。毒素に対しては抗毒素血清を注射する。この際，血清病に注意する。

4 乳酸桿菌属（ラクトバシラス属）

桿菌で，通性嫌気性または偏性嫌気性である。

この細菌は病原性をもたず，酸を形成する性質がある。とくに**ラクチス乳酸菌**や**ブルガリア乳酸菌**はチーズ・ヨーグルトなど乳製品の製造に利用され，私たちに有用な細菌となっている。

また，乳酸菌の一種である**ビフィズス菌**や**デーデルライン桿菌**も，生体にとって有用な菌とされている。ビフィズス菌は，母乳栄養児の腸管内にいて酸性度を高め，外界からの病原細菌の侵入と増殖を防ぐはたらきをすると考えられている。デーデルライン桿菌は，成人女性の腟内に常在して腟内の酸性度を高め，病原細菌の侵入を防いでいる（腟の自浄作用）。

6 抗酸菌と放線菌類

菌の染色性から抗酸菌と広く称されているマイコバクテリウム属と，真菌に似ているが細菌である放線菌類について学ぶ。

1 マイコバクテリウム属

マイコバクテリウム属の細菌は細胞壁が脂質を豊富に含み，**抗酸性**[1]を示す。**結核菌群**と**非結核性抗酸菌群**，および**らい菌**に分けられる（**ラニヨンの分類**）。

1 結核菌

1882年に，細菌学者ロベルト=コッホによって発見された。桿菌で，形が細長く，多少曲がっている。鞭毛・莢膜をもたず，運動性はない。

検査● 喀痰を対象に抗酸性染色法の1つである**チール-ネールゼン染色**で染色す

---

1) 抗酸性：一度染色されると，酸・アルカリ・エタノールなどで脱色されにくい性質。結核菌など，一群の細菌の特徴である（これらの菌をまとめて**抗酸菌**という）。

ると，結核菌は赤く染まり，菌が青い視野の中にあざやかに見える。

また，喀痰以外に，喉頭の粘液，胃の内容物，脳脊髄液・胸水・腹水，糞便などを培養して菌の分離を行う。喀痰などの臨床材料は水酸化ナトリウム水溶液で処理後，**小川培地**で培養する。培地上での結核菌の発育は非常に遅く，菌の集落が肉眼でわかるようになるには 2〜3 週間かかる。このため，遺伝子診断が多く用いられている。

培養検査の前に結核菌感染を調べる方法には，菌体に対する細胞性免疫反応の強さを調べるツベルクリン反応や，インターフェロン-γ 遊離試験がある。

①**ツベルクリン反応** 結核菌の精製タンパク質成分（PPD）を前腕屈側の皮内に注射し，48 時間後に注射部位の反応を見て成績を判定する（◎表2-4）。

②**インターフェロン-γ 遊離（IGRA）試験** 血液を検体として，結核菌特異抗原による刺激によってリンパ球から遊離されるインターフェロン-γ 量を測定して，結核菌の感染を判定する。クォンティフェロン® を使った QFT 試験や，T スポット®.TB による T Spot 試験がある。これら新しく開発された方法の特異性は，いずれもツベルクリン反応より高い。

抵抗力 菌体表層には脂質が多いため疎水性（水となじまない性質）が強く，乾燥や酸・アルカリ，消毒薬に対して抵抗力が強い。とくに喀痰中の菌は粘液で包まれているので，消毒薬がききにくい。オートクレーブ（121℃・30 分）による滅菌が最も望ましい。消毒薬ではアルコール類，次亜塩素酸ナトリウム，ポビドンヨードが有効である。また，グルタルアルデヒドに 30 分以上浸すことで消毒することもできる。熱や紫外線に対してはほかの無芽胞細菌と同程度の抵抗力がある。

結核菌は感染後，マクロファージ内で増殖し，宿主の免疫機構から逃れる。

病原性 ヒトの**結核**（二類感染症）の原因菌となる。感染源として最も危険なのは結核患者の喀痰で，**飛沫核**によって菌が空気中にばらまかれ，空気感染をおこす。感染後の結核菌は多くが肺に病巣を形成し（**肺結核**），特異な経過をたどる。持続する咳や喀痰，発熱（軽度），血痰などの症状がみられる。

喀痰中の結核菌の数は感染力の指標となり，また臨床症状の目安となる。

薬剤耐性検査 主として，患者の喀痰中の菌がいろいろな抗結核薬に対して，どの程度の耐性があるかを治療前と治療中に検査する。喀痰を採取する前日は，抗結核

◎表2-4 ツベルクリン反応の判定基準

発赤の長径	判定
9 mm 以下	陰性（−）
10 mm 以上	弱陽性（＋）
10 mm 以上で硬結を伴う	中等度陽性（＃）
10 mm 以上で硬結に二重発赤・水疱・壊死を伴う	強陽性（＃）

薬の投与を中止する。37℃ で培養して，4〜6 週間放置したのちに判定する。効果的に治療を行い，新たな薬剤耐性菌の出現を防ぐためにも，薬剤感受性試験は重要である。

予防　乳幼児期に BCG ワクチンの接種を行う。**BCG**[1]は，1910 年にカルメットとゲランが，ウシ型結核菌を長年植え継いで，ヒトに対する病原性をなくし，免疫だけを与えることのできる菌株をつくり出したものである。ワクチンとして結核の予防に用いられている。

治療　リファンピシン(RFP)，イソニアジド(イソニコチン酸ヒドラジド〔INH〕)，エタンブトール塩酸塩(EB)(またはストレプトマイシン硫酸塩〔SM〕)，ピラジナミド(PZA)，パラアミノサリチル酸(PAS)，サイクロセリンなどの**抗結核薬**を組み合わせて用いる。

　通常，初回治療患者に対する標準治療術式としては RFP，INH，SM/EB の 3 剤併用が行われる。1995 年には PZA を併用する方式も提言された。またエイズの流行国(アメリカ・タイなど)では，結核菌と HIV(ヒト免疫不全ウイルス)の感染症の合併例が増加している。エイズ患者では結核発病率が通常の 500 倍に達し，重症化することが知られている。近年，薬剤耐性菌の増加がみられ，治療が困難になる場合がある。この原因としては，抗結核薬の単剤での使用や，患者による治療途中の服薬の中断などが考えられる。

2 らい菌

　結核菌と同じように桿菌で抗酸性であるが，結核菌よりもエタノールで脱色されやすい。菌の人工培養はできない。ヒトの**ハンセン病**(らい)の原因菌で，鼻粘膜にいる菌が経気道的感染すると，末梢神経障害や皮膚の丘疹・結節などがみられる。ハンセン病は 1996 年から，「らい予防法」の廃止とともに届け出や隔離処置などが撤廃された。

　　レプロミン反応(光田反応)が病型の判定に用いられる。

治療　ジアフェニルスルホン(レクチゾール®)，クロファジミン(ランプレン®)，リファンピシン(リファジン®)などの多剤併用療法を行う。

3 非結核性抗酸菌(非定型抗酸菌)

　結核菌以外の抗酸菌のうちで，結核に似たような病変をヒトにおこす菌群が注目されている。これらの菌は**非結核性抗酸菌**(非定型抗酸菌)とよばれ，自然界に存在する。代表的な菌種として，マイコバクテリウム-アビウムとマイコバクテリウム-イントラセルラーレがあり，両者をまとめてマイコバクテリウム-アビウム-コンプレックス(MAC)とよぶ。

　抗結核薬に耐性を示すものが多い。結核菌同様，エイズ患者に高率な感染の合併がみとめられることが報告されている。

1）BCG：bacille de Calmette-Guérin の略。

2 放線菌類

自然界に広く分布し，菌糸を形成して発育する。真菌に似ているが，細菌である。放線菌属（アクチノマイセス属）とノカルジア属がある。

1 放線菌属（アクチノマイセス属）

非抗酸性の嫌気性菌で，鞭毛はなく，莢膜もない。

土壌や動物・ヒトの口腔内などに常在する。内因性に感染すると，**放線菌症**として顔面・頸部の慢性化膿性肉芽腫症や，そのほか胸部・腹部にも同様の病変が発生する。組織内では中心に菌が集まって**菌塊**（ドルーゼ）をつくる。

ペニシリン，エリスロマイシン，テトラサイクリン系抗菌薬などが有効である。

2 ノカルジア属

好気性・抗酸性で，非運動である。土壌中に分布し，ヒトには日和見感染が主である。膿・喀痰・脳脊髄液などから菌塊が検出される。

アンピシリン水和物，テトラサイクリン系・アミノ配糖体系抗菌薬などが用いられる。

7 嫌気性菌（偏性嫌気性菌）

1 クロストリジウム属・クロストリディオイデス属

土壌中に分布する大型の嫌気性菌で，一部の菌はヒトや動物の腸管内にも常在する。破傷風菌（クロストリジウム-テタニ），ボツリヌス菌（クロストリジウム-ボツリヌム），ウェルシュ菌（クロストリジウム-パーフリンゲンス），ディフィシレ菌（クロストリディオイデス-ディフィシレ）などがある。

1 破傷風菌

菌体の一端に円形の芽胞を形成する。また菌体のまわりに多くの鞭毛があって，運動をする（◯図2-13）。

検査● 嫌気的条件下で培養する。

抵抗力● 芽胞は熱・消毒薬に抵抗力が強い。破傷風菌の芽胞は，エチレンオキシドガス滅菌か，1〜2％グルタルアルデヒドによる3時間以上の処理，または121℃・15分間の加熱処理（オートクレーブによる湿熱処理）をすれば，ようやく殺菌できる。

病原性● **破傷風**の病原菌である。外毒素（**破傷風毒素**）を出し，これが特有の痙攣発作（**牙関緊急**）を引きおこす。

破傷風菌は，土壌や古い木片の中などに存在しており，傷口から菌が入り，条件が整うと芽胞が栄養型にかわり，毒素が産生されて破傷風をきたす。とくに大型の地震災害時には注意が必要である。

予防と治療●（1）破傷風流行地へ行くときは，破傷風トキソイドの予防接種をする。

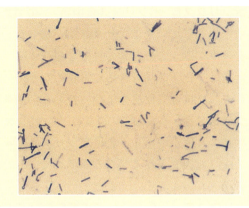

菌体の一端に芽胞の形成が見られる。

○ 図2-13　破傷風菌

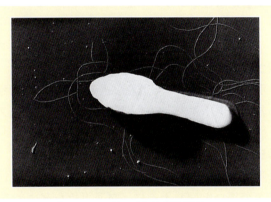

周毛性の鞭毛をもつ桿菌。芽胞は菌体の中央か一端に形成される。

○ 図2-14　ボツリヌス菌の電子顕微鏡像

(2) 外傷を負ったときは傷口を十分に洗浄し，異物などを取り除く（デブリドマン）。異物が取りきれないときは，創部を閉鎖しないで，一部を開けておくようにする。

(3) 発病したら，なるべく早く抗毒素血清および TIG（**破傷風ヒト免疫グロブリン**）を注射する。

2 ボツリヌス菌

　周毛性の鞭毛をもち，耐熱性の芽胞を形成する（○ 図2-14）。土壌・水に生息する菌で，ヒトは本菌が産生する強力な神経毒によって発症する。産生する毒素によって A〜G 型に分けられる。

検査●　患者の血清・便・吐物・腸内容物・創部の滲出液などから**ボツリヌス毒素**を検出する。また，破傷風菌と同様に嫌気培養を行って菌を分離し，毒素の産生性を確認する。

抵抗力●　芽胞を形成して熱に抵抗性を示す。A 型菌の芽胞は 121℃・4 分間以上，E 型菌の芽胞は 80℃・6 分間以上の加熱で死滅する。

病原性●　ボツリヌス症には 4 つの病態がある。

①**食餌性ボツリヌス症（ボツリヌス食中毒）**　缶づめ・びんづめ，真空包装食品などの中で生存していたボツリヌス菌が嫌気性の条件下で増殖してボツリヌス毒素を産生する。この毒素の摂取で発症する，毒素型食中毒である。ボツリヌス毒素は，化学薬品も含めて毒物のなかで最も毒性が強い。激しい神経症状をおこし，抗毒素療法を早期に行わない限り致命率は高い。

②**乳児ボツリヌス症**　1歳未満の乳児がボツリヌス菌の芽胞に感染すると，腸管内でボツリヌス菌が増殖し，乳児ボツリヌス症をおこす。ハチミツは乳児ボツリヌス症の原因食となる場合があるので，1歳未満の乳児には与えてはならない。

③**創傷ボツリヌス症**　創傷部位で菌の芽胞が発芽して，産出された毒素によって発症する。

④**成人腸管定着性ボツリヌス症**　1歳以上のヒトの腸管に定着した菌が毒素を産生して発症する。長期間症状が続く。

食餌性ボツリヌス症や乳児ボツリヌス症は，ボツリヌス症として四類感染症に分類されている。

●**治療**　食餌性ボツリヌス症では，迅速な抗毒素による血清療法を行うことが重要である。乳児ボツリヌス症や成人腸管定着性ボツリヌス症では，除菌が主となる。

3 ウェルシュ菌

グラム陽性の桿菌で，芽胞が菌体の中央または一端にある。

●**病原性**　破傷風菌の場合と同じように，交通事故などによる外傷部から土の中のウェルシュ菌が侵入し，外毒素を出して壊疽をおこす（ガス壊疽）。傷口の処置は，破傷風と同じである。治療にはペニシリンと抗毒素血清が用いられる。

また，カレーやシチューなどタンパク質性の大量調理食品中で増殖したエンテロトキシン産生性ウェルシュ菌が，消化管に入って感染型食中毒をおこす（◯149ページ，表2-2）。

4 ディフィシレ菌（クロストリディオイデス-ディフィシレ）[1]

長方形の芽胞が桿菌の先端にみられる。

抗菌薬（クリンダマイシン，アンピシリン，セファロスポリン系薬剤）の投与が誘因となって本菌が腸管内で増菌し，下痢・潰瘍・発熱などを主症状とする**偽膜性腸炎**をおこす。これは，菌交代症の1つである。抗菌薬投与中に下痢などの症状がみられたら，抗菌薬をかえて予防する。また，院内感染の原因菌としても注目されている。

治療としては，本症の誘因となった薬剤（主として抗菌薬）の投与を中止し，バンコマイシンを経口投与する。

---

[1] 以前はクロストリジウム-ディフィシレとよばれていたが，2016年，新設されたクロストリディオイデス属に属することとなり菌名が変更された。

② バクテロイデス属・フソバクテリウム属

バクテロイデス属　小桿菌で、フラジリス菌（バクテロイデス-フラジリス）は、大腸内に大腸菌よりもはるかに多量に存在しており、日和見病原体としてヒトの化膿性疾患、敗血症の原因になる。

フソバクテリウム属　ヌクレアタム菌（フソバクテリウム-ヌクレアタム；紡錘菌）やフソバクテリウム-ネクロホルムなどがある。ヌクレアタム菌は唾液中に多数存在しており、化膿巣から検出される。ネクロホルム菌も口腔・腸管中にあって、化膿性疾患の原因菌になる。

8 らせん菌

グラム陰性で、らせん回転によって運動する細菌である。カンピロバクター属・ヘリコバクター属などの細菌がある。

① カンピロバクター属

■カンピロバクター-ジェジュニ／カンピロバクター-コリ

細いらせん状の菌体の一端または両端に鞭毛があって、コルク栓抜き様の特有の運動をする。グラム陰性菌である（⇒図2-15）。

検査　酸素が5〜10％含まれる微好気的条件下で発育する。

病原性　食中毒の代表的な病原菌で、下痢患者の4〜20％から本菌が分離されている。症状は下痢・腹痛・発熱である。感染後にギラン-バレー症候群をおこすことがある。

ニワトリの保菌率が高く、汚染された鶏肉（生や加熱不十分な肉の喫食）が食中毒の原因となることが多いが、井戸水や沢水が感染源となる場合もある（⇒149ページ，表2-2）。

治療　エリスロマイシン、第三世代セフェム系薬、アンピシリン水和物などの抗菌薬が有効である。

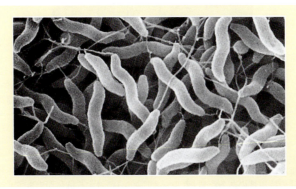

一端または両端に1本の鞭毛をもち、活発に運動する。

⇒図2-15　カンピロバクター-ジェジュニの電子顕微鏡像

なお，カンピロバクター-ジェジュニに類似するカンピロバクター-フェタスは敗血症や心内膜炎・髄膜炎の原因となる。

2 ヘリコバクター属

■ヘリコバクター-ピロリ

カンピロバクター属に類似する，グラム陰性・微好気性の細菌である。らせん状で，ウレアーゼを多量に産生する。

胃に感染し，胃潰瘍・十二指腸潰瘍・慢性胃炎の原因の１つとなり，胃がんの原因としても報告されている。内視鏡を介するヒトからヒトへの医原性の感染の予防が重要である。

クラリスロマイシン（クラリシッド®），アモキシシリン水和物（アモリン®），プロトンポンプ阻害薬の３剤併用療法が有効である。

9 スピロヘータ

コルクの栓抜きのような細長いらせん状の細菌で，特有の運動をする。トレポネーマ属・ボレリア属・レプトスピラ属の細菌がある。

1 トレポネーマ属

■梅毒トレポネーマ（トレポネーマ-パリダム）

長さ 6〜15 μm の細いらせん体をした細菌で，両端が細くなっている（●図2-16）。運動は活発である。染色はギムザ染色法・鍍銀染色法による。

検査● 硬性下疳や扁平コンジローマ，粘膜疹などの分泌液からの鏡検による検出，および梅毒血清反応[1]が行われる。

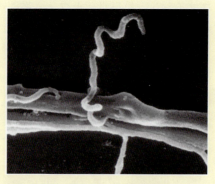

らせん体が特徴的である。
（写真提供：PPS通信社）

● 図 2-16　梅毒トレポネーマの電子顕微鏡像

---

1) 梅毒血清反応：梅毒患者の血清中には，梅毒トレポネーマに対する抗体と，トレポネーマと共通の抗原性のある脂質（カルジオリピン）に対する抗体ができてくる。この２つの抗原を用いて抗体の存在を証明する方法である。

◯ 表2-5　おもな性感染症(STI)の病原体

分類	病原体	疾患
一般細菌	淋菌 梅毒トレポネーマ 軟性下疳菌	淋菌感染症(淋病) 梅毒 軟性下疳
ウイルス	単純ヘルペスウイルス(2型) ヒトパピローマウイルス ヒト免疫不全ウイルス(HIV)	陰部疱疹 尖圭コンジローマ，子宮頸がん エイズ(後天性免疫不全症候群)
クラミジア	トラコーマクラミジア	鼠径リンパ肉芽腫症(第四性病)，非淋菌性尿道炎，子宮頸管炎
真菌	カンジダ-アルビカンス	外陰・腟カンジダ症
原虫	腟トリコモナス 赤痢アメーバ	腟トリコモナス症 アメーバ赤痢＊
寄生虫	疥癬虫 ケジラミ	疥癬 ケジラミ症

＊男性間性交渉者に多い。

病原性● ヒトの**梅毒**の病原菌である。母親が梅毒であれば，梅毒トレポネーマは胎盤を通して胎児に感染し，**先天梅毒**となる。

後天性の梅毒は，第1期・第2期(早期顕症梅毒)の病巣の分泌物が，性交や接吻などによって皮膚・粘膜に侵入して感染する。また梅毒患者の血液の輸血や，梅毒患者からの授乳によって感染することもある。

(1) **第1期**：梅毒トレポネーマが侵入した部位に硬結が生じる(初期硬結)。やがて硬結の周囲が盛り上がると同時に，中央に潰瘍を生じる(硬性下疳)。女性では小陰唇や子宮頸部に，男性では亀頭冠状溝，包皮内板に生じやすい。

(2) **第2期**：バラ疹，丘疹，扁平コンジローマ，粘膜疹，脱毛などがおこる。

なお，性行為による疾患には，細菌・ウイルス・クラミジアなどの各種の微生物や寄生虫によるものが含まれ，**性感染症**(STI)とよばれる(◯表2-5)。

治療● 経口合成ペニシリン・ミノサイクリン塩酸塩(ミノマイシン®)が用いられる。

❷ ボレリア属

■1 回帰熱ボレリア

8～15×0.3μmの大きさで，5～10個のらせんをもつグラム陰性菌である。
シラミやダニによって媒介され，ヒトに感染して**回帰熱**をおこす。数日間の発熱期と下熱期を交互に繰り返す特徴がある。東・中央アフリカの一部や南米の一部で流行しているが，わが国ではみられない。

■2 ライム病ボレリア

0.18～0.25×4～30μmのらせん状の細菌である。マダニからヒトに感染し，

特有の**ライム病**をおこす。発疹，脳神経麻痺，心刺激伝導障害，慢性関節炎などの症状を呈する。アメリカやヨーロッパでの発生例が知られていたが，最近，わが国でも患者がみられるようになった。

③ レプトスピラ属

■1 黄疸出血性レプトスピラ

6～20×0.1 μm の大きさで，らせん状をしており，一端または両端が曲がっている。わが国の稲田・井戸によって 1915 年に発見された。**ワイル病（黄疸出血性レプトスピラ症）** の病原菌である。初発症状としては悪寒・発熱などを呈するが，その後，黄疸，皮膚の点状出血，腎機能不全などを併発し，重症例では脳症状を伴う。

黄疸出血性レプトスピラに感染したネズミの尿が食品・水を汚染し，経口あるいは経皮的にヒトの体内に侵入する。黄疸出血性レプトスピラは，発病から 1 週間後に患者の血液中に移り，2～3 週間後には尿中に出る。九州・山陰地方，千葉県などに多い。

ネズミの駆除を行うほか，アンピシリン水和物，ペニシリン G，ドキシサイクリン塩酸塩水和物（ビブラマイシン®）が用いられる。

■2 その他のレプトスピラ属

レプトスピラ症には，イヌが媒介するイヌ型レプトスピラ症，ノネズミが宿主である秋疫レプトスピラ症などがあり，いずれのレプトスピラもヒトに感染する。

10 マイコプラズマ科

人工培地で培養できる最も小さな細菌で，細菌濾過器を通過する。細菌の特徴である細胞壁ももたない。

● マイコプラズマ属

グラム陰性で，通常は 200～250 nm の大きさで，球状ないし楕円状をしている。口腔・咽頭や生殖器に分布する。

肺炎マイコプラズマ（マイコプラズマ-ニューモニエ）は，**原発性異型肺炎**（発熱・咽頭痛・咳・胸痛などの症状があって，胸部の X 線写真で肺炎様の陰影を呈する疾患）の病原体である。

治療● テトラサイクリン系・マクロライド系・ニューキノロン系抗菌薬が有効であるが，マクロライド系抗菌薬に対する耐性菌が出現している。

11 リケッチア科

リケッチアは，クラミジア・マイコプラズマを除けば，細菌のなかでは最も小さい微生物で，直径 0.2～3.0 μm 程度である。リケッチアの感染は，節

表 2-6　主要病原リケッチアと疾患・発生地・媒介者・保有者

属		学名	疾患	発生地	媒介者（ベクター）	保有者（リザーバー）
リケッチア属	発疹チフス群	リケッチア-プロワツェキイ	発疹チフス	世界各地	シラミ	ヒト
		リケッチア-チフィ	発疹熱	世界各地	ノミ	ネズミ
	紅斑熱群	リケッチア-リケッチイ	ロッキー山紅斑熱	北中南米	マダニ	ダニ
		リケッチア-ジャポニカ	日本紅斑熱	日本	マダニ	ダニ
オリエンチア属		オリエンチア-ツツガムシ	つつが虫病	日本，アジア，オセアニア，極東地域	ツツガムシ	ツツガムシ
その他の属		エールリキア-シャフィーンシス	エールリキア症	アフリカ，ヨーロッパ，韓国，北中南米	マダニ	シカ
		ネオリケッチア-センネツ	腺熱	西日本，東南アジア	不明	不明

足動物（ノミ，シラミ，ダニなど）がベクター（◯107ページ）となっておこる。リケッチアには，次のような特徴がある。

(1) 形態は球菌状・桿菌状のものが多く，グラム陰性で，ギムザ染色法で染色される。
(2) 人工培地での培養はむずかしく，発育には生きた細胞を必要とする**偏性細胞内寄生性**[1]である。
(3) リケッチアは，節足動物の体内では胃腸の上皮細胞内に，ヒト・野生動物・家畜では種々の臓器の小血管に病変をおこす（◯表2-6）。
(4) 熱や消毒薬に対して抵抗力が弱い。

❶ 発疹チフスリケッチア

発疹チフスの病原体で，コロモジラミがヒトからヒトへ媒介する。

血清診断として，間接蛍光抗体法や間接免疫ペルオキシダーゼ法が用いられるほか，PCR法（◯137ページ）による遺伝子診断も行われる。世界中，とくに寒冷地で衛生環境のわるい地域に分布しているが，わが国では根絶している。

❷ 発疹熱リケッチア

発疹熱は，発疹チフスよりも軽い経過をとる風土病性の感染症で，その病原リケッチアは元来イエネズミがもっていて，それに寄生するノミがヒトに媒介する。発疹チフスと同様に，血清診断と遺伝子診断が行われる。

---

[1] 偏性細胞内寄生性：生きた生物の中でしか生息・増殖することができない性質。また，そのような微生物を**偏性細胞内寄生体**という。

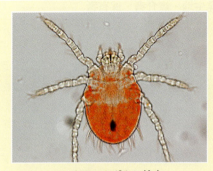
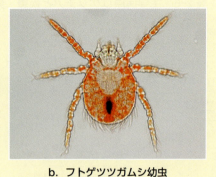

a. タテツツガムシ幼虫　　　b. フトゲツツガムシ幼虫

(写真提供：愛知医科大学　角坂照貴氏)

● 図 2-17　つつが虫病を媒介するベクター

③ つつが虫病オリエンチア（つつが虫病リケッチア）

　古くからわが国には，新潟県の信濃川・阿賀野川，山形県の最上川，秋田県の雄物川などの沿岸にアカツツガムシによる**つつが虫病**の発症のあることが知られていた（古典的つつが虫病）。これは 1960 年代までに激減したが，その後，タテツツガムシやフトゲツツガムシをベクターとする新型つつが虫病が発生し，現在は全国的に広くみられる（●図 2-17）。

　オリエンチア-ツツガムシ[1]は，つつが虫病の病原体である。

感染経路●　ツツガムシは代々リケッチアをもっていて，ヒトを刺して感染する。ツツガムシは卵→幼虫→若虫→成虫と姿をかえるが，ヒトや動物を刺すのは幼虫の時期だけである。

検査●　患者の血液をマウスに注射して，リケッチアを分離する。また，PCR 法による病原体の遺伝子の検出が行われる。

病原性●　腸チフスのような熱性疾患で，ツツガムシに刺された皮膚は刺し口を形成し，局所リンパ節がはれ，発疹が出る。

治療●　テトラサイクリン系抗菌薬（ミノサイクリンなど）が使用される。

12 クラミジア科

　クラミジアは広い意味で細菌に含まれるが，性質はリケッチアに近く，次のような性質をもっている（●表 2-7）。

（1）増殖するのに生きた細胞を必要とする，偏性細胞内寄生性である。
（2）光学顕微鏡で見ると球菌状で，グラム陰性である。
（3）核酸として DNA と RNA をもっている。二分裂によって増殖する。

---

[1] オリエンチア-ツツガムシ：従来はリケッチア-ツツガムシとよばれていたが，現在オリエンチア属に分類されている。

◯ 表 2-7 各種微生物の比較

	細菌	リケッチア	クラミジア	ウイルス
培地での発育	+	−	−	−
二分裂増殖	+	+	+	−
光学顕微鏡での観察	+	+	+	−
核酸	DNA および RNA	DNA および RNA	DNA および RNA	DNA または RNA
抗生物質に対する感受性	+	+	+	−

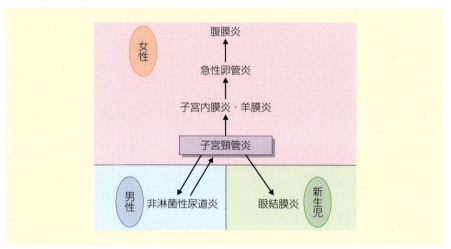

◯ 図 2-18 トラコーマクラミジアの感染

(4) リボソーム・代謝系酵素をもっている。
(5) 感染性はあっても増殖のできない基本小体と、非感染性で増殖可能な初期小体とがある。
(6) サルファ剤などの抗菌薬で増殖が抑制される。
(7) 熱に弱く、60℃・10 分間で失活し、エーテル・ホルマリン・フェノールで急速に殺菌される。

❶ トラコーマクラミジア（クラミジア-トラコマチス）

　　トラコーマの病原体である。患者の眼・鼻からの分泌物と、これらによって汚染された物体を介して感染する（◯ 図 2-18）。
　このほかに、鼠径リンパ肉芽腫症（性病性リンパ肉芽腫）、封入体結膜炎、非淋菌性尿道炎、子宮頸管炎などをおこし、**性感染症**の原因菌として注目されている。とくに**非淋菌性尿道炎**の 50％ が、トラコーマクラミジアが原因となっている。

❷ オウム病クラミドフィラ（クラミドフィラ-シッタシ）

　　オウムやハトなど、多くの鳥類がもっている病原体で、鳥類の排泄物の塵埃や、保菌者からの飛沫によって感染する。乾性咳、高熱、全身倦怠感、筋

⬢ 表2-8 クラミジアの種類と疾患

クラミジアの種類	疾患	感染経路
トラコーマクラミジア	トラコーマ 封入体結膜炎 鼠径リンパ肉芽腫症 非淋菌性尿道炎	接触 接触 性交 性交
オウム病クラミドフィラ	オウム病	吸入(感染鳥の排泄物)
肺炎クラミドフィラ	肺炎・気管支炎	吸入(ヒト)

肉痛などのインフルエンザ様症状，とくに重症呼吸不全や多臓器不全をおこす例もある(⬢表2-8)。

③ 肺炎クラミドフィラ(クラミドフィラ-ニューモニエ)

1989年に新たに発見されたクラミジアである。肺炎や気道感染などをおこす。

まとめ

- 細菌の細胞の外側は細胞壁でおおわれ，内側に細胞膜・細胞質があり，細胞質の中には核様体がある。さらに周辺に莢膜・鞭毛・線毛などの付属器官をもつものもある。
- 細菌の芽胞は休止型で，熱や消毒薬に対してきわめて強い抵抗力を示す。
- 細菌は，発育や増殖に酸素を必要とするか否かにより，偏性好気性菌，偏性嫌気性菌，通性嫌気性菌，微好気性菌などに分けられる。
- 細菌はグラム陽性菌とグラム陰性菌のどちらかに分けられる。
- 細菌は二分裂によって増殖し，培養によって同じ細胞からなる集まりを形成する。この細胞集団をコロニー(または集落)とよぶ。
- 感染症を早期に診断するため，ハイブリダイゼーション法やPCR法といった遺伝子診断が行われている。

復習問題

① 次の文章の空欄を埋めなさい。

▶栄養素をみずから合成できる細菌を(①　　　)栄養菌といい，ほかの生物から栄養素を取り入れないと生育できない細菌を(②　　　)栄養菌という。

▶O157などに代表される腸管出血性大腸菌は，(③　　　)毒素を産生する。

▶コレラ菌のうち，O1またはO139以外のO抗原をもつものを(④　　　)ビブリオという。

▶レジオネラ-ニューモフィラはレジオネラ肺炎のほか(⑤　　　)熱とよばれる熱性疾患の原因ともなる。

▶結核菌など抗酸菌の最も代表的な抗酸性染色法をチール-(⑥　　　)染色という。

▶クロストリディオイデス-ディフィシレは，抗菌薬の投与が誘因となって腸管内で増殖し，(⑦　　　)性腸炎をおこす。
▶トレポネーマ-パリダムは，性感染症の代表的疾患である(⑧　　　)の病原菌である。
▶トラコーマクラミジアは(⑨　　　)尿道炎のおもな原因となっている。

❷ 次の問いに答えなさい。
①細菌が1回の分裂増殖に要する時間をなんというか。
　　　答(　　　　　　　　　　)
②結核菌以外の抗酸菌のうち，結核に似たような病変をヒトにおこす菌を総称してなんというか。
　　　答(　　　　　　　　　　)
③胃に感染し，胃がんの原因になると考えられている，カンピロバクターに類似した細菌をなんというか。
　　　答(　　　　　　　　　　)

❸ 〔 〕内の正しい語に丸をつけなさい。
①コアグラーゼを産生するのは〔 黄色・表皮 〕ブドウ球菌である。
②STSSは〔 A群・B群・緑色 〕レンサ球菌による突発的な敗血症性のショック症状である。
③MDRAは多剤耐性〔 アシネトバクター・緑膿菌 〕のことである。
④緑膿菌はグラム〔 陽性・陰性 〕である。
⑤毒素型食中毒をおこすのは〔 腸炎ビブリオ・ボツリヌス菌・腸管出血性大腸菌 〕である。
⑥米のとぎ汁様便を呈するのは〔 赤痢菌・サルモネラ属・コレラ菌 〕の感染による。
⑦〔 セレウス菌・らい菌・軟性下疳菌 〕は性感染症の原因となる。
⑧発疹チフスの病原菌は〔 レプトスピラ・リステリア・リケッチア 〕である。

❹ 左右を正しく組み合わせなさい。
①腸管出血性大腸菌・　　・Ⓐ猩紅熱
②A群レンサ球菌　・　　・Ⓑ膿漏眼
③淋菌　　　　　　・　　・Ⓒ HUS
④破傷風菌　　　　・　　・Ⓓ牙関緊急

❺ 左右を正しく組み合わせなさい。
①髄膜炎菌　　　・　　・Ⓐ異染小体
②ジフテリア菌・　　　・Ⓑ抗酸菌
③結核菌　　　　・　　・Ⓒ偏性嫌気性菌
④ウェルシュ菌・　　　・Ⓓグラム陰性菌

第3章 ウイルス

ウイルスは生きた細胞内でしか増殖できない**偏性細胞内寄生体**(→165ページ)で，最も小さい微生物である。感染する宿主によって，動物ウイルス・植物ウイルス・昆虫ウイルス・細菌ウイルス(バクテリオファージ)などに分類されるが，ここではヒトの感染症にかかわる動物ウイルスを対象に，その種類，特徴，感染と感染経路，予防，および各種ウイルスの病原性とその感染症などについて学習しよう。

A ウイルスの種類と特徴

1 ウイルスの性状と分類

ウイルスは細菌とはまったく異なる微生物で，特殊な増殖のしかたをする。ウイルスの分離も細菌とは異なり，実験動物への接種，孵化鶏卵培養・組織培養などの特殊な方法を用いる。また感染経路も一部異なり，消毒法・予防法などもやや特殊である。がんにかかわるウイルスも知られている。

1 ウイルスの一般的性状

共通する特徴● ウイルスにはほかの微生物とは異なり，特有の共通する特徴がある。

(1) ウイルスは小さく，**細菌濾過器**(細菌濾過フィルター)を通り抜ける。
(2) 光学顕微鏡ではウイルスを見ることはできないが，電子顕微鏡でその形をとらえることができる。
(3) 細菌のように人工培地では増殖せず，生きた細胞の中でしか増えない。ウイルスの培養・分離には，動物の細胞や孵化鶏卵を用いる(→174ページ)。
(4) ウイルスは，細胞内では細菌のように二分裂によっては増殖しない。増殖の様式は，宿主細胞表面へのウイルスの吸着→細胞内への侵入→脱殻→素材(核酸とタンパク質)の合成→ウイルス粒子の組み立て→ウイルス粒子の放出→遊離ウイルスの過程をとる(→174ページ，図3-2)。細菌に

⊃ 表3-1 ウイルスの大きさ

ウイルス・赤血球	大きさ：直径(nm)
赤血球	7,000〜8,000
ウイルス	20〜300
狂犬病ウイルス	幅約75×長さ約180（弾丸状）
パラミクソウイルス	150〜250
インフルエンザウイルス	80〜120
フラビウイルス	40〜50
パルボウイルス	18〜26

　　　寄生するウイルス（バクテリオファージ）は，細菌に吸着後，細菌の中に自身のDNAを注入し，多数のバクテリオファージを複製する。
(5) DNAかRNAのどちらか一方の核酸をもつ。
(6) 終生免疫ができるのは，ウイルス感染の場合が比較的多い。その場合，ワクチンによって予防することができる。
(7) 一般に抗菌薬はきかない。
　　動物ウイルスの化学的組成は**核酸**と**タンパク質**が主で，その保有する核酸の種類によって，**RNA（リボ核酸）ウイルス**と**DNA（デオキシリボ核酸）ウイルス**に分けられる。核酸はウイルスの増殖に関係し，タンパク質は形態の保持と抗原性に関係している。

形態　各種のウイルスと赤血球の大きさを比較したのが⊃**表3-1**である。ウイルスの大部分は正二十面体など球形に近い形をしているが，弾丸状やひも状のものなどもある。

封入体　ウイルスが細胞に感染すると，増えたウイルスが固まり，また感染の結果できる産生物が一緒になって，正常の細胞にはみられないような形態に染色されることがある。これを**封入体**といい，鑑別の重要な手がかりになる。
　　たとえば，痘瘡ウイルスのグアルニエリ小体，狂犬病ウイルスのネグリ小体などがそれである。

② ウイルスと病型の分類

　　ウイルスは，もっている核酸（DNA・RNA）の種類，ウイルス粒子の大きさ・形態・構造，エンベロープ（外被）の有無などから分類されている。
　　また，ウイルス感染によるヒトの疾患を分類すると，①呼吸器系疾患，②中枢神経系疾患，③発疹性疾患，④消化器系疾患，⑤免疫系疾患，⑥眼疾患，⑦肝疾患に大別される。ウイルスと疾患の関係は，⊃**表3-2**に示すとおりである。

③ ウイルスの構造

　　ウイルスは，遺伝子である**核酸**と，それを保護する**タンパク質**からなるが，

○表 3-2　ウイルス感染症の臨床病型と病原ウイルスとの関連

臨床病型	病原ウイルス
呼吸器系疾患	インフルエンザウイルス，RS ウイルス，アデノウイルス，コロナウイルス
中枢神経系疾患	狂犬病ウイルス，コクサッキーウイルス，単純ヘルペスウイルス，エコーウイルス，ムンプスウイルス，ポリオウイルス，日本脳炎ウイルス
発疹性疾患	アデノウイルス，パラミクソウイルス，ヘルペスウイルス，肝炎ウイルス，痘瘡ウイルス，ピコルナウイルス，レオウイルス，コクサッキーウイルス
消化器系疾患	ノロウイルス，ロタウイルス，エコーウイルス
免疫系疾患	HIV，HTLV-1
眼疾患	アデノウイルス，エンテロウイルス 70 型，単純ヘルペスウイルス
肝疾患	肝炎ウイルス

あるウイルスではさらに外側にリポタンパク質性の**エンベロープ**をもっている。

　核酸は一本鎖と二本鎖の 2 種類がある。核酸-タンパク質複合体は，タンパク質粒子が正二十面体をつくって，その中に裸の核酸を包み込むものと，核酸がらせんを形成し，そこにバナナ状にタンパク質が付着するものとの 2 種類がある。

4 ウイルスの抵抗力

温度●　熱に対しては弱く，一般に 60℃・30 分間で不活化（死滅）される。乾燥には比較的弱い。しかし，B 型肝炎ウイルスの不活化には，100℃で 10 分間を要する。一方，低温には強く，4℃で 1 週間ないし数か月，−70℃では数年間も生存しつづける。

消毒薬●　エンベロープをもつウイルスは，エーテル（アルコール）に弱い。次亜塩素酸ナトリウム，ポビドンヨード，グルタルアルデヒドには消毒効果がみとめられる。

5 ウイルスの感染と増殖

感染経路●　ウイルスは細菌と似た感染経路をとり，経口・経気道・接触・昆虫媒介などの経路でヒトに感染する（○表 3-3）。なお特別な例としては，次のようなものがある。

（1）経胎盤感染：母体から胎盤を介してウイルスが感染する。たとえば，風疹ウイルスの垂直感染[1]などがある。

1）垂直感染：経胎盤感染と，出産時の産道からの感染（ヒト免疫不全ウイルス〔HIV〕やヘルペスウイルスなど），母乳からの感染（ヒト T 細胞白血病ウイルス〔HTLV-1〕など）の 3 つを含めていう。

● 表 3-3　おもなウイルスの侵入門戸

侵入門戸	おもなウイルス
眼粘膜	アデノウイルス
口腔粘膜	ヘルペスウイルス
気道	インフルエンザウイルス，痘瘡ウイルス，アデノウイルス，ヘルペスウイルス，ムンプスウイルス，麻疹ウイルス，水痘ウイルス，風疹ウイルス，コロナウイルス
口腔→腸管	ポリオウイルス，A・E 型肝炎ウイルス，コクサッキーウイルス，エコーウイルス，アデノウイルス
生殖器	ヘルペスウイルス，HIV，HTLV-1，B 型肝炎ウイルス，ヒトパピローマウイルス
刺傷口	日本脳炎ウイルス，デングウイルス，SFTS ウイルス，ジカウイルス，チクングニアウイルス
輸血	B 型・C 型肝炎ウイルス，HIV，HTLV-1

（2）日和見感染：一度感染したウイルスが体内に残っていて，体力が低下したときに再び増えて病気をおこす。ヘルペスウイルスやアデノウイルスなどが原因となる。

潜伏期●　ウイルス感染症には，ウイルスが感染してから発病するまで非常に長い期間（潜伏期）がかかるものがある。例として，JC ウイルスによる進行性多巣性白質脳症（PML）などがある。このような感染症を**遅発性ウイルス感染症**という。

臓器親和性●　感染して体内に侵入したウイルスが増殖する臓器は，決まっていることが多い。たとえば，日本脳炎ウイルスは脳組織に侵入して脳炎をおこし，痘瘡ウイルスは皮膚・粘膜に病変をあらわす。これを臓器親和性という。

病態の二相性●　ウイルス感染症では，①ウイルス侵入部位での増殖による発病と，②それに続く親和性臓器での増殖による発病との，二相性の病態を示すことが多い（● 図 3-1，2）。

2 ウイルスの検査法

ウイルス感染症の診断・治療には，ウイルスの検査が必要である。ウイルスの検査法には，ウイルスの分離・同定法のほかに，免疫学的な方法によるウイルス抗体価の測定やイムノクロマトグラフィー法による迅速診断法，PCR 法などを用いた遺伝子診断などがある。

1 ウイルスの分離・同定

ウイルスの同定には，検体からウイルスを培養し，分離する必要がある。生きた細胞からウイルスを分離する方法としては，次の 3 つの方法がある。
（1）実験動物への接種
（2）孵化鶏卵培養

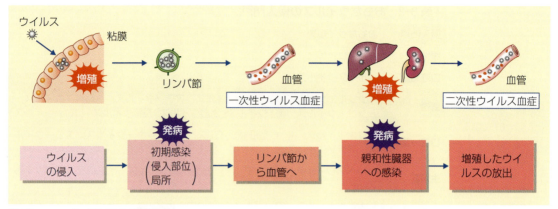

図3-1　ウイルスの感染形態

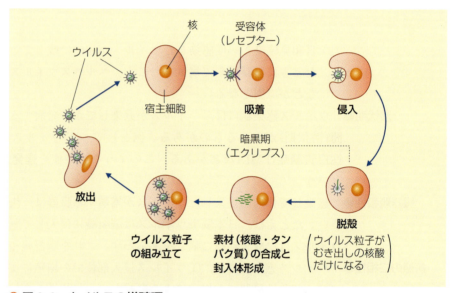

図3-2　ウイルスの増殖環

(3) 組織培養

　検体（検査材料，試料）には，血液・脳脊髄液・喀痰・鼻腔ぬぐい液・咽頭ぬぐい液・うがい液・唾液・便・尿・水疱内容液などが使われる。

実験動物接種　ウイルスの種類によって，適当な実験動物と接種部位が決まっている。日本脳炎ウイルスはマウスの脳内に接種する。

孵化鶏卵培養　ふつうは8〜12日間発育させた有精鶏卵の中に，ウイルスを含んだ検体を無菌的に注入してウイルスの増殖を促す（図3-3）。近年は，組織培養の普及に伴いあまり行われなくなったが，インフルエンザウイルスのワクチン製造においては依然として用いられている。

組織培養　適当な栄養分を入れたガラスびんなどの中で動物の生きた組織・細胞を増殖させ，これにウイルスを含んだ検体を注入する。ウイルスは細胞内に侵入

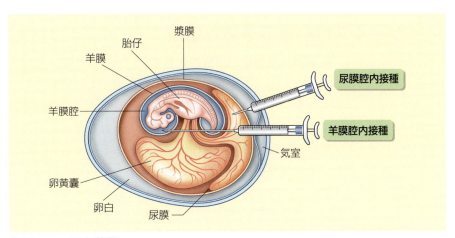

◐ 図 3-3　発育鶏卵

して細胞を破壊する**細胞変性効果**をもたらすので，細胞の状態を顕微鏡で観察し，細胞がこわれたかどうかで，ウイルスが増えたかどうかを判定することができる。

HeLa（ヒーラ）細胞，ベロ細胞，FL 細胞などの特殊な細胞が用いられる。これを**株化細胞**という。

❷ 免疫血清検査

細菌の場合と同じように，ウイルスの感染があると，血液中にそのウイルスに対する特異的な**抗体**が産生される。そこで，血清学的に抗体の種類と，感染症の経過に伴う**抗体価**（抗体の量）の上昇の程度を調べると，どのようなウイルスの感染を受けたのかを知ることができる。

血清は感染症のはじめ（急性期）と 2〜3 週間後（回復期）の 2 回採血して，両者の血清（**ペア血清**[1]）について検査する。一方，HIV・HBV・HCV・HTLV-1 などは 1 回の検査で感染の判定ができる。

検査法には，中和試験，補体結合反応，赤血球凝集抑制反応，標識抗体法（蛍光抗体法，酵素免疫測定法〔EIA・ELISA〕，イムノクロマトグラフィー法）がある。

❸ 遺伝子診断

137 ページ・253 ページを参照のこと。

1）ペア血清：抗体の産生までには時間がかかるため，感染初期（急性期）の血清以外に，一定期間経過後の血清（回復期）も検査する（◐「臨床検査」246 ページ，図 2-6）。

3 ウイルス性疾患の予防と治療

　ウイルス感染症の治療法として，抗ウイルス薬や免疫グロブリン療法がある。また，症状を軽減する目的で対症療法も行われる。しかし，偏性細胞内寄生性というウイルスの特性のために，宿主の細胞にまったく障害を与えないで，ウイルスの増殖だけを抑えることはむずかしい。そのため，**抗ウイルス薬**は限られており，副作用がみられるものも多い。

　一方，**ワクチン**を注射することによって感染を防止し，発病を抑えるという方法は有効である。現在のところ，麻疹・ポリオ・インフルエンザ・日本脳炎・風疹などの予防に，すぐれたワクチンが使用されている。

抗ウイルス薬●　抗ウイルス薬は，通常は化学療法薬をさす。一部のウイルスにとどまるが，DNA 合成やタンパク質形成などのウイルスの増殖過程を阻害する化学療法薬がある。インフルエンザウイルス感染には，オセルタミビルリン酸塩(タミフル®)やザナミビル水和物(リレンザ®)，ヘルペスウイルス感染にはアシクロビル(ゾビラックス®)やビダラビン(アラセナ-A)，HIV(ヒト免疫不全ウイルス)には逆転写酵素阻害薬，プロテアーゼ阻害薬やインテグラーゼ阻害薬など多種のものがある。

　インターフェロン(IFN) はタンパク質または糖タンパク質からなり，ウイルスの増殖を抑える作用がある。サイトカインの一種であり，ウイルスあるいはその他の物質が，細胞を刺激することによって細胞から産生される。B型・C型肝炎の治療に用いられているが，治療効果は完全とはいえず，近年ではほかの抗ウイルス薬との併用や，用いられない場合もある。

免疫グロブリン●　正常なヒトの血漿から精製したヒト免疫グロブリン製剤は，種々の抗体を含んでいる。また，特定のウイルスに対する抗体を高力価に含んだ特殊免疫グロブリン製剤などもあり，免疫不全宿主における感染予防や治療に用いられる。

ウイルスワクチン●　ウイルスワクチンには次のようなものがある（⊃113ページ, **表1-8**, 114ページ, **表1-9**）。
　(1) 生ワクチン：麻疹・風疹・ムンプス・水痘・痘瘡[1]・黄熱など。
　(2) 不活化ワクチン：ポリオ・日本脳炎・A型肝炎・狂犬病など。
　(3) 成分ワクチン：インフルエンザ・B型肝炎・子宮頸がんなど。
　(4) 核酸ワクチン：新型コロナウイルス感染症

---

[1] 痘瘡生ワクチン：痘瘡は根絶されたので，現在は厚生労働大臣の指示による臨時接種となっている(2017年現在)。

B おもな病原ウイルス

1 DNA ウイルス

核酸として DNA をもつウイルスで，ポックスウイルス科・ヘルペスウイルス科・アデノウイルス科・パピローマウイルス科などが含まれる。

① ポックスウイルス科

1 痘瘡ウイルス

痘瘡（天然痘）の病原ウイルスである。20 世紀後半までインド・東南アジア・アフリカ・南アメリカなどの風土病の病原ウイルスとして常在し，毎年，数万人に及ぶ患者の発生をもたらしたが，WHO が実施してきた**種痘**による痘瘡根絶計画が成功し，1980 年には全世界から痘瘡は絶滅されたと宣言された。しかし，生物兵器などにより蔓延する危険性を懸念し，2003 年 10 月の法改正で痘瘡が一類感染症に加えられた。

2 伝染性軟属腫ウイルス

伝染性軟属腫ウイルスは，主として小児あるいは運動選手の皮膚（顔面・四肢・背部・外陰部）に接触によって感染し，直径 2～5 mm の白い真珠色で中央のへこんだ水疱性の結節（伝染性軟疣，水いぼ）を生じる。

3 エムポックスウイルス

2022 年にヨーロッパ・アメリカ地域を中心として世界的に流行した。

② ヘルペスウイルス科

1 単純ヘルペスウイルス

単純ヘルペスウイルスには 1 型と 2 型とがある。1 型は主として**口内炎**をおこし，2 型は**陰部ヘルペス**の原因となることが多い。1 型は生後 20 年間で 60% のヒトが感染を受けるが，多くは不顕性で，三叉神経節に潜伏する。2 型は性的接触によって伝播する**性感染症**の 1 つである。

両型とも発熱・疲労・外傷や妊娠に際して活性化し，口唇ヘルペス・角膜ヘルペス・陰門腟炎，あるいは脳炎・髄膜炎などをおこす。母親の産道がこのウイルスに汚染されていると，新生児ヘルペスをおこすことがある。

治療● 口唇や陰部，角膜のヘルペスに対して，アシクロビル（ゾビラックス®）などが用いられる。

2 水痘-帯状疱疹ウイルス

水痘-帯状疱疹ウイルスは，接触感染，飛沫感染，まれに空気感染（飛沫核感染）によって小児に**水痘**（五類感染症）を発病させる。ウイルスはその後，脊髄後根に潜伏し，免疫機能低下時や高齢になった際に，特定の感覚神経が

支配する皮膚領域に，疼痛を伴う片側性の発疹(**帯状疱疹**)をおこすことがある。小児期の水痘と成人の帯状疱疹は，同一のウイルスによるものである。2014年10月から，弱毒生ワクチンが1歳から3歳児を対象に定期接種(2回接種)となった。

3 EBウイルス[1]

飛沫あるいは接吻によって伝播し，思春期から若年層に好発する**伝染性単核〔球〕症**，アフリカ中西部の小児に好発する**バーキットリンパ腫**，中国・東南アジアで多い**上咽頭がん**の病原ウイルスと考えられている。伝染性単核症に特有な血清反応を**ポール-バンネル反応**[2]という。ほとんどが不顕性感染である。

4 サイトメガロウイルス

サイトメガロウイルスは感染細胞に封入体をもった巨細胞(**巨細胞封入体**)をつくる特性があり，サイトメガロウイルス感染症を**巨細胞封入体病**ともよぶ。そのうち，母親から経胎盤感染した出生児に生じる**先天性巨細胞封入体病**では，肝臓・肺・脳・造血臓器の障害や，知能障害などをおこすことがある。後天的な感染では多くは不顕性であるが，ときに肝炎・貧血・伝染性単核症の発症をみる。尿・唾液・子宮頸管分泌液などにウイルスを排泄するため，水平感染がおもな感染経路である。精液中にもみとめられ，性交による感染もみとめられている。

5 ヒトヘルペスウイルス6，7

突発性発疹の原因ウイルスである。突発性発疹は，おもに6〜12か月の乳幼児にみられる。日本では多くの乳児が1年以内に感染し，たいてい2歳までに抗体陽転化を示す。本症は39℃前後の突然の発熱で始まり，発疹や消化器症状などがみられるが，予後は比較的良好である。ヒトヘルペスウイルス7の初感染は，ヒトヘルペスウイルス6の感染時期よりもやや遅れている。

6 その他のヘルペスウイルス

上記のほかに，ヒトヘルペスウイルス8(カポジ肉腫や悪性リンパ腫などと関連)や，Bウイルスがある。Bウイルスはマカク属のサルに常在するウイルスで，サルによる咬傷により熱性・神経性疾患(Bウイルス病〔四類感染症〕)をおこす。

3 アデノウイルス科

上気道の炎症や，**咽頭結膜熱**(**プール熱**)と**流行性角結膜炎**の原因ウイルスである(◯図3-4)。気管支炎・肺炎もおこし，そのほか**急性出血性膀胱炎**や

---

1) EBウイルス：発見者のエプスタイン M. A. Epstein とバー Y. M. Barr にちなんでEBウイルスと命名された。
2) ポール-バンネル Paul-Bunnell 反応：血清中にヒツジ血球凝集素価が上昇しているかどうかを調べる反応である。伝染性単核症以外に血清病でも陽性になることがある。

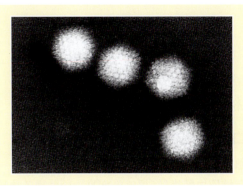
エンベロープをもたない正二十面体構造をしている。

◆図 3-4　アデノウイルス

◆表 3-4　アデノウイルスによっておこるおもな疾患

・かぜ症候群	・急性濾胞性結膜炎
・咽頭結膜熱またはプール熱(夏かぜ)	・流行性角結膜炎
・急性気道疾患または熱性カタル	・小児腸重積症
・ウイルス性肺炎	・急性出血性膀胱炎
	・乳幼児急性胃腸炎

胃腸炎などの多様な病気に関与する(◆表 3-4)。

　患者の咽頭ぬぐい液やうがい液，眼結膜のぬぐい液，便を検体としてウイルスを分離する。遺伝子の相同性や赤血球凝集能などをもとに A〜G の 7 種類に，さらに 51 の血清型を含む多くの型に分類されている。なかでも咽頭結膜熱では 3 型，胃腸炎では 40 型や 41 型，膀胱炎では 11 型が多い。このウイルスは環境に強く，通常の消毒薬にも比較的強いが，塩素には弱い。

❹ パピローマウイルス科

　皮膚(上下肢・顔面・口囲・足底)，粘膜(外陰部・喉頭)に乳頭腫(いぼ)をつくる**ヒトパピローマウイルス**がある。ヒトパピローマウイルスは**子宮頸がん**の原因ウイルスとしても注目されている。

❺ ポリオーマウイルス科

　ここに分類される **JC ウイルス**が，慢性の神経性痘瘡である**進行性多巣性白質脳症(PML)** をおこす。

❻ パルボウイルス科

　ヒトパルボウイルス B19 は，**伝染性紅斑**や，急性熱性疾患，関節炎などをおこす。伝染性紅斑は，「リンゴ病」「リンゴほっぺ」とよばれ，発熱と頬の紅斑を主症状とし，春から秋にかけて学童の間で流行する。飛沫感染や，鼻汁を介した手指による接触感染がある。

2 RNAウイルス

核酸としてRNAをもつウイルスで，ピコルナウイルス科・レオウイルス科・トガウイルス科・オルトミクソウイルス科など，多くのウイルスがある。

1 ピコルナウイルス科

■エンテロウイルス属

1 ポリオ（急性灰白髄炎）ウイルス

ポリオ（急性灰白髄炎〔二類感染症〕），いわゆる**小児麻痺**の病原ウイルスである。その感染経路は図3-5に示すように，便や口腔・咽頭の分泌液中のウイルスがいろいろな経路によって口から入り，扁桃と回腸のリンパ組織で増え，その近くのリンパ節を経て血液中に移り，ついで中枢神経に侵入する。このため，ポリオの初期には上気道・胃腸の炎症をおこし，つづいて麻痺症状をあらわすことになる。不全型感染者および不顕性感染者が多い。

予防● ポリオウイルスは1～3型に区別され，ワクチンによる予防効果が高い。予防接種としてのワクチンは2012年9月より生ワクチンから不活化ワクチンに変更された。

2 コクサッキーウイルス

アメリカのコクサッキーという町ではじめて分離されたウイルスで，A群とB群に分けられる。A群は**ヘルパンギーナ**，**手足口病**，急性出血性結膜炎，B群は**流行性筋痛症**，急性心筋炎，夏季下痢症の病原ウイルスである。そのほか，夏かぜ・**無菌性髄膜炎**・発疹症などはA・B両群が原因となる。

手足口病は1960年代から発生した疾患で，乳幼児・学童がかかりやすく，口内炎，発熱，皮膚の丘疹や水疱がみられる。便中に長期間ウイルスが排

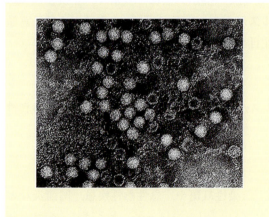
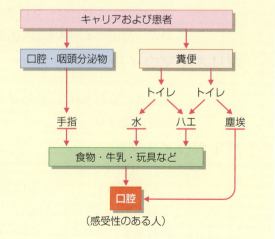

◯図3-5　ポリオウイルスとその感染経路

泄され，経口的に，あるいは飛沫によって感染する。

3 エコーウイルス

エコーウイルスは，夏から初秋にかけて幼児に感染症をおこす。感染経路はポリオウイルスやコクサッキーウイルスと同様，経口による。無菌性髄膜炎，発疹，上気道の炎症（夏かぜ），下痢などの症状を呈する。

4 その他のエンテロウイルス

上記のほかに，エンテロウイルス D68 型，70 型，71 型などがある。D68 型は発熱，鼻汁，咳・喘息様発作・呼吸困難などの呼吸器症状を呈し，弛緩性麻痺との関連が疑われている。70 型は**急性出血性結膜炎**の原因ウイルスである。71 型はコクサッキーウイルス A 群（6 型，16 型）と同様に手足口病をおこし，無菌性髄膜炎の原因になる。

■ ライノウイルス，その他のピコルナウイルス

代表的な**かぜ症候群**の病原ウイルス[1]である。1年を通してみられるが，とくに春と秋に多発する。多彩なかぜ症状を呈し，小児では，ときに気管支炎・肺炎をおこす。その他のピコルナウイルスとして，流行性筋痛症，胃腸炎，呼吸器症状の原因となるパレコウイルスがある。

❷ レオウイルス科

■ ロタウイルス

レオウイルス科には，ヒトを自然宿主とするものが多数ある。病原性は不明なものがほとんどであるが，ロタウイルスのみが，**乳幼児の冬季の急性下痢症**をおこす病原ウイルスとして重要である（◎図 3-6）。重症の小児下痢症の病原微生物としては最も多く，半数近くを占める。本症の下痢便が水様性

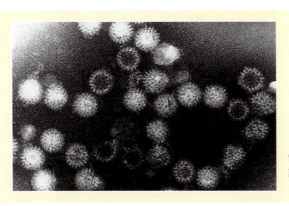

電子顕微鏡で車輪（ラテン語で rota）状に見えたことが名称の由来である。

◎ 図 3-6　ロタウイルス

---

[1] かぜ症候群の病原ウイルス：インフルエンザウイルス，ヒトパラインフルエンザウイルス，RS ウイルス，アデノウイルス，ライノウイルス，コクサッキーウイルス，エコーウイルス，コロナウイルス，レオウイルスなどがある。

の白色を呈するところから，以前は小児白色便性下痢症，小児仮性コレラあるいは白痢(はくり)とよばれていた。経口感染による。

③ トガウイルス科

トガウイルス科は，アルファウイルス属とルビウイルス属からなる。アルファウイルス属はカ(蚊)の吸血によって生体内に侵入するウイルスで，**チクングニヤウイルス**などがある。ルビウイルス属に属するウイルスは風疹ウイルスのみである。

■風疹ウイルス

風疹(ふうしん)の病原ウイルスである。風疹は「三日はしか」といわれ，ヒトが唯一の宿主で，ヒトからヒトへ飛沫を介して経気道的に感染する。潜伏期は通常2～3週間で，発熱・発疹・リンパ節腫脹(しゅちょう)が主症状である。

妊婦が妊娠5か月以内(とくに1～2か月)に感染すると，ウイルスは胎盤を通って胎児に感染(経胎盤感染)し，心臓奇形や白内障・網膜炎などの眼疾患，内耳性難聴などを特徴とする**先天性風疹症候群**(CRS[1])〔五類感染症〕)をきたす危険性が高い。その出現率は，妊娠1か月が50％，2か月が35％，3か月が18％，4か月が8％となっている。妊娠5か月以降は，胎児に奇形を生じる可能性はほとんどない。ウイルスは，咽頭ぬぐい液・尿・血液(リンパ球)から組織培養で分離される。

予防● 生ワクチンが開発され，定期予防接種の対象疾病になっている。また小児に対して，風疹・流行性耳下腺炎・麻疹の三種(MMR)混合ワクチンが定期接種されていたが，副作用の問題から中止され，2006年から**風疹と麻疹の二種(MR)混合ワクチン**の接種がすすめられている。ワクチン接種後少なくとも2か月間は妊娠を避ける。

④ フラビウイルス科

フラビウイルス科には，脳炎をおこすものと熱性疾患をおこすものとがある。いずれもカ(蚊)が媒介する。

①日本脳炎ウイルス

7月から10月にかけて流行する**日本脳炎**(四類感染症)の病原ウイルスである。わが国での発病の報告はほとんどなくなったが，南・東南アジアでは，依然，流行を繰り返している。潜伏期は1～2週間で，多くは潜伏感染をするが，発症すると全身倦怠(けんたい)感・発熱から脳炎・痙攣発作へと進み，重症化して致命率は高い。

ベクター・ 日本脳炎ウイルスは，ウイルスを保有する**コガタアカイエカ**(蚊)の刺咬(しこう)に
増幅動物● よって感染する。ブタや鳥類がウイルスを保有していること，カの繁殖と日

---

1) CRS：congenital rubella syndrome の略(しゅう)。

本脳炎の流行の一致，さらにカからウイルスが分離されることから，ブタ→コガタアカイエカ→ヒトの感染経路が推定されている。ベクター（●107ページ）であるカに媒介されたウイルスがウマ・ブタなどの体内で増殖し，ウイルスの毒力が強まるので，ウマやブタは**増幅動物**とよばれる。ヒトからヒトへの感染はない。

予防● 予防接種が有効である。

2 デングウイルス

カ（蚊）が媒介する熱性疾患である**デング熱**（四類感染症）の病原ウイルスで，東南アジア・インド・中南米・アフリカなどの熱帯・亜熱帯地域に広く分布する。1945年以降，わが国では輸入例のみがみとめられていたが，2014年8月末から9月に国内事例が報告された。ウイルスはネッタイシマカ，ヒトスジシマカによって媒介され，デング熱になると高熱・発熱，関節その他の疼痛をきたす。さらに出血熱のかたちをとるとショックに陥り重症化する。予防のためのワクチンはない。

3 黄熱ウイルス

黄熱（四類感染症）の原因ウイルスである。アフリカ・南米に限局して分布し流行がみられるが，わが国には患者発生はみられない。ネッタイシマカによって媒介され，高熱・出血傾向・リンパ節腫脹・黄疸などの症状が出る。予防には生ワクチンが有効である。

4 ウエストナイルウイルス

同じくカによって媒介される，**ウエストナイル熱**（四類感染症）の原因ウイルスである。北米を中心に感染例が報告されている。ウエストナイル熱・脳炎は発熱・発疹や脳炎をおこし死亡することもある。

5 ジカウイルス

ネッタイシマカやヒトスジシマカなどが媒介する**ジカウイルス感染症**（四類感染症）の原因ウイルスである。症状はデング熱に類似するがそれよりも軽い。ジカウイルスに感染した母体から胎児への垂直感染により，小頭症などの先天性障害をおこす**先天性ジカウイルス感染症**の原因にもなる。

5 コロナウイルス科

このウイルスは，電子顕微鏡写真で太陽のコロナのように見えるところから命名された。かぜ症候群の病原ウイルスの1つである。ウイルスは，患者の鼻汁・咽頭ぬぐい液・喀痰から分離する。

1 SARS（サーズ）コロナウイルス

重篤な新型肺炎である**重症急性呼吸器症候群**（SARS〔二類感染症〕）が2002年11月に中国で発生し，WHOは広く世界で流行する可能性のある感染症として警告を発した。その後2003年4月にWHOは，その原因ウイルスをSARSコロナウイルスと名づけた。

38℃以上の急な発熱，咳・息切れ・呼吸困難などの呼吸器症状がおもな症状で，頭痛，悪寒戦慄，食欲不振，下痢，意識混濁などがみられることもある。死亡率が高く(9.6％)，高齢者ほど重症化する傾向がある。

SARS コロナウイルスは，キクガシラコウモリを自然宿主とするコロナウイルスで，ハクビシンを経由してヒトに感染することで，病原性をもつようになったと考えられている。

❷MERS(マーズ)コロナウイルス

2012 年から 2013 年に，中東で報告された新種のコロナウイルス(MERS コロナウイルス)による感染症は**中東呼吸器症候群(MERS〔二類感染症〕)** とよばれる。多くの症例が重症肺炎を呈するほか，急性呼吸窮迫症候群(ARDS)，多臓器不全，心膜炎などが症状としてあらわれる。感染原因としては，流行国における患者やラクダとの接触があげられる。2015 年，韓国において中東から帰国した感染者から大規模な流行がおきた。

❸SARS(サーズ)コロナウイルス 2

2019 年に発生した新型コロナウイルス(SARS-CoV-2)による感染症は，またたく間に全世界に広がり，COVID-19 とよばれるようになった。発熱，呼吸器症状，倦怠感や味覚(嗅覚)異常を呈するが，不顕性感染も多い。高齢者や基礎疾患のある人は本感染症の重症化のリスクがある。

❻ カリシウイルス科

ウイルスの表面にカリシ(ラテン語で「コップ」の意)状のくぼみが見えるので，カリシウイルスとよぶ。ノロウイルスやサポウイルスなどが属する。

■ノロウイルス

急性胃腸炎の原因となり，以前は小型球形ウイルス(SRSV，またはノーウォーク様ウイルス)とよばれていた。現在でも培養が困難なウイルスの1つである。生ガキなどの二枚貝や調理従事者の不衛生な取り扱いにより汚染された食品の摂食による経口感染(食中毒)や，ヒト-ヒト間での感染があり，冬季を中心に本ウイルスによる急性胃腸炎患者が多数発生する。**ウイルス性食中毒**の原因ウイルスとして最も重要である。

ノロウイルスの感染が食品を介して発生した場合はウイルス性食中毒(食品衛生法上の食中毒)として，ヒトからヒトへの感染では感染性胃腸炎(五類感染症)として，行政上扱われる。後者は，高齢者福祉施設や保育園などの小児の集団施設での集団発生も多いので，注意が必要である。とくに吐物の処理方法と手洗いの励行が重要である。

❼ アストロウイルス科

このウイルスは，電子顕微鏡下で星の形に見えるので，アストロ(星)と命名された。アストロウイルスは消化管の上皮で増殖し，胃腸炎をおこす。

8 オルトミクソウイルス科

■インフルエンザウイルス(⇒図3-7)

　直径100 nm程度の球形または腎臓形をしたウイルスで，A・B・Cの3型に分けられる。A型はさらに，**赤血球凝集素**の抗原性(H1～16)とノイラミニダーゼの抗原性(N1～9)の組み合わせによって，亜型に分類されている。過去数十年間にわたり，AH1亜型(H1N1のAソ連型など)，AH3亜型(H3N2のA香港型など)，およびB型によるインフルエンザが流行しており，これらは**季節性インフルエンザ**とよばれる。インフルエンザ(後述の鳥インフルエンザおよび新型インフルエンザ等感染症を除く)は，感染症法で五類感染症として扱われる。

　A型インフルエンザウイルスの本来の宿主は，ヒトではなく鳥類であると考えられている。鳥類にインフルエンザをおこすウイルスを**鳥インフルエンザウイルス**といい，とくにニワトリに感染して高率に死亡させるような病原性の高いものを，高病原性鳥インフルエンザウイルスという。なかでもH5N1はヒトに感染して重症の感染症をおこす可能性が高く，この感染症を**鳥インフルエンザ(H5N1)**とよび，二類感染症として扱う。H5N1と後述のH7N9以外の鳥インフルエンザは，四類感染症として扱われる。

　このように，ウイルスが種の壁をこえてヒトへの感染性を獲得すると，ヒトはそのウイルスに免疫をもっていないためパンデミック(世界的な規模での流行)がおこりやすい。近年でも，2009年にブタインフルエンザ由来のインフルエンザA(H1N1)ウイルス(H1N1pdm09)が流行した。H1N1pdm09は，当初は感染症法における「新型インフルエンザ等感染症」に位置づけられていたが，現在は季節性インフルエンザとして扱われている。

　また，2013年には中国などで鳥インフルエンザウイルス(H7N9)のヒトへの感染が報告された。鳥インフルエンザ(H7N9)は二類感染症に定められて

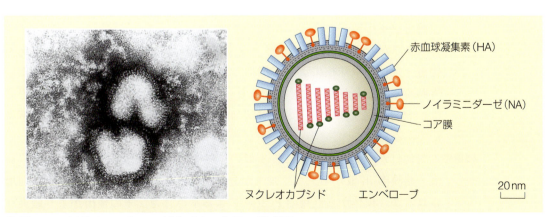

⇒図3-7　A型インフルエンザウイルスとその模式図

病原性 インフルエンザ患者の鼻・咽頭粘膜などにあるウイルスが，咳・くしゃみ・会話などによる**飛沫**を介してヒト－ヒト間で大規模な感染をおこす。1～2日と短い潜伏期ののち発症し，高熱・頭痛・筋肉痛・全身倦怠感などを訴える。発病後の3日間が最も危険である。乳幼児や高齢者では，重篤な肺炎，心筋炎，脳炎をおこして死亡することがある。

検査 綿棒などで採取した咽頭ぬぐい液・鼻腔ぬぐい液を検査材料として，PCR法やリアルタイムPCR法を用いた遺伝子診断が迅速診断法として行われる。臨床現場では，簡易迅速診断キットが普及している。また，MDCK細胞や発育鶏卵に接種してウイルスを分離する。

予防・治療 インフルエンザウイルスは同じ亜型のものでも，それぞれの時期の流行によって抗原性がかわってくる。ワクチンは一般に前年に流行したウイルスが用いられている。

ザナミビル水和物（リレンザ®），オセルタミビルリン酸塩（タミフル®）の早期投与が有効とされている。

近年はオセルタミビル耐性ウイルスの存在も報告されている。ほかに，ペラミビル水和物（ラピアクタ®），ラニナミビルオクタン酸エステル水和物（イナビル®），バロキサビルマルボキシル（ゾルフーザ®）も使用される。新型または再興型インフルエンザウイルス感染症が発生し，ほかの抗インフルエンザウイルス薬が無効あるいは効果不十分な場合，ファビピラビル（アビガン®）が使用される。

⑨ パラミクソウイルス科

1 ヒトパラインフルエンザウイルス

このウイルスは1～4型に分けられる。1～3型は**乳幼児**（1～5歳に好発）の**呼吸器感染症**の原因ウイルスとして鼻炎・咽頭炎・肺炎・細気管支炎を，4型は軽い上気道炎をおこす。飛沫によって伝播する。成人の場合は小児より臨床症状が軽いか，不顕性感染にとどまる。

2 麻疹ウイルス

大きさが150～250 nmのウイルスで，**麻疹**（はしか）の病原ウイルスである。接触・飛沫・飛沫核によって伝播し，10～12日の潜伏期ののち発病する。きわめて感染力が強く，感染すると，免疫のない人は100％発病する。患者の約60％が2歳以下の幼児であるが，成人では重症化しやすい。五類感染症である。

検査 発病日から発疹が出るころまでの，患者の血液・うがい液・咽頭ぬぐい液・結膜滲出液から，ウイルスが分離される。また，IgM抗体測定も利用されるが，検体から直接のPCR法による病原体遺伝子の検出がより確実な方法である。

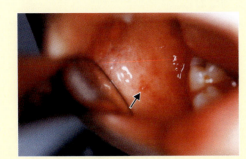

○ 図3-8　コプリック斑（→）

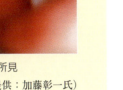

○ 図3-9　麻疹の発疹

病原性●　発症初期は，カタル[1]期（2～4日）で，発熱（38℃前後）・咳・鼻水・くしゃみ・結膜充血などがあり，熱が下降したころに，頰粘膜に**コプリック斑**[2]が出現する（○ 図3-8）。発疹期（3～4日）には，一度下降した発熱が再び高熱（39～40℃）となり，特有の発疹が出現する（○ 図3-9）。発疹は，耳後部・顔・上肢・下肢の順に全身に広がる。回復期（7～9日）には下熱し，発疹は消退し，色素沈着をおこす。中耳炎・肺炎・脳炎（麻疹後脳炎）などを合併することがある。麻疹に罹患後5～6年の潜伏期を経て，**亜急性硬化性全脳炎**をおこすことがある。これはいわゆる遅発性ウイルス感染症で，知能障害や性格の変化があらわれ，異常行動が始まり，筋肉の痙攣発作や神経症状もおこして，予後が悪化する。

予防●　麻疹・風疹混合生ワクチン（MR混合ワクチン）の接種が有効である。麻疹にかかった人は終生免疫が得られる。ワクチンの接種歴があっても免疫が不十分な場合，軽症で非典型的な麻疹を発症することがある。これを**修飾麻疹**といい，コプリック斑が出現しない例が多い。2015年3月，わが国は麻疹の排除状態にあることがWHOより認定された。今後は排除状態を維持することが目標となる。

3 ムンプスウイルス，その他のパラミクソウイルス

流行性耳下腺炎（おたふくかぜ，ムンプス〔五類感染症〕）の病原ウイルスで，ヒト以外には感染しない。小児，とくに10歳までが感染者の大部分を占める。飛沫によって感染したあと，18～21日の潜伏期を経て，発熱と耳下腺炎をおこす。ときに精巣（睾丸）炎・卵巣炎・膵炎・髄膜炎などが合併する。耳下腺がはれる前日から発病後1週間は，飛沫によって患者が感染源になる。

1）カタル：粘膜におこる滲出性の炎症。一般的なかぜの症状だが，麻疹のようにほかの疾患でも呈することがあるので注意が必要である。
2）コプリック斑：頰の白歯に面する頰粘膜に生じる白い斑点。

生ワクチンが開発されており，有効である。

その他のパラミクソウイルスとして，本来動物のウイルスがヒトに感染した，ヘンドラウイルスやニパウイルスなどがある。

10 ニューモウイルス科

乳幼児の急性気道感染症，とくに冬季の**かぜ症候群**の原因となる**RSウイルス**[1]がある。乳幼児期の呼吸器感染症の原因としては最も多い。乳幼児がかかると重篤な気管支炎・肺炎になることがある。鼻・咽頭でウイルスが増殖し，飛沫で伝播する。RSウイルス感染症は五類感染症である。

そのほか，2001年に同定されたヒトメタニューモウイルス[1]などがある。

11 アレナウイルス科

アレナウイルス科は，後述するフィロウイルス科やナイロウイルス科とともに，**ウイルス性出血熱**[2]の原因ウイルスを含んでいる。これらのウイルスはきわめて感染力が強い。アレナウイルス科には，**ラッサウイルス**がある。西アフリカの風土病である**ラッサ熱**の病原ウイルスで，その地に生息するネズミ（マストミスネズミ）の尿が感染源となる。最初の患者がナイジェリアのラッサという場所で発生したことにちなんで命名された。高熱と筋肉痛や頭痛・嘔吐などの激しい全身症状を示し，感染力が強く，致命率も高い。一類感染症に指定され，患者への対応は特定の施設でなければできない。

12 フィロウイルス科

■マールブルグウイルス，エボラウイルス

アフリカ中央部や中東南部にみられ，非常に重篤な出血熱症状を呈する**マールブルグ病，エボラ出血熱**の病原ウイルスである。どちらもコウモリが自然界における保有動物と考えられている。致命率は，20～90％と非常に高く，患者への対応には感染防止のための特定の施設が必要である。2014年には，西アフリカでエボラ出血熱の爆発的な流行拡大があり，WHOにより緊急事態宣言が出された。

13 ハンタウイルス科[3]

各種のハンタウイルスがある。自然宿主はセスジネズミ・ドブネズミなど

---

1) RSウイルスとヒトメタニューモウイルスは，以前はパラミクソウイルス科であったが，現在はニューモウイルス科に分類されている。
2) ウイルス性出血熱：エボラ出血熱，クリミア-コンゴ出血熱，南米出血熱，マールブルグ病，ラッサ熱などをさす。以上の5疾患は一類感染症である。
3) 以前はブニヤウイルス科ハンタウイルス属であったが，現在はブニヤウイルス目ハンタウイルス科となっている。

の各種の齧歯類で，それらが排泄する唾液や尿に汚染された塵埃を介する飛沫感染や創傷感染によって，次の2つのハンタウイルス感染症をおこす。人獣共通感染症である。

(1) **腎症候性出血熱**：流行性出血熱や韓国型出血熱ともよばれ，腎機能障害を伴う出血性・熱性の急性感染症である。わが国では，1970～80年代におこった，大学などの動物実験施設におけるラットからの感染例以外，自然感染例はほとんどみられない。北欧のほか，中国・韓国・東欧などにみられる。

(2) **ハンタウイルス肺症候群**：急性の呼吸不全をおこす。致命率が高い。アメリカ南西部，カナダ，南米で発生が報告されている。

⑭ ナイロウイルス科[1]

クリミア-コンゴ出血熱(一類感染症)の病原体である**クリミア-コンゴ出血熱**ウイルスがある。このウイルスは家畜からマダニを介してヒトに感染し，全身性の出血熱をおこす。致命率がきわめて高い(15～40%)。アフリカ・東欧・中東・中国西部・インドにみられる。

⑮ phenui(フェニュー)ウイルス科

重症熱性血小板減少症候群(SFTS)ウイルス[2]は，中国で近年報告されていた，**重症熱性血小板減少症候群**(四類感染症)を引きおこすウイルスで，2013年にわが国でも発生が確認された。マダニ媒介性の疾患であり，発症している野生動物やネコなどからもウイルスが検出されている。症状としては，38℃以上の発熱，嘔吐・下痢などの消化器症状，血小板・白血球の減少などがある。

⑯ ラブドウイルス科

■狂犬病ウイルス

狂犬病の病原ウイルスである。狂犬病は，1957年以来，国内での発生はないが，外国でイヌにかまれた人が国内で発病した例が1970年，2006年と2020年に報告されている。世界的には年間5万人以上が狂犬病で死亡していると考えられ，インド・中国などに発生が集中している。人獣共通感染症で，四類感染症に指定されている。

病原性● 狂犬病のイヌがヒトをかむと，イヌの唾液中のウイルスがヒトの末梢神経から侵入して中枢神経をおかし，ついには特有の脳炎にまで進行する。イヌ

---

1) 以前はブニヤウイルス科ナイロウイルス属であったが，現在はブニヤウイルス目ナイロウイルス科となっている。
2) 以前はブニヤウイルス科フレボウイルス属に分類されていたが，現在はブニヤウイルス目phenuiウイルス科フレボウイルス属に分類されている。

以外に、ネコ・キツネ・リス・コウモリなどにも狂犬病ウイルスの保有が明らかにされており、これらの動物からヒトへの感染も予想されている。感染後1～3か月の潜伏期をおいて発症し、幻覚・不穏や狂躁状態などの精神・神経症状、恐水発作を示す。いったん発症すると、ほぼ100％死亡する。

検査● 狂犬病で死亡した人とイヌの脳の海馬角の神経細胞の原形質内をエオジンで染めると、赤く染まる封入体（**ネグリ小体**）が見つかる。

予防● わが国では、飼い犬には定期的な予防接種が義務づけられている。人が狂犬病のイヌにかまれた場合には、発病を防ぐために局所の外科的治療、抗血清および狂犬病ワクチン（不活化ワクチン）の接種を行う。現在は培養細胞でつくられた不活化ワクチンが海外旅行者などに用いられている。

17 レトロウイルス科

この科のウイルスは従来のウイルスと異なり、ウイルスのRNAが**逆転写酵素**によってDNAに逆転写され、宿主細胞のDNAに組み込まれる。組み込まれたDNAが活動してレトロウイルスのRNAをつくり出し、複製・増殖を繰り返す。

1 ヒト免疫不全ウイルス（HIV[1]）

後天性免疫不全症候群（エイズ〔AIDS[2]〕） の病原ウイルスである。**HIV感染症**は臨床経過から、①急性感染期、②無症候性キャリア期、③エイズ発症期の3期に分けられる（◯図3-10）。エイズは五類感染症である。

(1) **急性感染期**：感染後6～8週間の時期で、血中HIV量が最大となり、それに先だって発熱・筋肉痛・咽頭痛などのインフルエンザ様症状があらわれる。

(2) **無症候性キャリア期**：血中HIV量が、産生された抗体のはたらきによって一定レベルまで減少し、定常状態となる。この状態で数年から10年ほど、無症状のまま経過する。

(3) **エイズ発症期**：免疫不全状態に陥る時期である。**CD4陽性T細胞**は細胞性免疫を担う中心的細胞であるが、HIVはこの細胞に特異的に感染し、細胞中で増殖して、この細胞を破壊するため、カポジ肉腫などの悪性腫瘍や、ニューモシスチス肺炎などの日和見感染症によって死亡する。

HIVは、抗原構造の違いからHIV-1型とHIV-2型に大別される。前者は全世界に、後者はおもに西アフリカに分布する。ただし、HIV-2型も少しずつ世界的に広がりつつある。

感染経路● 患者や感染者の血液・精液中にHIVが含まれ、性交や汚染血液の輸血によって伝播する。また、胎盤や産道からの感染あるいは母乳感染もある。

---

1) HIV：*Human immunodeficiency virus* の略。
2) AIDS：acquired immunodeficiency syndrome の略。

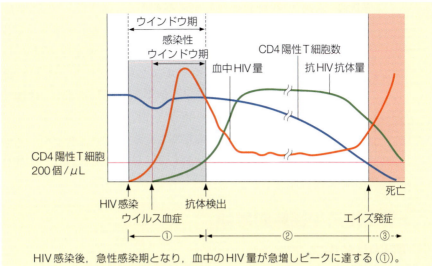

HIV感染後，急性感染期となり，血中のHIV量が急増しピークに達する（①）。しかし，その間は，まだ抗HIV抗体はつくられていない時期（ウインドウ期；感染後6〜8週間までの期間）である。その後，血中HIV量は減り，無症候性キャリア期（②）を経て，CD4陽性T細胞の破壊とともにエイズを発症する（③）。

● 図 3-10　HIV 感染後の経過

　HIVは感染後2〜3週間で急激に増殖して血中に出る（ウイルス血症）が，それより遅れて，感染後6〜8週間で抗体が陽性（検出可能レベル）となる。抗体が証明されるようになるまでの期間は，**ウインドウ期**（**抗体陰性期**）とよばれる。そのうち，とくにウイルス血症状態となる感染後2〜3週から，抗体検出可能期までの間を，感染者の血液が輸血により感染源となる可能性が高いので**感染性ウインドウ期**とよぶ。以前は抗体検査のみによっていたが，現在は**核酸増幅検査**（**NAT**[1]）も行われており，ウインドウ期は短縮されている。

　急性感染期を経過すると無症候性キャリア期に入るが，その間を通してHIVを保有する。男性間性交渉者（MSM），麻薬・覚醒剤常習者に感染の危険度が高い。現在は，MSMによる感染者が最も多い。

検査●　酵素免疫測定（抗原抗体ELISA）法，イムノクロマトグラフィー（IC）法などによって，HIVスクリーニング検査が行われている。さらに，遺伝子診断法（NAT法）や確認IC法によって，確認検査が行われる。迅速診断キットを用いた即日検査も行われるようになった。

治療●　HIVは，治療によって完全に消滅させることはできないが，作用機序の異なる薬剤3〜4種類を同時に用いる**多剤併用療法**（ART[2]）が行われている。また，合併する日和見感染症のための治療が行われる。

---

1) NAT：nucleic acid amplification test の略。
2) ART：anti-retroviral therapy の略。

予後　HIVに特異的に作用する薬剤がないため，予後は不良であったが，現在は多剤併用療法が進歩し，これによって発症を遅らせることができる。

2 ヒトT細胞白血病ウイルス(HTLV-1[1])またはATLV[2])

ヒトTリンパ球向性ウイルスともよばれる。**成人T細胞白血病**の病原ウイルスである。わが国では紀伊半島の南部のほか，四国・九州・沖縄地方の成人に多発する。免疫を担うT細胞(CD4陽性T細胞)がウイルスの感染によってがん化する。感染しても発症する率は低いが，発症すると予後はきわめてわるい。感染経路はおもに，母子感染(母乳)，性行為感染，血液を介した感染である。

3 ウイルスの臨床的分類

1 肝炎ウイルス

ウイルスの感染によって肝炎がおきることは，1940年代後半から確認されていたが，肝炎ウイルスの実体が明らかにされたのは1980年代になってからである。A型肝炎ウイルスとB型肝炎ウイルスは1970年代初頭に発見されていたが，そのどちらにも該当しない非A非B型肝炎の原因ウイルスが分離されてC型肝炎ウイルスと命名されたのは，1988年のことである。

その後，E型肝炎ウイルスが明らかにされ，現在ではA型からE型までの5型が肝炎の原因ウイルスとして確認されている。このほか，G型やTT型肝炎ウイルスも報告されているが，病原性については十分に確認されるにはいたっていない。各肝炎ウイルスの核酸の種類や大きさなどはそれぞれで異なっているが，共通して肝炎をおこす(→表3-5)。A型肝炎およびE型肝炎は四類感染症，それ以外のウイルス性肝炎は五類感染症に指定されている。

1 A型肝炎ウイルス(HAV)

ピコルナウイルス科ヘパトウイルス属に属するRNAウイルスで，**A型肝炎**の病原ウイルスである。**急性肝炎**をおこす。黄疸がおもな症状で，発熱・胃腸炎症状を伴い，散発性あるいは流行性に発生する。A型肝炎ウイルスには特異的な抗ウイルス薬などはないため，症状に応じた対症療法が行われる。予後は良好で，通常，持続感染や慢性化はみられない。しかし，成人が感染した場合，まれに重症化することがある。便中に排泄されたウイルスが飲料水や食品，とくに貝類から経口的に感染する。一度感染すると強い免疫が得られる。予防には不活化ワクチン(**HAワクチン**)がある。

2 B型肝炎ウイルス(HBV)

B型肝炎ウイルス(HBV)はヘパドナウイルス科オルソヘパドナウイルス

---

[1] HTLV-1：human T-lymphotropic virus type 1の略。
[2] ATLV：adult T-cell leukemia virusの略。

表 3-5 おもな肝炎ウイルスの特徴

特徴	A 型	B 型	C 型	D 型	E 型
核酸	RNA	DNA	RNA	RNA	RNA
大きさ(直径)	27〜30 nm	42 nm	36〜62 nm	35〜37 nm	27〜32 nm
感染経路	経口	血液	血液	血液	経口
潜伏期	2〜6 週間	1〜6 か月	2 週間〜6 か月	B 型肝炎に類似	2〜9 週間（平均 6 週間）
キャリア化の有無	なし	あり	あり	なし	なし
肝がん化の有無	なし	あり	あり	なし	なし
劇症化の有無	あり	あり	まれ	あり	あり
母子感染	なし	あり	あり	あり	なし
その他	一過性 予後良好 輸入感染症 ときに流行	不顕性感染 一過性と持続感染	輸血後肝炎 慢性化率が高い	HBV との同時感染	HAV に類似
ワクチン	HA ワクチン	HB ワクチン（場合により HBIG を併用）	開発困難	HB ワクチン（B の予防が D の予防）	開発中

属に属する DNA ウイルスで，B 型肝炎の病原ウイルスである。球形をしており，電子顕微鏡像では**デーン粒子**とよばれる。表面と芯の二重構造があり，3 種類の抗原をもつ。表面の抗原を **HBs[1]抗原**，芯の抗原を **HBc[2]抗原**といい，芯の内部には **HBe[3]抗原**がある。検査では，血清学的方法で抗 HBs・抗 HBc・抗 HBe 抗体や HBs 抗原の検出も行い，遺伝学的方法（PCR 法）で HBV の DNA 定量を行う。

抵抗性 ウイルスの感染性は 100℃・15 分間の加熱で死滅するが，血液中のウイルスの殺菌には 120℃ で 20 分間以上の処理が必要である。1% 次亜塩素酸ナトリウム，2% グルタルアルデヒドによる 60 分間の処理で消毒される。汚染物は高圧蒸気滅菌をすれば安全である。医師や看護師などの医療従事者は，汚染された血液から皮膚や粘膜の傷を介して感染する危険性があるので，感染防止に努めなければならない。

感染経路 HBV は主として血液を介して感染する。感染経路としては輸血のほか，母から子への産道を介しての垂直感染，あるいは保育中の母乳を介しての感染，性交による感染がある。また，患者の血液で汚染された注射器やメスなどを通じて，医療事故として感染することがある。医療従事者は一般人に比べて約 10 倍の罹患率である。

病原性 成人の場合は，少数のものが慢性化して肝硬変から肝がんに移行すると考えられている。不顕性感染者も多く，回復後においても数か月から数年間に

---

1)〜3) s，c，e はそれぞれ surface（表面），core（コア，殻），envelope（エンベロープ，外被）の略。

わたってウイルスを保有することがある。わが国には，慢性肝疾患患者を含めて100万人から150万人のHBVキャリアがいると推測されており，そのほとんどは検査をしなければわからない無症候性キャリアとされている。

治療　急性肝炎の重症例では，抗ウイルス薬のエンテカビル水和物（バラクルード®）やラミブジン（ゼフィックス®），インターフェロンの投与が行われる。慢性肝炎の治療としては抗ウイルス療法が行われ，インターフェロン，エンテカビル，テノホビルジソプロキシルフマル酸塩（テノゼット®）などが使用される。

予防　ワクチン（**HBワクチン**）がある。とくに，医療従事者は針刺しなどの医療事故に注意しなければならない。

③C型肝炎ウイルス（HCV）

C型肝炎ウイルス（HCV）はフラビウイルス科ヘパシウイルス属に属する，線状の一本鎖RNAウイルスである。**C型肝炎**の病原ウイルスである。かつて非A非B型肝炎とされていた肝炎の95％以上がC型肝炎である。高率かつ容易に**慢性化**し，また持続感染をおこし，慢性肝炎から肝硬変を経て肝がんへと移行する。HCVキャリアでは，HBVキャリアに比べて，慢性肝疾患（慢性肝炎・肝硬変・肝がん）を発病する率が高い。わが国には150万人前後のHCVキャリアが存在すると考えられている。

感染経路　B型肝炎ウイルスとほぼ同じで，輸血や血液製剤の使用，医療事故など，血液を介して感染する。かつては輸血による感染が多かったが，現在はほとんど解決されている。母子感染や性行為による感染は，B型肝炎ウイルスの場合ほど多くはない。

検査　酵素免疫測定法（EIA）によって抗HCV抗体やHCVコア抗原の検出が行われている。感染から3〜6か月後に抗体が陽性となる。また，遺伝学的方法（PCR法）でHCVのRNA検出が行われる。

予防・治療　ワクチンは開発されていない。かつてはインターフェロンを含む薬剤による治療が主であったが，より治癒率が高く，副作用が少ないHCVに直接はたらく新薬（DAA）による治療が開始されている。

④D型肝炎ウイルス（HDV）

D型肝炎ウイルス（HDV）はデルタウイルス属のRNAウイルスで，**D型肝炎**を引きおこす。欠損（不完全）ウイルスであるため，単独で増殖することができない。D型肝炎ウイルスの表面は，B型肝炎ウイルスのHBs抗原でおおわれている。内部にD型肝炎ウイルスのRNAとデルタ抗原を含んでいる。このため，D型肝炎ウイルスはB型肝炎ウイルスが感染した細胞内でしか増殖できない。輸血・性行為・医療事故などで血液を介して感染する。

⑤E型肝炎ウイルス（HEV）

ヘペウイルス科オルトヘペウイルス属のRNAウイルスで，A型肝炎ウイルスに類似し，飲食物から経口的に感染して**E型肝炎**を引きおこす。イン

ド・東南アジアなどで広くみられる。当初は輸入感染症と位置づけられていたが，2002年ごろより渡航歴がなく，国内でイノシシ，シカ，ブタなどの生食が原因と考えられるHEV感染症が発生したことから，古くからわが国に存在する動物由来感染症でもあることが判明している。

❷ 腫瘍ウイルス

B型肝炎ウイルスやC型肝炎ウイルスは，感染後，慢性化により肝硬変から肝がんをおこすことがある。このように，ウイルスの中で腫瘍(がん)形成にかかわっているウイルスを**腫瘍ウイルス(がんウイルス)**という。ほかに，EBウイルスによるバーキットリンパ腫・上咽頭がん，ヒトパピローマウイルスによる子宮頸がん，ヒトT細胞白血病ウイルスによる成人T細胞白血病などが知られている。

付 プリオン

プリオンはウイルスではなく，微生物でもない。プリオンは遺伝子上にコードされているタンパク質である。この正常なプリオンがなんらかの機序によって異常なプリオンに変化し，伝達性を獲得して神経細胞を死滅させる。**クロイツフェルト-ヤコブ病(CJD)**やニューギニア原住民に発生した遅発性中枢神経感染症(クールー)は，ヒトの代表的な**プリオン病**(伝達性海綿状脳症)である。大きな社会問題となった**ウシ海綿状脳症(狂牛病)**は，1985年にイギリスで確認されたウシの疾患で，その後，イギリス以外の欧州共同体(EU)諸国や，わが国でも発生があった。ヒトの新型(変異型)クロイツフェルト-ヤコブ病(vCJD)は，狂牛病のウシからの経口感染と考えられている。

まとめ

- ウイルスはDNAかRNAの一方の核酸とタンパク質からなり，核酸は増殖を，タンパク質は形態の保持と感染を担う。
- ウイルスは細菌と似た感染経路をとり，経口・経気道・接触・昆虫媒介などの経路で感染する。そのほか，母子感染，日和見感染などもある。
- ウイルス感染症の治療には，抗ウイルス薬や免疫グロブリン療法がある。
- ウイルスの予防にはワクチンが使われる。
- かぜ症状をおこすウイルスには，インフルエンザ・パラインフルエンザ・RS・アデノ・ライノ・コクサッキー・エコー・コロナ・レオなどのウイルスがある。
- 日本脳炎ウイルスは，コガタアカイエカの刺咬によって感染する。ブタがウイルスの増殖にかかわる増幅動物であり，カ(蚊)がベクターである。
- ノロウイルスは，食中毒(急性胃腸炎)の原因ウイルスとして重要である。
- 現在，感染症法ではインフルエンザは，鳥インフルエンザ(H5N1)(二類感染症)，新型インフルエンザ・再興型インフルエンザ(新型インフルエンザ等感染症)，鳥インフルエンザ(H7N9)(二類感染症)，鳥インフルエンザ(H5N1・H7N9を除く)(四類感染症)，お

よびインフルエンザ（鳥インフルエンザ，新型インフルエンザ等感染症を除く）（五類感染症）に分けて指定している。
- ヒト免疫不全ウイルス（HIV）は主として血液・精液を介して感染したあと，免疫担当細胞（とくに CD4 陽性 T 細胞）に特異的に感染して，宿主細胞を破壊するため免疫不全状態を引きおこす。
- 肝炎の多くは肝炎ウイルスによるものであり，そのほかにアルコール性・脂肪性・自己免疫性・薬剤性の肝炎がある。

復習問題

❶ 次の文章の空欄を埋めなさい。

▶ウイルスは，生きた細胞内でしか増殖できない（①　　　　　　）寄生体である。

▶ヒトパルボウイルス B19 は，伝染性（②　　　　　　）の病原ウイルスである。

▶ヒトパピローマウイルスは（③　　　　　　）がんの原因ウイルスとして注目されている。

▶手足口病は（④　　　　　　）ウイルスが病原ウイルスである。

▶妊娠初期に風疹ウイルスに感染すると，胎児に感染し，（⑤　　　　　　）症候群をきたす危険がある。

▶ジカウイルス感染症は感染症法の定める（⑥　　　）類感染症である。

▶重症急性呼吸器症候群（SARS）は感染症法の定める（⑦　　　）類感染症である。

▶鳥インフルエンザ（H5N1）は感染症法の定める（⑧　　　）類感染症である。

❷ 次の問いに答えなさい。

①ワクチンの接種歴があっても免疫が不十分な場合に発症する，軽症で非典型的な麻疹をなんというか。
　　　　　答（　　　　　　　　　　）

②HIV 感染の機会があってから抗体検出が可能になるまでの期間をなんというか。
　　　　　答（　　　　　　　　　　）

③A～E 型肝炎ウイルスのうち，おもに血液を介して感染するのはどれか。複数答えなさい。
　　　　　答（　　　　　　　　　　）

❸ 左右を正しく組み合わせなさい。

①アデノウイルス・　　・Ⓐ伝染性単核症
②ノロウイルス　・　　・Ⓑ急性灰白髄炎
③麻疹ウイルス　・　　・Ⓒ食中毒
④EB ウイルス　・　　・Ⓓコプリック斑
⑤ポリオウイルス・　　・Ⓔ咽頭結膜熱

❹〔　〕内の正しい語に丸をつけなさい。

①ヒトヘルペスウイルス 6, 7 は〔 口内炎・カポジ肉腫・突発性発疹 〕の原因となる。

②ロタウイルスは〔 経口・経気道・母子 〕感染する。

③デングウイルスは〔 血液・飛沫・昆虫 〕を介して感染する。

④インフルエンザウイルスは〔 血液・飛沫・昆虫 〕を介して感染する。

⑤ムンプスウイルスは〔 バーキットリンパ腫・流行性耳下腺炎・腎症候性出血熱 〕の原因となる。

⑥〔 重症熱性血小板症候群・マールブルグ病・黄熱 〕は，感染症法の定める一類感染症である。

第4章 真菌

　真菌とはカビ(糸状菌)，酵母，キノコを合わせた微生物の総称である。これらは細菌とはまったく異なった性質をもつ微生物の一群で，自然界に広く分布し，古くから，食品や医薬品製造などの分野でヒトの生活と密接な関係をもってきた。しかし，なかにはヒトや動物に感染して疾患(真菌症〔真菌感染症〕)をおこすものも少なくない。これらは**病原真菌**とよばれており，約600種が発見されている。感染症にかかわる真菌はカビ類と酵母であり，そのほとんどが皮膚をおかすカンジダ属や皮膚糸状菌であるが，近年，日和見感染症や菌交代症としての真菌症が注目されている。
　ここでは，真菌の種類や特性と疾患などを中心に学んでいく。

A 真菌の種類と特徴

1 真菌とは

　真菌は細菌と比べて著しく大型の細胞で，ミトコンドリアや小胞体などの細胞小器官をもち，また核膜でおおわれた核をもつ。真菌は，このように高度に分化した単細胞であるため，原核生物の細菌とは異なり，高等生物，原虫などと同様に真核生物に分類される(◯表4-1)。

2 真菌の一般的形態

　真菌の活動(栄養)型の基本形は，糸状をした**菌糸**と，細菌のような形の単細胞性の**酵母様真菌**(酵母型)の2つである。
　一方，真菌はその生理的状態の違いから**栄養型**および**休止型**として存在する。栄養型は，栄養を摂取し，増殖・発育ができる細胞であり，休止型は**胞子**として，分裂を停止し，代謝をほとんど行わない細胞である。植物でいえば，種子にあたる。いずれも，細胞の大きさ[1]は細菌よりもはるかに大きく，

---

1) 真菌の大きさ：細菌の大きさ(長径)の0.2〜1.5μmに対し，栄養型で5μm程度である。

表4-1 真菌と細菌の違い

特徴	真菌	細菌
分類	真核生物	原核生物
核	核膜あり	核膜なし
細胞小器官		
・ミトコンドリア	あり	なし
・小胞体	あり	なし
・リソソーム	あり	なし
・ゴルジ体	あり	なし
細胞壁の成分	β-グルカン，キチン	ペプチドグリカン
代謝	好気性または通性嫌気性	一部で偏性嫌気性
生殖様式	無性生殖に加え，一部は有性生殖	すべて無性生殖

光学顕微鏡で容易に観察することができる。

菌糸 　細長く糸状にいくつかの真菌細胞がつながったものを菌糸とよび，これらが集まったものを**菌糸体**という。菌糸は，胞子が**発芽**したのち，伸長して形成される。伸長は菌糸の先端部でおこるので，これを**先端発育（先端成長）**とよぶ。菌糸には，つながり合った細胞間に**隔壁**をつくるもの（有隔菌糸）と，つくらないもの（無隔菌糸）とがある。

　菌糸の発育は，必要な栄養素や水・酸素の供給など，栄養的および環境的条件がゆるす限り進行し，長さが数cmにも達する**フィラメント**をつくる。さらに，菌糸は分枝し，これらがからみ合って菌糸体のかたまりとなり，空間構造をなす。

　菌糸は機能的および生理的な特徴から，いくつかの型に分類される（図4-1）。

（1）**栄養菌糸**：培地や生体組織の内部へ侵入して栄養素を吸収する菌糸
（2）**気中菌糸**：空中へ向かって増えた菌糸
（3）**生殖菌糸**：気中菌糸のうち，生殖器官を形成して胞子をつくる能力をもつ菌糸

酵母 　**出芽**[1]（**分芽**）によって増殖する，単細胞性の，栄養型をもつ真菌を，**酵母**と総称する（図4-2）。酵母の外形は球形，卵形，楕円形などさまざまで，直径は3〜5μmの大きさである。

　出芽では細胞の一部が突出して娘細胞となり，核が分裂してこの中に移行し，やがてもとの細胞（母細胞）から離れる。このように出芽によって増える酵母を**出芽酵母**とよぶ。一方，酵母のなかには細菌と同じように二分裂で増えるものもあり，これらは**分裂酵母**とよばれる。

胞子 　真菌の多くは胞子を形成する。胞子は細菌の芽胞ほど熱抵抗性は強くないが，真菌の生息域の拡大，増殖のうえで重要な意味をもっている。

---

[1] 出芽：酵母の分裂形式の1つで，分裂に先だって母細胞に小さな芽細胞ができること。

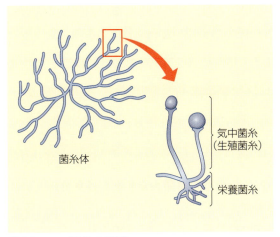

◯ 図4-1　菌糸の構造

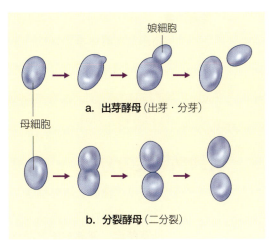

◯ 図4-2　酵母細胞の増殖

　胞子の形成は有性的および無性的の両方で行われるが，とくに有性的に行われる胞子形成（**有性胞子**）は，菌種によってそれぞれ特徴をもっており，真菌の分類や同定に際して重要である。有性胞子には，その形から**接合胞子**，**子囊胞子**および**担子胞子**などがある。
　一方，無性的に形成される胞子を**無性胞子**といい，形成のされ方によって**胞子囊胞子**および**分生子**に分類される。

二形性　病原真菌のうちの多くは，発育環境や条件の変化によって，菌糸型と酵母型の2つの形態をとりうる。これを**二形性**といい，カンジダ-アルビカンスなどの，このような性質をもつ真菌を**二形性真菌**という。二形性真菌の発育状態は，栄養的因子と環境的因子によって支配されている。一般的に発育に良好な条件下では，菌糸型から酵母型に変化する傾向がみられる。

3　真菌の増殖

　真菌の増殖様式には，①菌糸（気中菌糸）における先端発育による増殖，②酵母（酵母様真菌）における出芽または二分裂による増殖，および③胞子形成による増殖の3つがある。①②は無性的な増殖であるが，胞子の形成は有性的にも無性的にも行われる。

4　真菌の検査法

　真菌の検査は，顕微鏡による観察（鏡検法）と培養に分けられる。細菌はグラム染色で陰性と陽性のグループに二分されるが，真菌はすべてグラム陽性である。なお，近年，真菌検査においても遺伝子検査の導入が試みられている。

鏡検法　爪や皮膚の病変部組織を直接観察することによって，真菌の存在を確認する。また，膿・喀痰・分泌物は，塗抹し，染色して観察する。

培養法 真菌の培養には2週間程度が必要である。培養した真菌は顕微鏡で観察し，菌糸型と酵母型の区別，菌糸での隔壁の有無，胞子の形などから判定する。

B 真菌感染症

1 真菌感染症の分類

病原真菌によって引きおこされる疾患は，**真菌感染症**または**真菌症**とよばれる。真菌症は，形成される病巣部の解剖学的な深さによって，通常，**深在性真菌症**，**深部皮膚真菌症**，**表在性真菌症**の3種類に分類される（◯表 4-2）。

深在性真菌症 深在性真菌症は**内臓真菌症**ともよばれ，内臓や筋肉，骨膜など体内の最も深部に病巣が形成される真菌症である。一般に 重篤な感染症であり，一部の病型を除けば，いったん発症すると致命的な転帰をとることが少なくない。感染経路は角膜や副鼻腔などを介するものである。疫学および発症機序の違いから，さらに2つの疾患群に分けられる。

①**日和見真菌感染症** 生体がなんらかの原因で易感染状態や免疫不全状態に陥った場合に，日和見感染症として成立するものである。その原因菌は**日和見真菌**と総称される。**カンジダ-アルビカンス**などの日和見真菌は，もともと患者の消化管内に常在しており，生体防御機能が低下した際に全身に広がる。また，このような内因性感染症を引きおこす真菌以外は，ふつう土壌などの環境中に広く分布しており，おもに吸入によって経気道的に，あるい

◯ 表 4-2 おもな真菌感染症

病型		疾患	原因菌
深在性真菌症	日和見真菌感染症	クリプトコックス症 アスペルギルス症 ムーコル症[1] カンジダ症 トリコスポロン症[1] ニューモシスチス肺炎[1]	クリプトコックス属 アスペルギルス属 ムーコル目（ケカビ） カンジダ属 トリコスポロン属 ニューモシスチス-イロベチー
	地域流行型真菌感染症	ヒストプラスマ症[2] ブラストミセス症[2] コクシジオイデス症[2]	ヒストプラスマ属 ブラストミセス属 コクシジオイデス属
深部皮膚真菌症		スポロトリックス症 黒色真菌症	スポロトリックス属 黒色真菌
表在性真菌症		皮膚糸状菌症（白癬；みずむしなど） 鵞口瘡・腟カンジダ症 癜風	皮膚糸状菌 カンジダ属 マラセチア属

1) 新興真菌感染症
2) 北米・中南米・アフリカに多く，わが国での発症例は報告されていないか，まれ。

は血管カテーテル，皮膚・粘膜の損傷部位，組織の穿孔部位から生体内に侵入する。このように日和見感染型に属して院内感染として発生するため，大きな問題となっている。

②**地域流行型真菌感染症**　生息地が特定の地域（北・中・南米大陸など）に限られているいくつかの菌種によっておこる感染症である。

深部皮膚真菌症●　深部皮膚真菌症は**皮下真菌症**ともよばれ，ふつう土壌中に生息する特定の真菌が，皮膚の穿刺部や創傷部を介して生体内組織へ侵入することによって感染，発症する。病巣は，宿主全体の特定部位の真皮・皮下組織などに限局することが多い。

表在性真菌症●　**浅在性真菌症**ともよばれ，直接・間接の接触によって感染する。病巣は表皮・角質層・爪・毛髪などの表層に限局する。いずれの疾患も比較的軽く，治療も容易とされているが，慢性粘膜皮膚カンジダ症などのように難治性で再発を繰り返す病型のものもある。

2 おもな真菌感染症と病原真菌

1 深在性真菌症

カンジダ症●　カンジダ属による真菌症を**カンジダ症**という。**カンジダ-アルビカンス**によるものが多い（◯図 4-3）。カンジダ-アルビカンスは健康なヒトの口腔・上気道・腸管などに常在しており，宿主の免疫機能の低下に伴って，日和見感染をおこす。また，広い範囲に抗菌作用をもつ抗菌薬を投与すると，常在細菌の死滅に伴って菌交代症（◯126 ページ）を，さらにカテーテル留置や中心静脈栄養，外科手術などをきっかけとして院内感染によるカンジダ血症をおこすことがある。

カンジダ症は，表在性真菌症として乳幼児の口腔内の鵞口瘡，女性の外陰・腟カンジダ症があるが，深在性真菌症（内臓カンジダ症）として，肺・脳・髄膜・腎臓・膀胱・肝臓など多くの臓器の感染から全身性の感染症にな

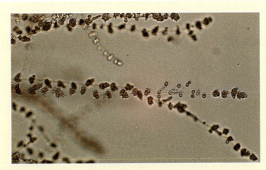

（写真提供：帝京大学医真菌研究センター　槙村浩一氏〔病原真菌データベース〈http://www.pfdb.net/〉〕）

◯**図 4-3　カンジダ-アルビカンスの光学顕微鏡像**

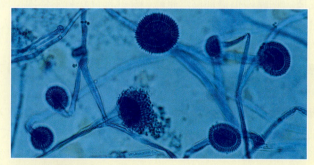
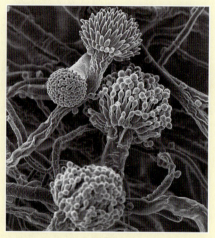

上：光学顕微鏡像
右：電子顕微鏡像

生殖菌子の先端部分は，球形の分生子がつながって特徴的な形をしている。

（写真提供　上：PPS通信社，右：帝京大学医真菌研究センター　西山彌生氏〔病原真菌データベース〈http://www.pfdb.net/〉〕）

○図4-4　アスペルギルス-フミガーツス

る場合がある。治療にはホスフルコナゾール（プロジフ®）・アムホテリシンB（アムビゾーム®）・イトラコナゾール（イトリゾール®）などが用いられる。

アスペルギルス症　アスペルギルス属のうち，**アスペルギルス-フミガーツス**（○図4-4）や**アスペルギルス-ニガー**は，肺・気管支に病変をおこす。肺の病変を**アスペルギローマ**という。皮膚・外耳，そのほか多くの臓器にも感染する。胞子を吸入することによって感染する。病院の空調機のフィルターや加湿器を汚染し，院内感染症の原因となることがある。

クリプトコックス症　クリプトコックス[1]-**ネオフォルマンス**が肺に感染をおこすと，一般的には不顕性感染にとどまるが，エイズ・白血病などで免疫機能が低下した患者（易感染者）などの場合は，肺からほかの深部臓器に病巣が広がる。脳・脊髄をおかし，特有の髄膜炎を発病させることもある（播種性クリプトコックス症）。皮膚や腸管からも分離されるが，土壌やハトなどの鳥類の糞に存在する。その他の種として，クリプトコックス-ガッティが知られている。

ムーコル症（接合菌症）　ムーコル[1]目のカビ（ケカビ）が原因となり，肺・脳・鼻・眼などがおかされる。一般に，白血病・悪性リンパ腫・重症糖尿病の患者がかかりやすい。

ニューモシスチス肺炎　**ニューモシスチス-イロベチー**[2]は，悪性腫瘍・エイズなどの基礎疾患や

---

[1] 菌名の表記：「クリプトコッカス」「ムコール」の呼称が用いられることが少なくないが，本書では日本真菌学会の用法に従った（日本細菌学会用語委員会：微生物学用語集 英和・和英．南山堂，2007による）。
[2] ニューモシスチス-イロベチー：ニューモシスチス-カリニは，かつて「カリニ原虫」とよばれ，原虫に分類されたこともあった。その後，真菌であることが明らかにされ，さらにヒト由来のものはニューモシスチス-イロベチーと改められた。

免疫抑制療法などによって生体防御機構が低下した患者に感染し，日和見感染症を引きおこす。とくにエイズ患者における発症率は非常に高い。治療にはトリメトプリムとスルファメトキサゾールの合剤(ST合剤；バクタ®)，あるいはペンタミジンイセチオン酸塩(ベナンバックス®)を用いる。

トリコスポロン症 トリコスポロン属の**トリコスポロン-アサヒ**や**トリコスポロン-ムコイデス**などは，肺炎や敗血症をおこす**トリコスポロン症**や，**夏型過敏性肺炎**とよばれるアレルギー性呼吸器疾患の原因となる。また，抗がん薬治療による易感染者などでは，日和見感染をおこすことがある。

❷深部皮膚真菌症

スポロトリクム症 スポロトリクス-シェンキイは，皮膚・皮下・リンパ管の慢性感染症である**スポロトリクム症(スポロトリコーシス)**の原因真菌である。土壌・植物などに広く生息し，創傷感染が多いが，ごくまれに呼吸器からの感染もある。侵入部位の皮下組織に結節をつくり，リンパ管を介して広がる。

黒色真菌症 黒色真菌(細胞壁にメラニン色素を含有して黒褐色の集落をつくるため黒色真菌とよばれる)は，皮膚の慢性肉芽腫性疾患を引きおこす。**黒色真菌症は，クロモミコーシス(黒色酵母菌症)とフェオヒフォミコーシス(黒色糸状菌症)**の2大病型に分けられる。進行がゆるやかであるが，感染部位の小さな丘疹が徐々にいぼ(疣)のように盛り上がり拡大していく。

❸表在性真菌症

皮膚糸状菌症 皮膚糸状菌には**白癬菌(トリコフィトン属)**，**小胞子菌(ミクロスポルム属)**，**表皮菌**などがあり，ヒトの頭部白癬(しらくも)，頑癬(いんきんたむし)，汗疱状白癬(みずむし)，斑状小水疱性白癬(ぜにたむし)，黄癬などの皮膚病をおこす。接触によって感染する。そのほか，カンジダ症やマラセチア症がある。

❸ 真菌感染症の治療

真菌は真核生物であり，その細胞構造は動物細胞の構造とほとんどかわらないので，真菌のみに作用しヒトには作用しない(この性質を**選択毒性**とよぶ)薬物を発見・開発することはむずかしい。一般に深在性真菌症および深部皮膚真菌症には，経口または注射による全身療法が適用される。

Column

真菌感染症以外のヒトへの病原性

真菌性アレルギー：大気中に浮遊する真菌の胞子によって，気管支喘息・鼻炎などのアレルギーをおこす。そのほか湿疹・蕁麻疹などが生じることもある。
真菌中毒症：ある種の真菌がヒトや動物に有害なカビ毒(マイコトキシン)を産生する。とくに，発がん性のあるカビ毒であるアフラトキシンを産生するアスペルギルス-フラバスが注目されている。

抗真菌薬としては，ポリエン系のアムホテリシンB，フルオロピリミジン系のフルシトシン（アンコチル®），イミダゾール系のミコナゾール（フロリードF），トリアゾール系のフルコナゾール（ジフルカン®）とイトラコナゾールなどが用いられる。
　表在性真菌症の治療には外用薬（クリーム・軟膏（なんこう）・ゲルなど）が適用される。汎（はん）用されているものは，イミダゾール系・ベンジルアミン系・アリルアミン系・モルホリン系などである。

まとめ

- 真菌とはカビ（糸状菌），酵母，キノコを合わせた微生物の総称である。
- 真菌感染症（真菌症）は深在性真菌症，深部皮膚真菌症，表在性真菌症の3種類に分けられる。
- 深在性真菌症は内臓真菌症ともよばれ，肺・気管支・消化管などに病巣を形成する。カンジダ属，アスペルギルス属，クリプトコックス属などの真菌が原因菌となる。
- 深部皮膚真菌症は皮下真菌症ともよばれ，真皮・皮下組織に病巣が限られることが多い。スポロトリックス属の真菌，黒色真菌などが原因となる。
- 表在性真菌症とは，皮膚や爪・毛髪に病巣を形成するものをいい，原因菌を皮膚糸状菌とよぶ。白癬菌（トリコフィトン属），小胞子菌（ミクロスポルム属），表皮菌などが原因となる。

復習問題

❶ 次の文章の空欄を埋めなさい。

▶空中へ向かって増えた菌糸を（①　　）菌糸といい，（①）菌糸のうち生殖器官を形成して胞子をつくる能力をもつ菌糸を（②　　）菌糸という。

▶アスペルギローマとは，アスペルギルスが（③　　）に侵入し病変となったものである。

▶免疫機能が低下した患者にクリプトコックス-ネオフォルマンスが感染した際，全身に病巣が広がることがある。これを（④　　）性クリプトコックス症という。

▶トリコスポロン属は（⑤　　）肺炎とよばれるアレルギー性呼吸器疾患の原因となる。

❷ 左右を正しく組み合わせなさい。

①ムーコル症　　　・　　・Ⓐカンジダ属
②白癬　　　　　・　　・Ⓑ黒色真菌
③鵞口瘡　　　　・　　・Ⓒ皮膚糸状菌
④皮膚慢性肉芽腫・　　・Ⓓケカビ

第5章 原虫類

　原虫(原虫類)は，1つの個体が1つの細胞からできている最も原始的な動物(原生動物)で，核・細胞膜・細胞質・ミトコンドリアなどからなり，栄養・排泄・運動・生殖などの各方面にわたって，いろいろな生息形態で生存している。

　有性生殖と無性生殖の両方によって増殖するが，一定の**発育環**(生活環)を示すものが多い。多くは河川水・下水，あるいは各種の動物内に分布する。ヒトに病原性を示す原虫はごくわずかであるが，最近は，ある種の原虫が日和見感染に関与することが知られてきた(●表 5-1)。

　ここでは，各種の原虫ごとに，これらの原虫の特性，疾患とその治療法を学習する。

1 赤痢アメーバ

形態●　生息環境によって，**栄養型**と**シスト**(**嚢子**または嚢胞)の2つの型をとる。栄養型は直径 20〜50 μm で，アメーバ様の活発な運動をする(●図 5-1)。シストは 10〜20 μm で，1〜4個の核がある。赤痢アメーバと形がよく似ている原虫に**大腸アメーバ**があるが，これには病原性がない。

　赤痢アメーバは，**アメーバ赤痢**の病原体である。アメーバ赤痢は慢性化し

● 表 5-1　おもな原虫とその感染症

	原虫名	疾病	感染経路	分布
根足虫類	赤痢アメーバなどアメーバ類	アメーバ赤痢	経口	全世界(とくに熱帯)
鞭毛虫類	ランブル鞭毛虫 腟トリコモナス ガンビア/ローデシアトリパノソーマ リーシュマニア	ジアルジア症 トリコモナス症 アフリカ睡眠病 リーシュマニア症	経口 性交 ツェツェバエの刺咬 サシチョウバエの刺咬	全世界 全世界 熱帯アフリカ 中近東・アフリカ・中南米
胞子虫類	マラリア原虫 トキソプラズマ クリプトスポリジウム	マラリア トキソプラズマ症 クリプトスポリジウム症	ハマダラカの刺咬 経口, 垂直(母子) 経口(日和見感染)	熱帯・亜熱帯 全世界 全世界

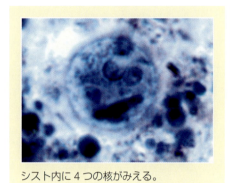
シスト内に4つの核がみえる。

○ 図5-1　赤痢アメーバ（成熟シスト）

○ 表5-2　細菌性赤痢とアメーバ赤痢の比較

	細菌性赤痢	アメーバ赤痢
発病	急に始まる	徐々に始まる
発熱	あり	ほとんどない
病変好発部位	大腸下部・S状結腸	回盲部，上行・横行結腸，S状結腸
糞便の性状	粘血便，悪臭なし	イチゴゼリー状，悪臭あり
経過	急性	慢性・再発を繰り返す
合併症	ほとんどなし	肝膿瘍

　て再発を繰り返し，ときに肝膿瘍を併発する（○表5-2）。海外旅行者が旅行先の東南アジア・インドなどで感染することが多い。男性間性交渉者の感染も知られている。

抵抗力●　栄養型は，熱・乾燥・低温のいずれに対しても抵抗力が弱く，便とともに排泄されると，12時間以内に死滅してしまう。シストはこれに比べて強く，水中では1か月くらい生きており，1,000倍の塩素液でも2昼夜以上生きられる。そのため，栄養型は一般には感染源にはならないと考えられ，シストがおもな感染源となる。しかし，シストも乾燥と熱には抵抗力がない。

治療●　メトロニダゾール（フラジール®）が用いられているが，再発を重ねて慢性の経過をとることが多い。シストキャリアに対しては，パロモマイシン硫酸塩（アメパロモ®）が用いられる。

2 腟トリコモナス

　世界中に分布する。性行為によって感染するが，女性のほうが感染しやすく，男性では感染しても無症状のことが多い。女子の腟の中にいて，**トリコモナス症**の原因となる。男子の尿道・前立腺にいることもある。

　形態は西洋梨型で，15μm程度の長い紡錘形の栄養型だけをとり，シストはない（○図5-2）。

　腟分泌物，尿道・前立腺などの分泌物を直接鏡検し，または培養を行い，原虫を検出することによって診断する。

治療●　メトロニダゾール・チニダゾールの内服薬と腟錠が用いられる。

3 マラリア原虫

　ヒトに寄生するマラリア原虫には次の種類がある。
（1）三日熱マラリア原虫
（2）四日熱マラリア原虫
（3）熱帯熱マラリア原虫

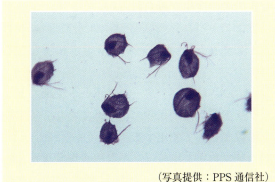

図 5-2　腟トリコモナス　（写真提供：PPS通信社）

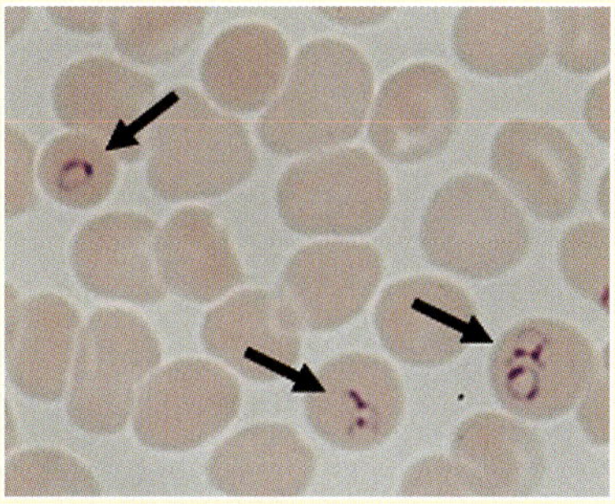

図 5-3　熱帯熱マラリア原虫　赤血球内のマラリア原虫のギムザ染色像。

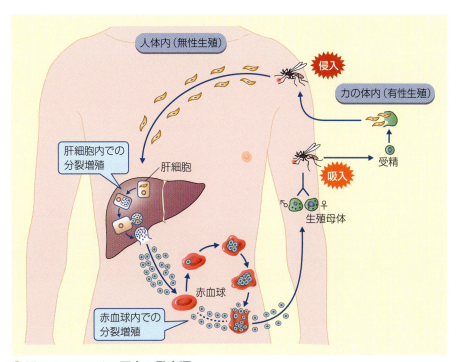

図 5-4　マラリア原虫の発育環

(4) 卵形マラリア原虫

マラリア原虫の発育環　マラリアは，カ（ハマダラカ）によって媒介されるが，その発育環は，カの体内では有性生殖，ヒトの体内では無性生殖で行われる（図 5-3）。その模様を図 5-4 に示した。

　ヒトの体内での1回の無性生殖が完了するまでの時間は，原虫の種類によって違っていて，三日熱マラリア・卵形マラリアは 48 時間，四日熱マラリアは 72 時間，熱帯熱マラリアはだいたい 24〜48 時間である。マラリアの熱発作の間隔の差は，この時間的な違いに基づいている。わが国には常在せ

ず，輸入感染症として，ときどき患者の発生がみられる。

治療●
(1) **合併症のない熱帯熱マラリア**：アトバコン/プログアニル塩酸塩（マラロン®），メフロキン塩酸塩（メファキン），キニーネ塩酸塩水和物などが用いられる。

(2) **重症マラリア**：グルコン酸キニーネ注射薬，アーテスネート坐薬などが用いられる。これらの抗マラリア薬は健康保険の適用外であり，特定の機関が保管しているものを治験薬として使用する。

(3) **非熱帯熱マラリアの急性期**：メフロキン塩酸塩，キニーネ塩酸塩水和物，アトバコン/プログアニル塩酸塩，リン酸クロロキン（健康保険の適用外）などが用いられる。

近年は薬剤耐性マラリアの拡大が報告されており，注意が必要である。

4 トキソプラズマ

長さが 4～7 μm，幅が 2～4 μm の三日月形の原虫である。虫体の中央に核がある。

栄養型の虫体が宿主の細胞の中に入り込むと，その中で分裂を繰り返して増えていく。やがて宿主の細胞を破壊してしまう。

トキソプラズマ症にかかったイヌ・ネコ・ブタの唾液・鼻汁・尿，または感染したウシやブタの肉から，ヒトが経口・経皮・経粘膜・経気道などのいろいろな経路で感染する。

妊娠中に母体が初感染を受けた場合に，母体中の栄養型が胎盤を経て胎児に移行感染（経胎盤感染）をおこすと，流産の危険がある。しかし，妊娠後期に初感染がおこり，胎児が死を免れた場合は，脈絡網膜炎，水頭症（脳水腫），精神運動障害などをおこすことがある。これを**先天性トキソプラズマ症**とよぶ。

後天性のトキソプラズマ症の大部分は不顕性感染であるが，ときにリンパ節腫脹・脳炎・髄膜炎・脈絡網膜炎・心筋炎などをおこすことがある。

免疫抑制療法中の患者では，重篤な脳症・肺炎を併発して死亡することがある（日和見感染）。そのため，免疫抑制療法を行う際は，免疫血清反応によってトキソプラズマ感染の有無を調べ，陽性者には抗トキソプラズマ薬を投与する。

治療● サルファ剤・ピリメタミンが有効である。

5 クリプトスポリジウム

世界中に広く分布する。オーシスト（嚢胞体；約 5 μm）を経口的に取り込むことによって感染する。ヒト以外に，ウシ・ブタなど多くの動物の消化管に寄生する。

通常，飲料水を介して感染して**クリプトスポリジウム症**を引きおこし，一

過性の軽い下痢症状をおこすが，エイズなどの免疫不全患者や免疫抑制療法を受けている患者が感染すると重症となり，死亡することがある。塩素に耐性であるので，水道水が汚染されれば感染源となる。

治療● 確実な治療薬がない。アジスロマイシン水和物（ジスロマック®）・パロモマイシン硫酸塩などの投与が試みられている。

6 ランブル鞭毛虫

ジアルジア症（ランブル鞭毛虫症）の病原体である。シストの経口摂取によって感染し，ヒトの小腸上部，ときに胆道系に寄生して下痢や胆囊炎の原因となる。免疫不全患者やタンパク質欠乏症患者では重症となる。

形態としては，栄養型とシストがある。栄養型は西洋ナシを縦に切ったような形で，前体部腹面がへこんでいて，宿主の粘膜に吸着する。シストは楕円形で，栄養型より少し小さい。通常，核は4つみられる。

治療● メトロニダゾールが有効である。

Column

食中毒原因寄生虫

食中毒は臨床上重要な微生物感染症である。ここでは食中毒をおこす原因として知られる寄生虫について概説する（アニサキスとクドア-セプテンプンクタータは原虫類ではないが，ここで扱うこととする）。

アニサキス：アニサキス科アニサキス属に属する線虫の総称。体長は2～3 cmのアニサキス幼虫が魚類（サバ，サケ，スルメイカ，タラなど）に寄生しており，寄生している魚を生で食べた際，幼虫がヒトの胃や腸壁に侵入し，食後8時間以内におもに激しい腹痛，吐きけ，嘔吐，蕁麻疹などの症状をおこす（→下図a）。

クドア-セプテンプンクタータ（粘液胞子虫）：ミクソゾア門粘液胞子虫綱多殻目に属する寄生虫。大きさ約12 μmの胞子内に6～7個の極囊細胞を有し，ヒラメの筋肉中に寄生している。生食後数時間で一過性の嘔吐や下痢を発症する（→下図b）。

住肉胞子虫（ザルコシスチス-フェイヤー）：胞子虫綱住肉胞子虫科に属する原生動物で，この原虫が寄生した馬肉の生食により，一過性の下痢や嘔吐を引きおこす。馬肉内はシストの状態で存在する（→下図c）。

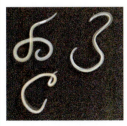 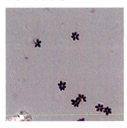 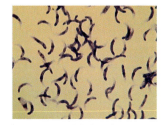

a. アニサキス　　b. クドア-セプテンプンクタータ　　c. 住肉胞子虫

（写真提供：東京都健康安全研究センター）

7 その他の原虫

リーシュマニア● カラアザール（内臓リーシュマニア症）をおこすドノバンリーシュマニア（リーシュマニア-ドノバニ）と，皮膚の潰瘍性肉芽腫をおこす熱帯リーシュマニア（リーシュマニア-トロピカ）がある。両者ともサシチョウバエを介してヒトに伝播する。熱帯・亜熱帯で流行がみられる。

トリパノソーマ● ガンビア/ローデシアトリパノソーマはツェツェバエを介してヒトに感染する，アフリカ睡眠病の病原体である。アフリカで流行がみられる。クルーズトリパノソーマはサシガメによって伝播される，**シャーガス病**の病原体である。南米・中米で流行がみられる。2013年に国内の献血から初のシャーガス病の抗体陽性例があった。

サイクロスポーラ● 最近注目されてきた，クリプトスポリジウムに類似する原虫である。飲料水からの感染が多く，国内でも発生がある。

まとめ

- 原虫は，1つの個体が1つの細胞からできている最も原始的な動物（原生動物）である。
- 原虫は，有性生殖と無性生殖の両方によって増殖するが，一定の発育環（生活環）を示すものが多い。
- 原虫感染症は，新興・再興感染症，輸入感染症，日和見感染症，性感染症として重要である。感染症法の対象疾患で全数届け出を要する疾患もある。

復習問題

■ 次の文章の空欄を埋めなさい。

▶赤痢アメーバは栄養型とシストの2つの型をとる。そのうち，おもに感染源となるのは（①　　　）である。

▶ヒトに寄生するマラリア原虫は三日熱マラリア原虫，四日熱マラリア原虫，（②　　　）マラリア原虫，（③　　　）マラリア原虫があり，いずれも（④　　　）が媒介する。

▶マラリアは感染症法の定める（⑤　　　）類感染症である。

▶クリプトスポリジウム症は感染症法の定める（⑥　　　）類感染症である。

[特論] 臨床検査

第1章● 臨床検査と看護 ———————————— 212
 A．臨床検査の意義と種類 ……………………… 212
 B．臨床検査の介助における一般的な注意 …… 215
 C．検査データについての一般的知識 ………… 219

第2章● 臨床検査とその介助法 ———————————— 222
 A．一般検査 ……………………………………… 222
 B．血液学的検査 ………………………………… 227
 C．血液生化学検査 ……………………………… 231
 D．免疫血清検査 ………………………………… 243
 E．微生物検査 …………………………………… 250
 F．遺伝子検査 …………………………………… 253
 G．病理検査 ……………………………………… 254
 H．生理機能検査 ………………………………… 256

第1章 臨床検査と看護

A 臨床検査の意義と種類

1 臨床検査とはなにか

　　　　　　病気を診断したり，重症かどうかを判断したりするために，医師は患者の訴えを聞き（問診），診察する。古い昔の医療はそこまでであったが，現在では問診と診察でまずおおまかな「あたり」をつけて，より正確な診断をするため，病状の把握に役だつ情報を早く得るために検査を行う。この検査には，X線などによる**画像診断検査**と，血液検査などの**臨床検査**がある。検査の依頼（オーダー）は担当医師の判断で行い，検査結果が医師に報告される。医師は，その結果に基づいて診断名や患者の状態を確認し直し，治療を行う。

臨床検査の種類●　臨床検査は**検体検査**と**生理機能検査**の2種類に分けられる（→図1-1）。
　　　　　　検体検査は，血液・尿・便・脳脊髄液（髄液）・喀痰など，患者から得られた**検体**[1]とよばれる材料を用いて，それらに含まれる物質を測定・分析する検査をいい，血液検査や生化学検査などがそれに相当する。
　　　　　　一方，生理機能検査は，心電図検査や超音波検査のように，患者の身体から直接情報を得て解析する検査をいう。生理機能検査は生理検査，生体検査などともよぶ。
　　　　　　検体検査では，血液や脳脊髄液を採取するために患者に接するが，検査自体は検体という"モノ"（物）を測定するのに対して，生理機能検査は，患者という"ヒト"（生体）を直接検査するという大きな違いがある。

2 臨床検査が行われる場所と機構

管理責任者●　ある程度の規模の医療施設，病院になると，臨床検査を専門に行う部門があり，この部門は臨床検査部（科），臨床検査室，中央検査室などとよばれて

1）検体：採取された検体は遠心処理や均一化などの処理が施される。これらをとくに試料ということがある。

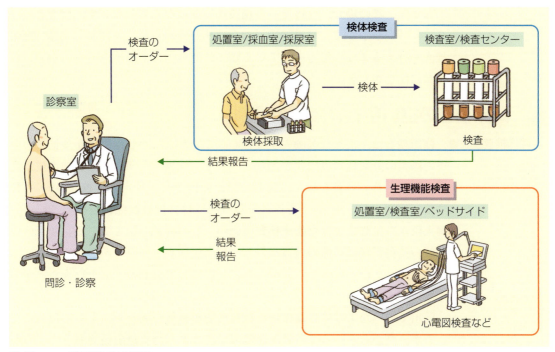

○ 図 1-1　臨床検査の流れ

いる。この部門の管理責任者である部長や科長などは医師であることが多く、大学病院や規模の大きい病院では臨床検査専門医という資格をもっている医師が、その任にあたっている[1]。

また、検査の専門技術員である臨床検査技師が、技師長として技術員の統率という役割を有し、中・小規模の施設では部門の責任者となる場合もある。

POCT　病院内における検査は検査室で行うことが多いが、簡単な血糖の測定や、緊急時に必要な血液ガスなどの検査、動かすことの困難な患者の心電図・脳波検査など、ベッドサイドで行うほうが望ましいものもある。このようなベッドサイドでの検査を **POCT**（point of care testing）とよび、近年、専用の機器・システムが盛んに開発されている。

検査の外部委託　臨床検査は、原則的にはその医療施設で行われるべきものであるが、医院や小規模な病院施設であって、大がかりな検査機器を導入できないところ、また大規模な病院施設であっても、検査が特殊で技術的に困難であったり、頻繁に行われない検査など、ふだんからそのために備えをしておくことが困難であったりするものは、やむをえず外部の施設に検査を依頼することになる。そのような外部委託施設は通常、民間の会社であり、衛生検査所や検査センターなどとよばれる。

---

1) なお、臨床検査を専門に研究・教育する大学医学部の部門は「臨床検査医学」という教室（大学によって名称は異なる）で、その教授が臨床検査部の部長を兼ねるのが一般的である。

しかし，この場合，検体をその施設まで運ばなくてはならず，検査を行うまでに時間がかかる。最近は流通の合理化がはかられ，各社とも迅速に運搬，検査が行えるように努力をしているが，時間経過による検査値への影響には，つねに注意が必要である。

3 臨床検査の担い手と看護師の役割

臨床検査技師　臨床検査は，古くは医師の手で行われていた。しかし，医師が多忙になり，また医業の分業化や専門化が進むにつれて，検査を専門に行う職種が生まれた。資格名称の変遷を経て，現在では，原則として特定の学校（専修・各種学校，短期大学，大学）で専門的な教育を受け，国家試験に合格して厚生労働大臣から免許を受けた**臨床検査技師**が，この検査を担っている。臨床検査技師の業務領域は各種の検体検査，生理機能検査，採血である。

看護師の役割　看護師もまた，医師の監督のもとに，これらの検査の一部を行うことができる（◯表 1-1）。

前項で述べたように，臨床検査は専門的な職種の人たちによって担われているが，だからといって看護師が臨床検査とまったく無関係であってよいかというと，そうではない。確かに，大多数の病院に検査室が設置されている現在，看護師自身が検査を行う機会はほとんどなくなっている。しかし，医師の指示によって看護師が検体を採取することは，現在なお，きわめて頻繁に行われている。このとき，検体の採取や取り扱いに間違いがあってはならない。また，生理機能検査などにおいては，検査の目的にそうように患者に正しく準備をさせる必要があり，看護師の適切な対応がどうしても必要となるのである。

さらに看護師は，医師と患者，医師と臨床検査室との仲介役として重要な役割を担っている。たとえば，患者が検査の目的や方法，結果に疑問をもった場合，看護師には，許される範囲でこたえることや，患者が疑問をもっていることを医師に伝え再度説明を行ってもらうといったはたらきが期待される。検査前の絶飲食や服薬，検査後の安静などの指示がある場合は，患者がそれをまもれるよう支援し，正確かつ安全に検査が実施できるよう努める。また，検査から得られたデータを日々の看護ケアにいかすことも重要である。医師と臨床検査室との間の連絡を担う場合には，看護師はある程度臨床検査のことを理解していなければならない。臨床検査の目的，検体の取り扱い方，

◯表 1-1　看護師が行うことの多い検査

- ベッドサイドや外来診察室で行う簡易検査（POCT；◯213 ページ）
　尿試験紙検査，簡易血糖測定，インフルエンザなどの感染症の迅速検査
- 出血時間
- 赤血球沈降速度
- 心電図検査

検査を行う際の介助方法，ある程度の結果の解釈などについて，正しい知識を身につけておく必要がある。また，看護師が実施できる検査についてはとどこおりなく実施できるよう，操作法についても知っておかなければならない。

個々の検査については，第2章で学習していくことになるので，次項ではおもに，臨床検査の概要と検体の取り扱い方に重点をおいて，その基本的な介助方法を学習する。

B 臨床検査の介助における一般的な注意

1 検査前の注意

基礎知識の習得　通常，それぞれの医療施設にはおおよその決まりがあるので，もし検査マニュアルなどが作成されている場合には，それをよく読んでおく必要がある。各施設におけるルールをまもらずに間違った手順をふんでしまうと，混乱をまねくばかりでなく，患者に不必要な不安や苦痛を与えることになるので，十分な注意と準備が必要である。

また日常行われる検査については，日ごろから専門書や専門誌などで学習し，つねに基礎知識を養っておくようにすることが望ましい。

患者への説明　患者は「病んでいる人」であり，とくに，はじめて診療を受ける場合には精神的な不安も多い。簡単な検査で，医療者が常識と思っていることであっても，患者にとっては未知の，難解な部分がある。患者に不必要な不安を与えないように，そして最もよい条件・状態で検査が行えるように，検査を受ける前にはわかりやすく説明を行い，安心して検査が行えるように，また協力が得られるようにする。なお，これらの業務は，看護師として許される範囲内においてであることを忘れてはならない。

2 検査に関連する注意

1 検体の正しい採取

検査に使われる検体は，正しく採取されたものでなくてはならない。なぜなら，正しく採取された検体でなかったなら，たとえ正確な検査が行われたとしても，その結果は患者の本来の状態をあらわしたものとはならず，診断に役だたないからである。採尿や採便などは，医療者の見ていないところで行われるので，たとえば「動物の便を持ってきた」などの可能性もあることに注意すべきである。

また，たとえば採血で不手ぎわがあると，大量の内出血をおこしたり，神

○ 表 1-2　よく使われる真空採血管

キャップ（シール）の色[1]	内容物	採血量（mL）	検査項目
茶	分離剤，凝固促進剤[2]	～9	生化学，免疫血清
紫	EDTA（エチレンジアミン四酢酸）-2Na（2K）	2	血球数，血液像，HbA1c，遺伝子
黒または灰	クエン酸ナトリウム液	2	凝固
灰	フッ化ナトリウム（＋EDTA またはクエン酸）	2	血糖，HbA1c

1）キャップ（シール）の色はメーカーによって異なる場合がある。
2）凝固促進剤は入っていない場合もある。

経を傷つけたりすることもあり，検査への影響があるだけでなく，患者に苦痛を与え，さらに障害を残す危険がある。採血手技にはとくに注意と熟練が必要である。検体は定められた容器に採取し，検査まで適正に保存されなければならない。血液の採取では，全国的に規格が統一された**真空採血管**が使用されている（○表 1-2）。

ここでは，頻繁に行われる医療行為であり，看護師がかかわることの多い採血についておもに解説する。

●静脈血採血　外来患者の場合，大きな施設では，専用の採血室で臨床検査技師が行うことが多いが，ほとんどの中小施設や，入院患者の場合は病室で，看護師が採血することが多い。

静脈血採血には，①注射器の筒に採取する**注射器採血**と，②真空採血管に直接採取する**真空管採血**がある。注射器採血は，採血後に，検査の専用試験管に分注（小分け）するのに時間がかかることや，分注するときに，採血者の指を注射針で刺したりして，事故をおこす危険性があるため，最近では真空管採血が多く行われている。

静脈血採血の具体的な方法や，患者に対して採血者が注意しなければならないことは，他巻（○『新看護学 7 基礎看護[2]基礎看護技術』の第 3 章 L-5「採血」）を参照していただきたい。ここでは，○表 1-3 に検査データへの影響を考慮した採血の注意点をまとめた。

●動脈血採血　酸素分圧（Po_2）や二酸化炭素分圧（Pco_2）などの測定（**血液ガス検査**）の目的で行われる（○242 ページ）。採血は医師が行う。太腿の付け根（大腿動脈）または手首（橈骨動脈）の動脈で行われることが多い。看護師は採血後の十分な止血，すみやかな検体の運搬の補助をする。ガラスシリンジの場合は氷で冷やしながら運搬するが，プラスチックシリンジの場合は室温で運搬し，すみやかに測定してもらう。

●毛細血管の穿刺による検査　看護師は，簡易血糖検査のために浅く皮膚を穿刺することができる。また，出血時間検査のために耳たぶを穿刺（○229 ページ）することができる。

●その他の検体　尿・糞便や，脳脊髄液・骨髄液などの穿刺液，喀痰などの採取については，

表 1-3　検査データに影響を与えないための採血の注意

(1) 採血前に手指を強く握らせたり，繰り返し開閉をさせたりしない。

静脈を怒張させるために，駆血帯を締めてから手の指を強く握ったり，何度も開閉させたりすることがあるが，この操作の直後に採血すると血清カリウムが高値となる。

(2) 長時間駆血しない。

駆血時間が長いと電解質などが低値となり，タンパク質や脂質が高値となる。

(3) 溶血をおこさない

採血に時間がかかったり，採血後の採血管を乱雑に扱ったりすると溶血がおこりやすい。また，不十分量の採血は，採血管に陰圧が残り，溶血がおこることがある。生化学検査用の採血管で溶血がおこると，カリウム，LD が高値となる。

(4) 決められた採血管に決められた量を採血する。

採血の量が不十分であると，(3) で述べた溶血のほか，凝固検査では抗凝固剤が過剰となり，検査ができないことがある。

(5) 採血管はやさしく確実に転倒混和する。

混和が不十分であると，血液検査では血小板が凝集して血小板減少となったり，血清を採取すべき生化学検査用の採血管では逆に血液凝固が不完全になったりするなどの影響が出る。

(6) 使用する採血管の順序を守る。

EDTA は電解質や一部酵素の測定に影響を及ぼすため，連続して多種類の採血管を使用する場合は最後に使用する。その他の採血管も，内容物によっては次の採血管に持ち込まれると影響が出るものがあるので，使用する順序は施設のマニュアルに従う。

第 2 章で述べる。そのほかに，涙液，鼻汁，唾液，咽頭ぬぐい液，胃液，十二指腸液，胆汁，膵液，肺胞洗浄液，乳汁，乳頭分泌液，精液，腟擦過物などが検体として採取され，提出されることを知っておきたい。

細菌検査では，患者の身体に由来するものはもちろん，使用された医療器具などを含めて患者に関係するすべてのものが，検体になる可能性がある。

② 検査後の注意事項

患者の氏名の確認　検体を採取した患者の氏名と，容器にはられているラベルに記入された名前とが，一致しているかどうかを確認する。これは最も大切な作業である。なぜなら，検体の取り違えは，せっかくの検査を意味のないものにしてしまうばかりか，誤った診断をして，重大な医療ミスを引きおこす可能性があるからである。

検体の正しい保存　ほとんどの検体は，室温中に放置しておくと成分が変質して検査に使えなくなるので，できるだけ早く検査室に届けることが必要である。やむをえず時間がかかる場合には，その検体を正しく保存する。

多くの場合，数時間内の保存であれば冷蔵庫に入れておくだけで問題ないが，さらに長時間の保存を要する場合には，−20℃ の冷凍庫で保存する。

冷蔵庫内では，多量の水分が蒸発して検体が濃縮されるため，定量検査の

ための検体は必ず密栓して保存する。
　しかし，なかには尿沈渣などのように検体を保存してはいけない検査もあるので，少しでも疑問のある場合には，検査室とよく連絡を取り合って検体の採取にあたる。

③ とくに注意しなければならない場合

危険な検体の取り扱い　患者から得られる検体のなかには，病原微生物（病原体）に汚染されているものが少なくなく，それらに接触して医療従事者が感染したり，また医療従事者を介して患者に感染させたりして，重大な結果をまねく危険性がある。そのため，検体はすべて感染源とみなして，細心の注意をはらう必要がある。アメリカから導入された考え方で，これを普遍的予防策（ユニバーサルプリコーション）という。1996年には**標準予防策**（スタンダードプリコーション）が策定された（◯「感染と予防」118ページ）。

　梅毒トレポネーマ，肝炎ウイルス，ヒト免疫不全ウイルス（HIV）など，危険度の高い病原体に汚染された検体の取り扱いには，とくに注意が必要である。採血時に，患者の血液に触れた注射針で誤って採血者自身の指などを刺したりしないように，十分に注意しなければならない。

　万一誤って危険な検体に直接触れたような場合には，ただちに消毒薬で洗浄する。身近に消毒薬のない場合は大量の水で洗浄する。また注射針などで刺した場合は，施設内で定められている取り決めに従って，しかるべき発症予防処置をすみやかに実行し，必ず報告する。絶対に「ミスを隠そう」などと思ってはならない。

負荷試験の際　負荷時のデータを得るために行う生理機能検査の負荷試験（負荷心電図や誘発脳波・呼吸器など）では，患者に薬剤を投与したり，特殊な非生理的状態をしいたりすることがあるので，まれに副作用がみられることがある。患者の全身状態には十分に注意して，少しでも不快感を訴えたり，異常な徴候がみとめられたりしたときは，ただちに主治医に連絡する。

④ 検査情報の取り扱い

通常時の伝達　看護師は，検査室から送られてきた検査成績（結果）を，医師の了解なく患者に伝えてはならない。看護師は，それらの成績を主治医あるいはそれに準じる医師に伝達し，患者に対しては主治医から直接話してもらうようにする。

緊急性の高い場合の伝達　**緊急検査**のときは，患者の状態を一刻も早く把握して，できるだけ早く適切な処置がとられるようにすべきである。臨床検査室では，緊急検査の依頼を受けると，通常の検査を中止して検査を行う。ほかの検査の作業能率は低下するが，患者の状態をまず第一に考えるためである。緊急検査の成績は，直接主治医に報告されるが，看護師が受けざるをえない場合もあるので，そのときには聞き間違いのないように正確に記録し，主治医に伝える。

表1-4 緊急報告を要する検査結果

項目	値*	推測される重篤な病態	おこりうる事態／対応
WBC(白血球数)	1,500/μL 以下	急性白血病，薬物副作用	感染
Hb(ヘモグロビン)濃度	5 g/dL 以下	出血，急性白血病	組織の低酸素／輸血
Plt(血小板数)	3万/μL 以下	急性白血病，種々の血小板減少症	出血／輸血
Na(ナトリウム)	165 mmol/L 以上	脳血管障害，脱水	意識障害，痙攣／輸液
Na(ナトリウム)	115 mmol/L 以下	中枢性尿崩症，脱水，栄養不良	意識障害，痙攣／輸液
K(カリウム)	7 mmol/L 以上	腎不全，アシドーシス	心室細動／輸液
K(カリウム)	1.5 mmol/L 以下	アルカローシス	筋麻痺／K補充
Ca(カルシウム)	12 mg/dL 以上	副甲状腺機能亢進	脱水，意識障害／輸液
Ca(カルシウム)	6 mg/dL 以下	腎不全	テタニー／輸液
Cr(クレアチニン)	8 mg/dL 以上	腎不全	透析
血糖(グルコース)	50 mg/dL 以下	糖尿病治療中の低血糖発作	意識障害／糖補充

＊値は一般的なものを示したが，各施設で異なる場合がある。
血液ガス検査は，主治医が結果を見ないことはありえないので，ここでは除外した。

　また，緊急の依頼でなくても，生命に危険が及ぶような異常値(これを**パニック値**とよぶ)が出た場合には，その時点で，検査室から主治医側に緊急報告されることがある。血液ガス検査のように，主治医がすぐ検査結果を見る場合は不要であるが，たとえば慢性疾患の外来患者であって，次回の受診日まで主治医がその検査結果を見ない可能性がある場合には，そのような報告が役にたつ。看護師も，どのような検査項目がこのような対象になっているか把握しておき，異常な値に気づいたら報告する(表1-4)。なお，対象となる検査項目とその値は，各施設で若干異なる。

C 検査データについての一般的知識

　看護師が，患者に検査結果を直接伝えることはしないが，より適切な看護を行うためには，医師や臨床検査技師との交流を緊密にし，検査データについて一般的な知識を備えておくことが望ましい。

基準値・基準範囲
● **基準値**は健康な状態にある人が示す検査の数値である。健康な人の大部分(95％)が示す数値の範囲を**基準範囲**とよぶ(おもな検査項目と基準範囲については，272～274ページの付表を参照)。これらは以前からの習慣で正常値または正常範囲とよばれることもある。基準値は，検査結果が異常であるかどうかを判断するときの参考になる値であるが，絶対的なものではなく，生理的な要因(表1-5)によっても変動し，測定技術や方法によっても誤差を生じる。

⊃ 表 1-5　生理的要因によって影響を受ける（高値になる）検査項目

生理的要因	高値になる検査項目
・採血前の食事	糖，中性脂肪
・採血前の運動	CK，LD
・立位，座位での採血（臥位に比べて）	アルブミン（総タンパク質），コレステロール
・飲酒習慣	γ-GT，HDL コレステロール
・成長期	ALP
・閉経	コレステロール
・男性（女性に比べて）	ヘモグロビン，クレアチニン，フェリチン
・女性（男性に比べて）	赤血球沈降速度，IgM

　患者のなかには，この基準範囲をあまりにも重視しすぎて，検査値がこれを外れたときに，非常に神経質になる人がいる。しかし，基準範囲は「多くの人が示す範囲」であって，たとえば血清カリウム濃度（値）のように，どのような人にもあてはまる場合と，脈拍数のように「その人特有の望ましい値」があるような場合とでは，解釈のしかたが異なる。後者のような場合は，「たとえ基準範囲を外れていても，○○さんにとってはちょうどいいかもしれないので，主治医によく聞いてください」というように対応すべきである。

臨床判断値●　また逆に，「基準範囲内なので安心」というわけにはいかない場合がある。たとえば，血清コレステロール濃度があげられる。健康な人の 95% が入る範囲の上限は 240 mg/dL くらいになるが，多くの調査・研究によって，200 mg/dL 以上で，将来，心筋梗塞などをおこす危険が増すことが明らかになっているし，とくに糖尿病や高血圧のある人ではさらに危険度が高く，なるべく低いほうが好ましいとされている。

　もちろん，医師がそれぞれの患者に対応することではあるが，検査項目によっては看護師は安易に「正常だからよかったですね」などと言わないように心がけたい。以上のような予防的理由や治療の目標値として，血清コレステロールの上限に 220 mg/dL が採用されていることが多い。このように，基準値の考え方とは異なり，診療行為を規定する目的で定められた値を，一般的に**臨床判断値**とよぶ。腫瘍マーカーの値が，これ以上ならがんを疑って精査し，未満ならその疑いが少ないので経過観察するなどと判断する**カットオフ値**もその 1 つである。

感度・特異度●　疾患があるときに検査が陽性になる確率を**感度**とよび，疾患がないときに検査が陰性になる確率を**特異度**とよぶ。有用な検査は両者とも高い。疾患があるのに検査が陰性になることを**偽陰性**とよび，感染症の検査を例にすると，検体中に病原体が少なかった，検査試薬の検出能力が足りなかった，などが原因となる。疾患がないのに陽性になることを**偽陽性**とよび，同じく感染症

の検査を例にすると，ほかの病原体を間違って検出した，陽性になった別の検体が混入してしまった，などが原因となる。

測定値の誤差　検査結果は，たとえ同じ測定項目であっても，測定器具や測定方法が違えば異なった数値となるし，さらに測定者の技能によっても多少は変動する。検査室では，いろいろな精度管理[1]を行い，検査データができるだけ正しく得られるように努力している。

まとめ

- 検体とは，検査のために患者から得られる材料をいう。
- 近代的な医療体系の中では，臨床検査は主として医師と臨床検査技師とによって，臨床検査室で専門的に行われている。
- 正しい検査を行うためには，患者と医師あるいは検査室に関係する看護師には，単なる介助にとどまらず，検査の知識に裏づけられた適切な行動が要求される。
- 看護師は，ほかの医療情報と同様，患者に対して検査成績を告げてはならない。その判断と説明は，直接医師が行う。

復習問題

❶ 次の文章の空欄を埋めなさい。

▶臨床検査には2種類あり，検体を用いる（①　　　　）検査と，患者の身体から直接情報を得る（②　　　　）検査がある。

▶健康な人の大部分が示す検査データの数値の範囲を（③　　　　）とよぶ。

▶生命に危険が及ぶような異常値のことを（④　　　　）値という。

▶診断したい疾患がある（陽性）のか，もしくはない（陰性）のかを線引きするための検査値を（⑤　　　　）値という。

❷〔　〕内の正しい語に丸をつけなさい。

①血液ガス検査は〔 静脈血・動脈血 〕を採取して行われる。

②出血時間検査は〔 指先・頸部・耳たぶ 〕を穿刺して行うことが多い。

③疾患がある患者の検査値が陽性になる確率を〔 感度・特異度 〕という。

④白血球数が〔 1,500・4,500・7,500 〕/μL以下の場合は緊急報告を要する。

1）精度管理：精密度（精度）と正確度の管理を行う。高い精度とは，いつ，どこで検査しても同じような値を示すことをいい，実際には同じ検体を何回も検査して，そのばらつきを調べることによって確認する。正確度とは値が絶対的に正しいことをいい，広く通用している標準となる物質を検査したり，ほかの施設と同じ検体を検査して同じ値になるかどうかを調べたりすることによって確認する。

第2章 臨床検査とその介助法

A 一般検査

血液以外の検体，たとえば尿・便・脳脊髄液（髄液）などの検体を対象として行う検査を総称したものが，**一般検査**である。

1 尿検査

尿は腎臓で生成され，尿路を通じて排泄されるので，基本的に腎臓・尿路の状態を反映するが，泌尿器系以外の異常を反映する場合もある。容易に採取できるので，臨床検査のなかで尿の検査は頻繁に行われる。尿の外観・臭気で気づいたことは記録し，あるいは医師に報告する。

1 尿の検査項目

尿を検体として，下記のような検査がある。

定性検査　試験紙法によって実施されている（◯図 2-1）。簡便であるため，看護師によって実施されることも多い。製品の種類にもよるが，多種類の項目が数秒ないし数分のうちに判定できる。この検査で異常となったら，次項の尿沈渣検査や内科的・泌尿器科的な検査を考慮する。

◯表 2-1 にそれぞれの意義をまとめたが，とくに重要なのは次の検査項目の異常の有無である。

①**タンパク尿**　急性・慢性腎炎，糖尿病・膠原病による腎臓障害などで陽性となる。ただし，若年者では立位や運動でタンパク尿が増強する生理的なもの（起立性タンパク尿）があることに注意が必要である。

②**血尿（尿潜血）**　タンパク尿とともにみられたら腎臓障害が疑われるが，血尿が目だっている場合は，膀胱の腫瘍など泌尿器科的な疾患が疑われる。

③**膿尿（白血球反応）**　膀胱炎など尿路の感染症でみられる。

尿沈渣　尿を遠心して得られた細胞・細菌・結晶などの沈殿物を**尿沈渣**とよび，定性検査の結果を参考にしながら顕微鏡で観察する。時間の経過によって細胞の変形や消滅をおこすことがあるので，必ず**新鮮尿**（◯224 ページ）を用いる。

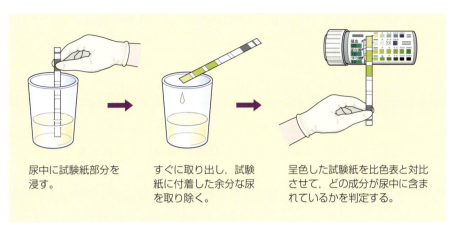

○ 図 2-1　尿定性検査（試験紙法）

尿中に試験紙部分を浸す。

すぐに取り出し，試験紙に付着した余分な尿を取り除く。

呈色した試験紙を比色表と対比させて，どの成分が尿中に含まれているかを判定する。

○ 表 2-1　尿試験紙検査とその意義

尿試験紙項目	関連する尿沈渣	考えられる疾患
タンパク質	各種円柱	各種の糸球体腎炎，糖尿病や膠原病に伴う腎障害
潜血	赤血球がみられる（血尿）	タンパク尿を伴う場合：上記と同じ／タンパク尿陰性か少ない場合：膀胱腫瘍など泌尿器科的疾患
	赤血球がみられない（ヘモグロビン尿またはミオグロビン尿）	体内溶血性疾患，筋崩壊
糖		糖尿病（血糖値が 170 mg/dL くらいから陽性となる）
ケトン体		糖尿病性アシドーシス，食事不摂取，嘔吐など
白血球反応	白血球	膀胱炎など尿路感染症
亜硝酸塩	細菌	同上
ビリルビン		閉塞性黄疸（直接ビリルビンの増加）
ウロビリノゲン		肝障害，溶血性疾患

　タンパク尿がある場合は，さまざまな円柱[1]がみられることが多い。潜血反応が陽性でも沈渣中に赤血球がみられない場合は，生体（血管）内で溶血したヘモグロビン尿か，筋肉の崩壊によるミオグロビン尿が疑われる。白血球はその数をおおまかに数える。細菌の有無も観察・報告されるが，白血球の出現を伴わない細菌尿は，外陰部の汚染や採取後の増菌による可能性が高い。

尿の生化学定量検査　あとで述べる血清（○231 ページ）を検体としたときと同じように，尿でも生化学的な検査が行われる。しかし，尿は，腎臓での調節がはたらいた結果を

1）円柱：タンパク質が円柱状に固まったもの。

みているので，定量値そのものが血液の変化と並行しないこともある。実際に定量が重要なのは，タンパク質，糖（グルコース），クレアチニン（尿の濃さを補正するため），ナトリウム（脱水などの評価のため），アミラーゼ（急性膵炎の診断のため），および各種のホルモンである。

妊娠反応検査 妊娠が疑われる女性に対して行われる。胎盤から分泌されるホルモンである**ヒト絨毛性ゴナドトロピン（hCG）**を検出する。この検査は，妊娠初期ばかりでなく，絨毛上皮腫の場合にも陽性になるので，後者の術後の経過観察にもhCGの高感度定量が行われる。

細菌検査 尿の細菌検査では，腎盂腎炎・膀胱炎などのような尿路感染症が疑われる場合に，どのような病原体が原因になっているかを知るために，尿の塗抹検査・培養検査を行う。また，尿路感染症では外陰部の常在細菌が原因になることが多いので，単に尿の培養で検出される菌の種類だけでなく，尿の定量培養も行って尿1 mL中の菌数を調べ，本当に原因菌であるかどうかを判定する。また最近では肺炎球菌性肺炎，レジオネラ肺炎などで菌成分が尿中へ排出されることを利用して，それらを検出することも行われている。

細胞診 細胞診では，尿沈渣中にある細胞成分を染色し，膀胱がんなどが疑われる悪性腫瘍（がん）細胞があるかどうかを調べる。

❷ 尿の採取と保存法

検査項目，目的によって尿の採取方法が異なるので，注意が必要である。

外来受診時などで時間に制限なく1回の排尿でとられた尿を，広く**随時尿**という。採取後すぐの尿は**新鮮尿**といい，尿沈渣のように保存ができない検査に使われる。新鮮尿は尿道や外陰部のよごれの影響を避けるために，最初に出た尿を捨てたあとに集めるのが望ましい。これを**中間尿**とよぶ。また前述のように，体位や運動の影響を避けるためには，早朝起床安静時の尿（**早朝尿**）が望ましい。外来患者の場合は，自宅で中間尿を少量採取してもらう。

入院患者の場合，1日の尿量を知るためと，ある成分が1日でどれくらい尿中に排泄されたかを知るために，24時間の**蓄尿**を行う。集め方としては，ある時刻から翌日の同じ時刻までの尿をすべて集める。たとえば，午前6時に排尿した場合には，まずこの尿を捨て，それ以後に排泄される尿はすべて集め，さらに翌朝午前6時には，尿意の有無にかかわらず排尿し，これを加えて24時間尿とする。蓄尿では細菌が増えやすく，**院内感染**の原因にもなるので注意する。そのほか，尿濃縮試験，クリアランス試験，糖負荷試験など定時採尿として指示された検査では，一定時間ごとに完全に排尿させる。

尿検査のための尿は，すべて即時に検査すべきであるが，尿タンパクなどの生化学検査や細菌検査などでやむをえない場合には，4℃で保存する。

> **看護のポイント**　**尿検査**
> - 試験紙法を用いた尿定性検査は簡便であるが，月経，服薬中の薬剤，尿の採取・保存条件などにより結果に大きな影響がでることに留意する。
> - 中間尿の採取，蓄尿の方法を患者に説明できるようにしておく。
> - 尿検査は原則として新鮮尿で行う。とくに尿沈渣は保存尿で行ってはならない。

❷ 便の検査

　便は尿と同じように，色，臭気，異常混入物（血液・粘液・膿など）など気づいたことがあったら記録する。たとえば，肉眼的に血便が明らかな場合には，その旨記録しておけば，便潜血検査は行う必要がない。

便潜血検査　大腸がんや直腸がんのスクリーニング（ふるい分け）検査として行われる。2日連続で陽性となれば大腸内視鏡検査へと進む。

　以前の方法（化学的便潜血検査）では，検査薬成分が食肉に含まれる動物の血液に反応するため，食事制限が必要であったが，現在主流になっている方法（免疫学的便潜血検査）ではヒトのヘモグロビンにのみ反応するため，食事の制限は不要となった。結果は便からの検体採取で左右されるので，採取の仕方が重要である。血液は便の深部より表面に付着するため，採取も表面をなぞるように行う。

寄生虫関連検査　寄生虫卵の検査では，便をスライドガラスに直接塗りつけて顕微鏡検査（鏡検）をする直接塗抹法と，大便を種々の操作で処理し，寄生虫卵だけを集めて鏡検する集卵法とがある。

細菌検査　下痢の原因となる病原体を検出するために，大便の細菌検査がよく行われる。排便後の大便をよく観察し，膿様あるいは粘液様の部分があれば，そこをヘラで，おおよそ母指頭大にとり，滅菌シャーレに移してすぐに検査室へ届ける。膿様・粘液様の部分がなければ，下痢便を同じ方法で滅菌シャーレにとる。培養検査のほかに，腸管出血性大腸菌 O157 や，その毒素（ベロ毒素），ヘリコバクター-ピロリ成分などの検出検査が行われる。

> **看護のポイント**　**便の検査**
> - 便の検査では，トイレ流しの水などが混入しないよう専用の容器に採便し，ただちに検査室に提出する。

❸ 脳脊髄液の検査

　脳脊髄液（単に**髄液**ともいう）は，閉鎖した清潔な空間に存在するので，通常は腰椎穿刺を行って採取する。脳脊髄液は中枢神経系の病気を知るうえで重要な検体である。

　以前は，クモ膜下出血などの血管系の病気を診断するために行われていた

が，腰椎穿刺をすることによって，閉鎖空間の圧（頭蓋内圧）が変化し，脳への損傷を引きおこすなどの危険性があること，CTなどの画像診断の進歩で必要性が薄れたことなどを理由に，血管障害では行われなくなってきている。現在はおもに髄膜炎を早期に確実に診断するためと，多発性硬化症のような脳に変性や炎症がおこる疾患の診断の参考にするために行われる。

脳脊髄液を用いて行う検査 臨床検査室で行われる脳脊髄液の検査には，一般検査（細胞数の算定，タンパク質・糖〔グルコース〕・塩素イオンの定量など）と細菌検査がある。細胞数とタンパク質は感染症や変性疾患で増加する。糖は細菌性髄膜炎で減少する。

細菌検査では，通常の塗抹検査・培養検査のほかに，墨汁法を用いて真菌の一種であるクリプトコックスを検出する検査や，肺炎球菌などの菌体抗原を迅速に検出する検査などが行われる。

脳脊髄液の採取 通常は，**第3-4腰椎間腔**あるいは**第4-5腰椎間腔**に針を刺して行う腰椎穿刺によるが，ときに後頭下穿刺または脳室穿刺による場合もある。穿刺は厳重な無菌操作のもとに医師が行うが，看護師は患者が動かないように介助するとともに，患者の全身状態によく注意する必要がある。

一般検査と細菌検査を行う場合には，あらかじめ2本の滅菌試験管を用意し，それぞれに脳脊髄液を採取して，ただちに検査室へ提出する。細菌検査の際に注意することは，採取した脳脊髄液はけっして冷やさないようにすることである。これは，化膿性髄膜炎の原因菌の1つである髄膜炎菌が非常に低温に弱く，死滅すると検出されなくなるためである。

> **看護のポイント** 脳脊髄液の検査
> - 身体的苦痛を伴う検査であり，検査後も安静がしいられるため，患者に対して十分な説明が必要である。
> - 検査中の患者の状態を注視する（頭痛，吐きけ，呼吸・脈拍の変化などの有無）。また，検査後は約2時間，枕なしで安静臥床となるが，その際にもバイタルサインの観察が重要である。

4 穿刺液の検査

脳脊髄液のほかに，穿刺によって得られた胸水・腹水・関節液・心囊液・羊水などの穿刺液が検査される。検査は採取された臓器または組織の病気の診断を目的として行われる。

穿刺液は，**滲出液**と**濾出液（漏出液）**に分けられる。滲出液は体腔に炎症や腫瘍があって貯留する液であり，濾出液は体腔表面にはとくに変化がなく，全身的な原因（心不全，肝硬変やネフローゼ症候群など）で貯留する液である。穿刺液が滲出液であるか濾出液であるかによって，まず疾患のおおまかな鑑別が行われる。

穿刺液を用いて行う検査　穿刺液については，滲出液か濾出液かを知るために比重・タンパク質濃度の測定などが行われる。滲出液のほうが濾出液よりも比重，タンパク質濃度ともに高い。また，滲出液が炎症によるものか悪性腫瘍によるものかを知るために，酵素・腫瘍マーカーの測定や，細胞診が行われることもある。炎症性であれば，病原細菌の有無とその種類を知るために細菌検査が行われる。

穿刺液の採取　穿刺は医師によって行われる。この場合，局所を十分に消毒し，注射針または穿刺針を用いて穿刺液の採取が行われる。先の脳脊髄液の場合と同様に，医師の介助と患者の看護には細心の注意が必要である。穿刺液は滅菌試験管に採取して，ただちに検査室へ提出する。

> **看護のポイント**　**穿刺液の検査**
> - 脳脊髄液の検査と同様に，患者に対する十分な説明と，検査中～検査後のバイタルサインの観察が重要である。
> - 穿刺液には種々あるので，どこから穿刺したものか把握しておく。

B 血液学的検査

血液学的検査には，①静脈から採血された血液中の血球（赤血球・白血球・血小板）数を算定したり形態を顕微鏡で観察したりする**血液検査**や，②血漿部分を使って凝固能力の検査をする**血液凝固検査**などがある。最も頻繁に行われるのが赤血球・白血球・血小板の数，ヘモグロビンの濃度を測定する検査で，まとめて末梢血の**血球数算定**（**血算**）とよばれる。これらは通常，自動血球計数器で自動的に算定される。

1 血液検査とその意義

1 血球数の検査

赤血球　赤血球系の検査は，おもに**貧血**を知るために行われる。重要なのはヘモグロビン（Hb）濃度で，7 g/dL 程度に低下すると輸血が考慮される。

赤血球数（**RBC**）と**ヘマトクリット**（**Ht** または **Hct**）**値**[1]は，Hb に並行して増減する。しかし，貧血の種類によっては，その相関関係が異常になることがある。たとえば鉄欠乏性貧血では，**平均赤血球容積**（**MCV**）や**平均赤血球ヘモグロビン濃度**（**MCHC**[2]）は小さくなる。また，ビタミン B_{12} 欠乏性の貧

1）ヘマトクリット値：血液全成分に占める赤血球の容積比率を％であらわした値で，実際は赤血球1個あたりの平均の大きさ（平均赤血球容積〔MCV〕）から逆算される。
2）MCHC：Hb を Ht で除して算出する。

血ではMCVは大きくなる。

白血球 白血球には**好中球**，**好酸球**，**好塩基球**(以上の3つを**顆粒球**とよぶ)，**リンパ球**，**単球**があり，**白血球数(WBC)**はそれらの総和である。**白血球分画**[1]**検査**(または血液像検査)でそれぞれの数を評価する必要があり，その機能がある自動血球計数機を用いるか，そうでない場合は顕微鏡で目視分類が行われる。なお，WBCに影響するのは好中球かリンパ球である。

好中球は細菌感染症を含む炎症性の疾患で増加する。急性炎症ですばやく増加するので，たとえば，ひと昔前では，下腹部に特徴的な痛みがあって受診した患者について，WBC(好中球)が増加していれば**虫垂炎**を強く疑ったものである。しかし現在は，あとで述べるCRP(C反応性タンパク質)値(⇒239ページ)などとあわせて炎症状態を把握すればよい。リンパ球はウイルス感染症で増加する。また好酸球は，喘息や花粉症などのアレルギー性疾患で増加する。

WBCの減少は，再生不良性貧血のような，血液をつくる臓器である骨髄の疾患のほか，脾臓が腫大する疾患，薬剤の副作用などでおこる。

血小板 **血小板数(Plt)**は，後述の出血時間とともに，血小板による止血能力の目安となる。5万/μL程度以下で出血しやすくなる。血小板数が正常なのに出血がおこる場合は，**血小板凝集能**という機能検査を行う。

病気によるものではない，見かけ上の低値を，**偽性血小板減少症**という。原因の多くは，EDTA塩管への採血で血小板が凝集してしまうことによる。

検査データの解釈 血液検査データの解釈の一例を⇒表2-2に示した。

❷ 血液像の検査

血液像検査では，血液1滴をスライドガラスに引いて塗抹標本をつくり，染色した像を観察する。白血球分画検査を行ったり，赤血球や白血球の形態の異常を観察したりするが，最も重要なのは，白血病などで出現する異常細胞の検出である。

白血病というと，「WBCが増加する」と誤解されていることも多いが，必ずしもそうではない。必ずWBCが増加するのは慢性骨髄性白血病と慢性リンパ性白血病であり，急性白血病では増加することも，極端に減少することもある。よって，顕微鏡で実際に血球の形態を観察する必要があるわけである。ここで異常が疑われたら**骨髄穿刺**をして，顕微鏡検査や，フローサイトメーターという機械を使った検査(フローサイトメトリー)，染色体・遺伝子の検査を行い，どのような病気であるのかを診断する。

骨髄穿刺 骨髄穿刺は，医師が胸骨か腸骨で行うが，安全面から腸骨が選択されることが多い。とくに，骨のもろい患者，高齢者，乳幼児は胸骨貫通事故を避

---

1) 白血球分画：白血球を種類別に分類し，百分率で評価したもの。

表2-2 血液検査データの解釈例

項目	測定値
WBC	6,200/μL ❷
RBC	361万/μL ❹
Hb	7.8 g/dL ❶
Ht	26%
MCV	72 fL ❸
MCHC	30% ❸
Plt	25万/μL ❷

解釈例
❶ Hb が相当低いので貧血だ。
❷ WBC と Plt は異常ではないので，骨髄の悪性疾患ではなさそうだ。
❸ 貧血のタイプは小球性（MCV が低い）で低色素性（MCHC が低い）なので，鉄欠乏性貧血がまず考えられる。
❹ 確認のため血清鉄，血清フェリチンの検査をする（どちらも低値と予想される）。
➡ なぜ鉄欠乏になったか。食習慣のほか，女性なら過多月経，男性・女性とも消化管出血があるかどうかを調べる。

けるために腸骨で行う。吸引して得た骨髄液は，医師または臨床検査技師がただちにスライドガラスに塗抹する。

> **看護のポイント　血液検査**
> - 貧血，白血球減少，血小板減少は程度によっては迅速な対処が必要となるので，データを知りえたら主治医に連絡する。パニック値と看護師がすべき対応をあわせて把握しておく。
> - 自動血球計数器のデータは必ずしも正確でない場合がある。異常が疑われる場合には，臨床検査技師による塗抹標本の判読結果を参照する。
> - 採血に時間がかかったり，抗凝固剤との混和が不十分な検体は血液が凝固し，とくに血小板数や白血球数に影響が出るので気をつける。

2 血液凝固検査とその意義

　出血した場合の止血機能を調べる検査として，血小板止血をみる出血時間と，凝固因子について調べる検査がある。

出血時間　出血時間は血小板の止血能を調べる検査で，わが国では耳たぶを穿刺する方法（**デューク法**という）が行われている。施設によっては看護師が行っているところもあるので，方法を簡単に紹介する。

(1) 円形に切った濾紙とストップウォッチを用意する。
(2) あらかじめ耳たぶを十分にマッサージして血行をよくする。
(3) 耳たぶを消毒後，専用のランセット（または小さなメス）で耳たぶを刺す。
(4) ランセットを外してストップウォッチを作動させる。このとき出血が確認できなかったらやり直す。
(5) 30秒ごとに出た血液を濾紙に吸い取っていく。このとき濾紙を強く押して止血するようにしてはいけない。
(6) 血液が吸い取れなくなった時間までの経過をもって出血時間とする。

　血小板の減少や血小板機能の異常によって出血時間は延長する。手術前の

凝固因子の検査 ●　凝固因子による止血能をみるために最初に行われるのが，**活性化部分トロンボプラスチン時間（APTT）とプロトロンビン時間（PT）**である。前者は凝固因子のうち，ゆっくりした凝固をおこす内因系の凝固因子（XII，XI，IX，VIII因子）の，後者は速くおこる凝固を担う外因系の凝固因子（VII因子）のそれぞれ量や機能を反映する。V因子，X因子，プロトロンビン，フィブリノゲンの異常は，APTTとPTの両検査に影響する。凝固因子は，血友病などの先天性の異常や，DIC[1]などの全身の血栓症などにより減少する。また，凝固因子の多くは肝臓でつくられるため，重症肝疾患によっても減少する。それらの検査結果が異常（延長）となる。

　なお，脳塞栓症を予防するために，ワルファリンなどの抗凝固薬を飲んでいる患者では，頻繁にPTを測定し，凝固を十分に抑えているか，逆に抑えすぎて出血をおこしやすくなっていないかをチェックする[2]。

　DICが疑われる場合には，血漿中の**フィブリン分解産物（FDP）**が増加していないか測定し，診断の指標とする。DダイマーはFDPの1つで，確実に血栓ができてそれが溶かされた結果出現する。DICのほか，肺血栓塞栓症の診断に用いられる。

> **看護のポイント**　**出血凝固検査**
> ● 出血時間を実施する場合は，つねに一定の大きさの刺傷をつくり，十分な出血が得られるように穿刺する。
> ● 末梢血液検査と同様に，凝固検査の成績が極端にわるい場合は迅速な対処が必要となるので，データを知りえたら主治医に連絡する。パニック値と看護師がすべき対応をあわせて把握しておく。

3 赤血球沈降速度検査

　赤血球沈降速度は**赤沈**または**血沈**ともよばれ，ガラス管に血液を入れて立てておくだけの簡単な検査である。ガラス管はピペット式になっており，血沈棒またはウェスターグレン管という。わが国では看護師によって行われている施設も多いので，方法を簡単に述べる。

　まず，採血された血液と抗凝固剤（3.8％〔二水和物では3.2％〕クエン酸ナトリウム水溶液）を4：1の割合で加え，試験管内で混和する。次にそれをガラス管の「0」の目盛りまで吸い上げ，ガラス管を垂直に立てておくと，赤

1）DIC：播種性血管内凝固症候群。全身の血管内で血液凝固がおこりやすくなり，そのため凝固因子が消費されて出血をおこしやすくなる病気（◐「疾病のなりたち」71ページ）。
2）PTの検査結果の表記法はいくつかあるが，ワルファリン服用時のPTは，国際標準の単位であるINR（PT-INR）で評価される。

血球が沈んでくる。30分後，1時間後，2時間後に赤血球層の上端に相当する目盛り（沈降度）を読む。

炎症，ネフローゼ症候群，Mタンパク血症などで血漿タンパク質の構成比が変化すると，赤血球沈降速度は亢進する。貧血でも沈降が速くなるため，女性は男性より亢進傾向となる。なお，DICでは遅延する。

この検査のおもな目的は炎症の診断であるが，あとで述べるCRPという検査がより正確に炎症の有無を反映するため，最近ではあまり行われなくなってきている。

> **看護のポイント** **赤血球沈降速度検査**
> ● 看護師が実施する場合は，血液と抗凝固剤（クエン酸ナトリウム水溶液）の混合比，判定時間を正確にするよう注意が必要である。抗凝固剤が多いと赤沈は亢進する。

C 血液生化学検査

抗凝固剤を加えていない試験管に採血された血液は，放置しておくと凝固する。それを遠心分離して得られた上澄みを**血清**[1]という。この血清を検体として酵素，電解質，タンパク質成分などを測定する検査を，**血液生化学検査**（または単に**生化学検査**）という。現在では，ほとんどの項目が機械によって自動的に測定される。以前は，免疫グロブリンや，腫瘍マーカーなどの特定のタンパク質を測定する検査は，免疫血清検査（◯243ページ）に含まれていたが，現在では，それらも機械により自動測定されるので，生化学検査に含めることが多い。

なお，採血した血液が凝固するのに時間がかかり検査が遅くなるため，血清ではなく，抗凝固剤入りの試験管に採血をし，遠心分離した上澄み（**血漿**[1]）を使う場合もある。しかし，血漿は血清とタンパク質成分が異なることや，抗凝固剤の成分（電解質など）も検査に影響を及ぼすことがあるため，血清を使用したのか，血漿を使用したのかがわかるようにしておく必要がある。

生化学検査には，電解質，脂質やタンパク質などのように全身の状態を知るのに重要なものと，ALTやアミラーゼなどのように，障害された臓器の状態を知るのに役だつものがある。後者の検査は，それらの物質が特定の臓

---

1) 血清と血漿：血液は血球（細胞）成分（赤血球・白血球・血小板）と血漿からなる。血漿は水を主成分とし，その中にフィブリノゲンなどの凝固因子や種々のタンパク質や糖，電解質，ホルモンなどを含んでいる。血清は，この血漿から凝固因子を除去したものである。

表 2-3　生化学検査データの解釈例

63 歳の男性，20 年前から糖尿病で受診している。治療は内服薬のみ。

項目	測定値	解釈
アルブミン	3.3 g/dL	低い⇒タンパク尿があればそのせいであり，糖尿病腎症による可能性がある
AST	22 U/L	基準範囲内⇒肝硬変や筋疾患は考えにくい
ALT	55 U/L	やや高い⇒肝細胞の障害があるが，程度は軽い。肥満があれば，脂肪肝が疑われる
LD	159 U/L	基準範囲内⇒筋疾患や溶血，活動性肝炎などの可能性は低い
ALP	80 U/L	基準範囲内⇒胆汁うっ滞の可能性は低い
γ-GT	59 U/L	やや高い⇒ALP の増加がないので胆汁うっ滞の可能性は低い。アルコール摂取の影響や脂肪肝が疑われる
グルコース（血糖）	230 mg/dL	高い⇒たとえ食後であっても，糖尿病を示唆する値である
HbA1c	8.9 %	高い⇒糖尿病のコントロールが不良である
LDL コレステロール	180 mg/dL	高い⇒糖尿病と糖尿病腎症に影響されている可能性がある。心筋梗塞や脳血管障害をおこす危険性があるので，薬剤による低下が望まれる
HDL コレステロール	41 mg/dL	基準範囲内であるが低い⇒中性脂肪と逆の関係にある
中性脂肪	195 mg/dL	高い⇒糖尿病のコントロールが不良なことによる
総ビリルビン	0.9 mg/dL	基準範囲内。胆汁うっ滞や顕著な溶血は考えにくい
BUN	29 mg/dL	高い⇒糖尿病腎症による腎の糸球体濾過値の低下をあらわしている
クレアチニン	1.54 mg/dL	高い⇒同上（ただし透析が必要なほどではない）
尿酸	8.5 mg/dL	高い⇒同上
Na	140 mmol/L	基準範囲内
K	5.0 mmol/L	基準範囲上限⇒腎症による可能性がある

以上の検査値だけから総合的に判断すると

➡ 糖尿病のコントロール不良で，おそらく食事のエネルギー摂取制限もうまくいっていないことが考えられ，脂肪肝やコレステロール・中性脂肪高値のデータに影響している。HbA1c はかなり高く，合併症の腎症も進行しているようである。インスリンの検査などを追加し，それを参考にして，経口糖尿病薬による治療を強化・継続するか，インスリン療法に切りかえるかの検討が必要となる（⇒各基準値については，272〜274 ページの付表を参照）。

器に多いという特徴をいかしたものである。

この項では，理解をたすけるために臓器別と，おおまかな疾患別に各検査項目を解説する。また，代表的な生化学検査項目の解釈について，例をあげて解説する（⇒表 2-3）。

1 肝臓・膵臓の検査，酵素の検査

　肝臓は多くの代謝(たいしゃ)に関係しており，肝細胞に多く含まれる酵素の検査や，肝臓の機能検査によって肝臓の疾患が診断される。また膵臓も多種類の消化酵素を分泌するので，その検査が行われる（⇒図 2-2）。

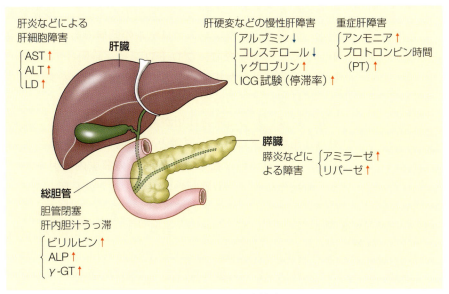

○図 2-2　肝臓・膵臓の疾患で異常となる臨床検査項目

肝臓にかかわる検査　肝炎などで肝臓の細胞がこわれると肝細胞から，AST[1]（GOT），ALT[2]（GPT），LD[3]（LDH）などの酵素が血液中へ出るため値が高くなる[4]。このうち肝臓に最も特徴的なのは ALT である。AST, LD が高く，ALT がそれほど高くなっていないときは，肝臓疾患以外の溶血性疾患や筋肉の疾患が考えられる。

　また胆汁は肝臓でつくられ，胆管に集まり，十二指腸に排泄されるので，肝臓の疾患や，胆管結石や胆管がんなどでこの経路が閉塞されると，ALP[5]，γ-GT[6] が高くなり，さらに黄疸を示すようになるとビリルビン[7] も高くなる。ALP は，肝臓の疾患以外に骨の疾患や妊娠でも高くなり，γ-GT は飲酒習慣のある人でも高くなる。ビリルビンには直接型ビリルビンと間接型ビリルビンの 2 つがある。先に述べたような胆汁排泄の障害では直接型ビリルビンが高くなり，ビリルビン生成のもとになっている赤血球の崩壊が亢進した状態（溶血性疾患）では，間接型ビリルビンが高くなる。

　肝細胞はさまざまな物質をつくっているので，肝炎が慢性化したり肝硬変

---

1) AST：アスパラギン酸アミノトランスフェラーゼ。以前は GOT（グルタミン酸オキサロ酢酸トランスアミナーゼ）とよばれていた。
2) ALT：アラニンアミノトランスフェラーゼ。以前は GPT（グルタミン酸ピルビン酸トランスアミナーゼ）とよばれていた。
3) LD：乳酸脱水素酵素。LDH ともいう。
4) このような，臓器が損傷を受けて，臓器の細胞中に含まれていた酵素が血中へもれ出たものを**逸脱酵素**という。
5) ALP：アルカリホスファターゼ。
6) γ-GT：γ（ガンマ）グルタミルトランスフェラーゼ。γ-GTP とも略する。
7) ビリルビン：赤血球中のヘムという物質に由来する代謝産物。

になったりすると，それらの物質が少なくなる。検査で異常としてみられるのは，アルブミンやコレステロールの低値である。より重症化すると凝固因子もつくられなくなり，プロトロンビン時間(PT；◯230ページ)が著しく延長する。そのような状態の患者は，非常に出血をおこしやすくなっているので，新鮮凍結血漿の輸血により凝固因子の補充を行う必要がある。

　肝臓にはいわゆる解毒作用があり，肝硬変などではこの作用が低下する。解毒作用の低下は**ICG**[1]**試験**という色素排泄能力をみる検査で知ることができる。この試験は色素であるICGの静脈内注射を行って一定時間後に採血する検査なので，看護師の協力がしばしば必要となる。肝硬変では，重症になると血中アンモニアの濃度が高くなり，肝性脳症となる可能性もある。

●膵臓にかかわる検査

　膵炎などで膵臓の細胞がこわれると，炭水化物の分解酵素である**アミラーゼ**と脂質の分解酵素である**リパーゼ**が高値となる。

　アミラーゼには膵臓でつくられるものと唾液腺でつくられるものとがあり，それらは単にアミラーゼの総量をみているだけでは区別できないが，電気泳動法や抗体を使った検査で識別することができる。これを酵素の**アイソザイム**[2]**検査**という。

　このように傷害を受けた臓器を推定するためのアイソザイム検査は，アミラーゼのほかにもLD(心臓・赤血球由来か肝臓由来か)，ALP(肝臓由来か骨由来か)，**CK**[3](心臓由来か骨格筋由来か)でよく行われている。

> **看護のポイント　肝臓・膵臓の検査，酵素の検査**
> ● B型肝炎ウイルスやC型肝炎ウイルスは血液から感染するため，AST・ALTが高値で肝炎が疑われる場合は患者の扱いに注意する。
> ● 日本人は黄色人種のため皮膚の黄染ははっきりしないので，黄疸については眼球結膜の色調をみる。総ビリルビン値が2mg/L以上になると視認できる。
> ● アンモニア測定用の検体は氷冷して運搬する。アンモニア高値は危険な状態(肝不全)である。

❷ 腎臓の検査

　腎臓の**糸球体**という濾過装置に異常がおこる疾患(糸球体腎炎)では，本来，尿中に排出されてはいけない成分が尿中にも漏れ出てしまい，**尿タンパク**，**潜血**が陽性となる。

　尿中に漏れ出るタンパク質の量が多くなり，血中のタンパク質濃度が低下して，浮腫をきたすのが，**ネフローゼ症候群**である。

---

1) ICG：インドシアニン-グリーン。排泄の結果で肝臓の血流状態がわかる。
2) アイソザイム：構造が異なるが同一の酵素(触媒)作用をもつ酵素のこと。由来(産生)組織(器官)が異なるので，診断に役だてられる。
3) CK：クレアチンキナーゼ。

◯ 図2-3　腎臓の疾患で異常となる臨床検査項目

　腎臓への血流が減少したり糸球体濾過量(GFR[1])が低下したりする**腎不全**という病態では，血中尿素窒素(**BUN**[2])，**クレアチニン**[3]，尿酸，カリウム(K)，リン(P)などが排泄されずに血中濃度が高くなる。とくにクレアチニンは，GFRを推定する計算式に使われる重要な検査である(◯図2-3)。一般的には，クレアチニンが7〜8 mg/dLに上昇したときに透析治療が考慮される。一方，BUNは，腎不全以外にも消化管出血などタンパク質がこわれる疾患でも高くなる。尿酸は腎不全による排泄障害以外に，プリン体[4]を多く含む食品を摂取する習慣や，悪性腫瘍などによる細胞崩壊によっても高値となる。尿酸が高値になると関節内で結晶化して痛風をおこすことがある。

> **看護のポイント**
>
> **腎臓の検査**
> ● クレアチニンは腎機能を的確にあらわし，腎不全で高値となる。
> ● クレアチニンは筋肉量に影響されるため，一般に男性より女性のほうが低く，また，成人より小児のほうが低い。

---

1) GFR：単位時間あたりに糸球体で濾過される血漿量。24時間蓄尿を行い，尿量，尿クレアチニン値，血清クレアチニン値から計算された内因性クレアチニンクリアランスがGFRとみなされてきたが，性別ごとに年齢と血清クレアチニン値から計算により求められる推算GFR(eGFR)が，簡便なものとして近年用いられている。
2) BUN：タンパク質を構成するアミノ酸から生成されるアンモニアに由来する。
3) クレアチニン：筋肉に豊富に含まれる物質で，腎臓の糸球体を素通りして尿中に排泄されるため，その血中濃度はGFRとほぼ等しい。
4) プリン体：細胞の核をつくる核酸の成分。尿酸はプリン体の最終代謝物。

3 心臓・筋肉の検査

　筋肉の細胞が傷害されると，CK，LD などの酵素が高くなる。とくに CK は敏感で，運動などによる筋肉疲労，筋肉内注射だけでも高値となる。

　心筋梗塞も筋肉の傷害であり CK が高くなるが，ほかの筋肉と区別するために，**CK-MB アイソザイム**というより詳しい成分が検査される。現在では，**トロポニン**という物質の増加が，急性心筋梗塞の診断に優先的に用いられている。心臓の機能の低下（心不全）をみるためには，脳性ナトリウム利尿ペプチド（**BNP**）がよく測定されている。

> **看護のポイント　心臓・筋肉の検査**
> - 心筋の傷害を示すマーカーとなる検査は，心電図異常が典型的でない場合にも役だつため，救急の現場や検査設備のない診療所でも活用される。
> - 急性心筋梗塞は再灌流の処置を早期に実施することが推奨されており，発症後なるべく早期に診断することが重要となる。

4 電解質・金属の検査

　ナトリウム（Na） は血液のなかで最も多い陽イオンであり，**塩素（Cl）** は最も多い陰イオンである。両者とも生命活動に重要であるため頻繁に測定され，異常の場合は輸液を考慮することになる。なお，特殊な場合を除いて Na と Cl は並行して変動するので，ここでは Na について説明する。

　Na の検査値をみるときは，つねに身体の水分量との関係を考えることが大切である。水分摂取不足などで水分だけが失われる脱水症や，尿崩症とよばれる多尿になる病気では Na が高値となるが，嘔吐・下痢などで大量の消化管液が失われる場合には，Na が低値となる。

　また，水分と Na が等しく失われる脱水の場合は見かけ上正常となるが，実際の体内の Na 量は不足しているので，検査の値だけで判断するのは危険である。

　カリウム（K） は，血漿などの細胞外液よりも細胞内に多いイオンで，神経や筋肉の興奮に関与している。その異常は，とくに心臓への影響が重大であり，血清の K 値が高くても低くても障害をおこす。K は腎不全の場合や血液が酸性に傾くときに高値となり，過呼吸などアルカリ性に傾くと低値となる。

　鉄（Fe） は鉄欠乏性貧血で低値となる。**カルシウム（Ca）** はビタミン D の欠乏で低値となり，副甲状腺ホルモン過剰で高値，欠乏で低値となる。Ca も K のように筋肉の興奮に関与する重要なイオンである。

> **看護のポイント** **電解質・金属の検査**
> - 脱水症や不整脈など，Na，K，Cl の異常は迅速な対処が必要な場合が多いので，異常データを知りえたら主治医に連絡する。パニック値と看護師がすべき対応をあわせて把握しておく。

5 糖尿病の検査

糖尿病の検査では，血中グルコース濃度(**血糖値**)が測定される。血糖値は食事の影響を受けるので，いつ食事したかを確認する。たとえば空腹時の血糖値をみるときは，採血は通常，前日の夕食以降なにも摂取していない状態の朝に行われることが多い。

静脈血採血の場合は，糖の分解を防ぐために専用の試験管に採取する。簡易血糖測定器を使用する場合は，指先などの皮膚を穿刺することで採取される毛細血管血を用いる。簡易測定は，自己血糖測定器を用いて患者が自分で行う場合がある。血糖値は，糖尿病のコントロールがわるいと高くなるが，治療や患者の状態によっては低血糖になることがあり，むしろ，この状態のほうが危険である。血糖値が 50 mg/dL 以下の場合は，医師に連絡するか，指示されている処置(糖分の補給など)を行う。

血糖値は 1 日のなかでもかなり変動するので，より長期間の血糖状態を知ることが望ましい。その目的で，過去 1 か月くらいの血糖値の平均的な状態を知ることができる**グリコヘモグロビン**[1] (**HbA1c**)が測定される。糖尿病の治療は，血糖値と HbA1c を参考にして行う。特殊検査として，血糖を降下させるホルモンである**インスリン**[2]や，**C ペプチド**[3]を測定して，より詳細な診断をすることがある。

> **看護のポイント** **糖尿病の検査**
> - 自己血糖測定器の使い方を指導できるようにしておく。
> - 血糖値の検査では患者がいつ食事したかを記録するが，HbA1c は食事の時間に影響されない。
> - 血糖値が上昇すると昏睡に陥る(糖尿病昏睡)。一方，低血糖もたいへん危険で，血糖値 50 mg/dL 以下の場合は主治医に連絡するか糖分の補給を行う。

---

1) グリコヘモグロビン：糖化ヘモグロビンともいう。HbA1c は「ヘモグロビンエーワンシー」と読む。高血糖状態においては糖がヘモグロビンに結合して生成されるもので，過去 2 か月程度前からの血糖状態を反映するとされる。
2) インスリン：膵臓のランゲルハンス島(膵島)の B 細胞から分泌されるホルモンである。
3) C ペプチド：インスリンがつくられる際，インスリンと等モル数つくられて血中に分泌されるので，インスリン生成量を知るための検査指標として用いられる。

6 脂質異常症の検査

　血清中の脂質濃度が異常に高い状態をさす高脂血症という呼称にかえて，現在は**脂質異常症**が用いられる。これは，HDL コレステロールはむしろ低いほうが健康に問題だからである。脂質の血清濃度が異常であると，将来，心筋梗塞や脳血管障害をおこす危険性が高くなる。脂質検査の値は，それらの疾患を予防するために行う生活指導や，治療の指標となる。

　脂質には，おおまかに**コレステロール**と**中性脂肪**[1]（トリグリセリド）があり，両方が測定される。またコレステロールには動脈硬化を引きおこす **LDL コレステロール**[2]と，動脈硬化を防ぐ **HDL コレステロール**があり，別々に測定される。中性脂肪は肥満に関係し，動脈硬化にもわるい影響を及ぼす。

　メタボリックシンドロームでは，コレステロールよりも中性脂肪を重要視している。中性脂肪の検査値は食事の影響を受けるので，血糖と同様に，患者に食事についてたずねる。脂質代謝異常をより詳細に診断するために，①リポタンパク質分画[3]，②リポタンパク質リパーゼ[4]，③アポリポタンパク質[5]などの検査が行われることがある。

> **看護のポイント　脂質異常症の検査**
> ●脂質の検査は，将来心筋梗塞や脳梗塞をおこす危険を知るために行うもので，異常の場合はまず食事療法や運動療法などにより生活習慣を是正し，それで不十分な場合に薬物療法となることを患者に理解してもらう。

7 タンパク質の検査

　血清中にはさまざまなタンパク質が存在している。**総タンパク質(TP)** は血清中のタンパク質の総濃度のことで，全体的なタンパク質の増減をおおま

---

1) 中性脂肪：貯蔵型の脂質で，そのほとんどがトリグリセリド(TG；トリアシルグリセロールともいう)なので，トリグリセリドが同義に用いられる。
2) LDL コレステロールは，直接測定される場合と，次の計算式で求められる場合とがある。
　LDL コレステロール＝総コレステロール－HDL コレステロール－中性脂肪/5（ただし，空腹時採血で TG が 400 mg/dL 未満の場合）
3) リポタンパク質分画：タンパク質と脂質がつくる球状の複合体をリポタンパク質という。比重（密度）によって分けられ，比重の小さいものから，カイロミクロン（キロミクロン），VLDL（超低比重リポタンパク質），LDL（低比重リポタンパク質），HDL（高比重リポタンパク質）がある。なお，LDL コレステロール，HDL コレステロールは LDL，HDL に含まれたコレステロールのことをいう。リポタンパク質分画はこれらリポタンパク質の増減をみたり，どのような異常脂質タンパク質が増えているかを知る目的で測定される。
4) リポタンパク質リパーゼ：リパーゼは中性脂肪の分解酵素で，脂肪組織などから分泌される。中性脂肪がなぜ高いのかを知る目的で行われる。
5) アポリポタンパク質：リポタンパク質をつくるタンパク質で，遺伝性の脂質代謝異常はないかを調べる目的で検査される。

かに判断するために測定される。

血清中で最も多いタンパク質は**アルブミン(Alb)**であるため，多くの場合，TP は Alb の増減に左右される。Alb は脱水で濃度が上昇するが，これは相対的なもので，本当の意味で異常高値となることはない。一方，Alb の減少は，腎臓疾患で尿タンパクとして失われることや，肝臓疾患で生成能力が低下すること，炎症，栄養不良などで生じる。Alb の次に多いのが，**免疫グロブリン(Ig)** とよばれる，抗体の機能をもつタンパク質群(IgG，IgA，IgM など)である。免疫グロブリンは，感染症，自己免疫疾患，多発性骨髄腫で高値となり，免疫不全症や免疫抑制治療で低値となる。

それぞれの免疫グロブリン濃度を定量することもあるが，**血清タンパク質分画検査**といってタンパク質を 5 つの分画(Alb と α_1, α_2, β, γ の 4 つのグロブリン分画)に分けて測定し，γグロブリン分画でその増減が推定できる。なお多発性骨髄腫では，一種類の免疫グロブリンが増加していることが診断に重要であり，そのためにはタンパク質分画検査は必須である。

先に述べたように Alb は栄養不良で減少するが，より栄養状態を敏感に反映するタンパク質に**トランスサイレチン**という成分があり，施設内で栄養不良患者の重症度を把握し管理する栄養サポートチーム(NST)などの活動において使われている。

> **看護のポイント** **タンパク質の検査**
> ● アルブミンは肝疾患，腎疾患，炎症で低値となるほか，栄養不良でも低値となるので，入院患者(とくに手術後)の栄養状態をみるために検査されることが多い。

8 炎症の検査

感染症や心筋梗塞などの組織傷害，関節リウマチなどの自己免疫疾患などによって，発熱や痛みを伴う状態を**炎症**とよぶ(→「疾病のなりたち」23 ページ)。その強さの指標として検査されるのが，炎症に反応して増加する **C 反応性タンパク質(CRP)** という血清タンパク質である。WBC や赤血球沈降速度も炎症で増加，亢進するので同時に測定されることが多いが，CRP が炎症を最も的確に反映する指標である。

> **看護のポイント** **炎症の検査**
> ● CRP は急性炎症がおきると急速に増加し，2〜3 日で最高値となり，炎症がおさまると比較的すみやかに減少する。特定の疾患を診断することはできないが，炎症状態を的確にあらわす。

9 悪性腫瘍の検査——腫瘍マーカー

悪性腫瘍(がん)細胞が産生して血中に放出し，その濃度が高くなるため診

> ○ 表 2-4　よく検査される腫瘍マーカー

項目	対象となる悪性腫瘍
AFP，PIVKA-II	肝細胞がん
CEA	大腸がん，膵がん，胆管がん，肺（腺）がん，乳がん，腎細胞がん，卵巣がん，胃がん
CA19-9	大腸がん，膵がん，胆管がん，卵巣がん
CA125	卵巣がん
CYFRA21-1	肺がん
ProGRP	肺小細胞がん
PSA	前立腺がん
CA15-3	再発乳がん

断に使われる物質を，**腫瘍マーカー**とよぶ。超音波，X線，MRIなどの画像検査とともに使われているが，腫瘍の検出感度でいえば画像検査のほうがすぐれている。なぜなら，腫瘍マーカーは，腫瘍がある程度大きくならないと，血中で検出される濃度まで高くならないうえに，厳密には腫瘍でない細胞でも産生されるため良性の病気でも増加することがあり，線引きがむずかしいといった問題もあるからである。しかし，診断が確定して手術などの治療をしたあとの再発を監視したり，たとえば慢性肝炎・肝硬変から肝がんになることを監視したりするなど，目的によっては測定する意義がある。

代表的な腫瘍マーカーを ○ 表 2-4 に示した。

> **看護のポイント　悪性腫瘍の検査**
> ● 各腫瘍マーカーとも，多くの測定キットが市販されており，同じ腫瘍マーカーでも測定キットにより値が異なる場合があるので注意する。

10 ホルモンの検査

1 甲状腺疾患の検査

甲状腺ホルモンには**トリヨードサイロニン**（T_3）と**サイロキシン**（T_4）があり，下垂体前葉ホルモンである甲状腺刺激ホルモン（TSH）が甲状腺にはたらきかけて分泌される。臨床検査では，その遊離型[1]である **FT_3** と **FT_4** が測定され，甲状腺機能亢進症で高値となり，甲状腺機能低下症では低値となる。バセドウ病（○「疾病のなりたち」74ページ）のように，甲状腺に原因がある機能亢進症では，下垂体機能が抑制されるためにTSHが低値となる。このはた

---

1) 遊離型甲状腺ホルモン：タンパク質と結合しないで存在するもので，その割合はきわめてわずかであるが生物活性をもつ。Fはfreeの略。

らきをネガティブフィードバックという。下垂体が TSH を過剰に分泌するときは，当然 TSH, FT_3, FT_4 が高値となる。同じように，甲状腺機能低下症で，橋本病のように甲状腺に原因があるものでは，TSH の分泌は亢進する。下垂体機能不全では，TSH, FT_3, FT_4 が低値となる。

このように，ホルモンの検査の場合には，実際にはたらくホルモンと，そのホルモンが産生される臓器にはたらきかける上位ホルモンの関係を理解すると，病気の原因の所在が明らかとなる。甲状腺では，T_3, T_4 の上位ホルモンは TSH である。なお，バセドウ病も橋本病も自己免疫疾患であり，前者では抗 TSH 受容体（レセプター）抗体が，後者では抗甲状腺ペルオキシダーゼ抗体と抗サイログロブリン抗体が陽性となる。

❷ その他のホルモン検査

検査の目的 ● ホルモンの分泌不全は遺伝性疾患や脳血管障害などによっておこり，また分泌過剰は高血圧や糖尿病の原因となるため，さまざまな目的で検査が行われる。これまで述べてきた生化学検査項目よりも，採血時間や採血時の体位，食事などで検査値に影響が出るものが多いので，それぞれの項目で採血条件についての指示に従う。また尿中に排泄されるものは，1 日にどれだけの絶対量が産生されたかを知るために，蓄尿で測定されることも多い。さらに，単なる採血ではなく，ホルモンの産生に影響を及ぼす薬剤を投与してから採血する場合（負荷試験）もあるので，それぞれの指示に従う。

副腎関連の ● 副腎皮質ホルモンの 1 つ，**コルチゾール**とその代謝産物は，クッシング症
ホルモン　　候群（◯「疾病のなりたち」76 ページ）では高値となるため，診断のために測定される。クッシング症候群のうち，副腎腫瘍のように副腎に原因がある場合は，上位ホルモンの**副腎皮質刺激ホルモン（ACTH）**は低値となる。この関係は，上で述べた甲状腺ホルモン検査の場合と同じである。

下垂体腫瘍で ACTH が過剰となる場合は，クッシング病（◯「疾病のなりたち」76 ページ）という。ACTH とコルチゾールは，朝に濃度が高く，夜に低いという日内変動を示すので，採血時間に注意する。副腎機能低下症，アジソン病での検査値の動きは，クッシング症候群とは逆の関係となる。

もう 1 つの副腎皮質ホルモンであるアルドステロンは，高血圧をおこすホルモンであるが，体位に影響され，立位で高くなるので注意する。

副腎髄質ホルモンである**カテコールアミン群**（アドレナリン，ノルアドレナリン，ドパミン）は，血中，尿中ともに測定される。褐色細胞腫（◯「疾病のなりたち」76 ページ）という副腎髄質腫瘍で高値となる。

そのほか ● そのほか，検査されることが比較的多いホルモンを列挙する。高血圧でのレニン，低身長での成長ホルモン（GH），産婦人科的な疾患における性腺刺激ホルモン（FSH），黄体形成ホルモン（LH），エストロゲンの代謝産物，プロゲステロン，乳腺異常や無月経におけるプロラクチン（PRL），カルシウム

代謝異常・骨疾患における副甲状腺ホルモン(PTH)，尿崩症における抗利尿ホルモン(ADH)などがある。

> **看護のポイント** **ホルモンの検査**
> - 甲状腺の機能異常が疑われる場合は，亢進症特有の症状（発汗過多・頻脈・息切れ），低下症特有の症状（便秘・こむら返り・浮腫・徐脈），亢進症・低下症共通の症状（易疲労感・全身倦怠感）などに注目して患者を観察する。
> - 項目によっては，採血の時間，体位，食事の影響，月経周期の影響を受けるのでそれらを記録しておく。

11 血液ガス検査

通常は動脈血で検査される。測定する項目は **pH**，**動脈血酸素分圧**(Pao_2)，**動脈血二酸化炭素分圧**($Paco_2$)，**炭酸水素イオン**(HCO_3^-：重炭酸イオンともいい，実際は計算式で求める)である。Pao_2 は肺疾患などで換気機能が低下した場合や，酸素の薄い環境などで低値となる。$Paco_2$ は肺の換気機能低下で高値となり，過呼吸で低値となる。HCO_3^- は代表的な生体内のアルカリイオンで，呼吸ではなく，腎臓の代謝に影響される。pH，$Paco_2$，HCO_3^- は以下の式であらわされる（ヘンダーソン-ハッセルバルヒの式）。

$$pH = 6.10 + \log \frac{[HCO_3^-]}{0.03 \times [Paco_2]}$$

この調節機構を**酸塩基平衡**という。重要なのは，体液（血漿）の pH は $[HCO_3^-]/Paco_2$（[ ]は濃度を示す）で決まるということである。ヒトの pH は **7.35〜7.45** になければ生命がおびやかされる。この範囲から外れないように，ヒトは**代償**というメカニズムで対応している。

たとえば，非常に激しい運動をした場合を想定してみよう。筋肉では糖を使ったエネルギー代謝が亢進し，乳酸という酸性物質がたまる。これは HCO_3^- の低下をまねく。ここで pH は $[HCO_3^-]/Paco_2$ で決まる，という法則をあてはめると，HCO_3^- の低下によって分子の値が小さくなるため，分母である $Paco_2$ も小さくしようとする。「ハアハア」と激しく息をする過呼吸がおこるのは，そのためである。

酸塩基平衡の調節におもに関与しているのは腎臓と呼吸器であり，これらの臓器の異常では，pH が基準値より酸性側に傾く**アシドーシス**，アルカリ性側に傾く**アルカローシス**という状態をまねく[1]。治療としては，呼吸が原因，すなわち Pao_2 や $Paco_2$ が異常である場合は，酸素吸入などの呼吸管理

---

1) アシドーシスとアルカローシス：厳密には pH が基準値より低い状態を**アシデミア**，高い状態を**アルカレミア**とよび，酸性に向かう病態を**アシドーシス**，アルカリ性に向かう病態を**アルカローシス**とよぶが，実際には状態・病態の両方の意味でアシドーシスとアルカローシスが使われることが多い。

によって、これを正常化するようにする。糖尿病性アシドーシスや、腎不全など代謝性の疾患が原因で、HCO_3^- に異常があるときは、輸液でそれを正常化するようにする。酸塩基平衡の異常は救急医療や入院患者の急変など、生命に危険が及んでいるような状態でみられるため、そのような場合には血液ガスの検査が頻繁に行われる。

> **看護のポイント** **血液ガス検査**
> - 動脈からの採血は、歩行や排便などの労作後を避け、人工呼吸器の設定がかわった場合は、30分以上経過して各成分が安定したあとに行う。
> - 血液ガス検査は繰り返し行うことが多く、患者に苦痛を与えることがあるため、十分に説明し患者の協力が得られるようにする。
> - 動脈血採血されたシリンジは密封し、ガラスの場合は氷冷して、プラスチックの場合はそのまま検査室まで運ぶ。
> - アシドーシスやアルカローシスは生命が危険な状態であるため、異常データを知りえたら主治医に連絡する。血液ガスデータから酸塩基平衡状態をすばやく判読することが必要である。
> - とくに出血傾向のある患者は、検査後、皮下血腫になっていないか注意する。

12 薬物血中濃度検査

気管支喘息で服用する気管支拡張薬、てんかんで服用する抗てんかん薬、細菌感染症で投与される抗菌薬、移植で投与される免疫抑制薬などは、その血中濃度がしばしば測定される。血中濃度は個人個人で薬剤の代謝が異なっていることや、正しく服用していなかったことなどの原因で変動する。薬物血中濃度検査は、治療に有効な濃度が保たれているか、また濃度が高すぎて副作用をおこす危険性がないかを調べるための検査である。

> **看護のポイント** **薬物血中濃度検査**
> - 患者が薬をきちんと服用しているか確認することが大切である。

D 免疫血清検査

免疫血清検査とは、**抗原抗体反応**[1]を利用して血清中の抗原や抗体(免疫グロブリン)を測定し、感染症などの原因を知ることを目的とする検査である。また、輸血や移植の際にも行われる。

---

1) 抗原抗体反応:病原体などの異物(抗原)に対して、体内につくり出された免疫物質(抗体)が結合しておきる反応。抗原と抗体は鍵と鍵穴のような特殊な関係にある(◎「感染と防御」110ページ)。

1 感染症の血清検査

　感染症が，どの病原体によって引きおこされているかを知るには，病態に関連した検体（たとえば肺炎なら痰など）から，原因となっている病原体の存在を証明するのが原則である。そのため，検体中に存在するわずかな病原体を培養し，分離するという方法がとられる（⊃252ページ）。

　しかし，細菌の培養は病院の施設で可能であるが，ウイルスは特別な設備と技術を要するため，一般の病院では培養は困難である。また，たとえ培養が可能であっても，結核菌のように検査結果が得られるまでに日数がかかりすぎて，診療に役だたないこともある。培養にはこのような問題点があるため，実際には，培養以外の補助的な検査が行われる（⊃図2-4）。

　まずは，病原体に対して患者の体内で産生した抗体を測定することによって感染症を診断する検査について，風疹という感染症を想定して解説する。

　感染がおこってから発熱や発疹などの症状があらわれるまでを，**潜伏期**とよぶ。症状が出る時期が，血中に病原体であるウイルスが最も多く存在するときである。一方，患者が風疹ウイルスに対する抗体を産生して検査で検出されるのは，症状がおさまった時期からで，その後2週間くらいで抗体の量は最大となる（⊃図2-5）。さらにその後，抗体の種類によっては消えるものもあるが，その人は原則的には生涯陽性となる。

　このように，抗体の検査は急性期の診断には役にたたないが，その感染症に過去にかかったことがあるかどうかを知るには有用である。また，急性期の診断には限界があるが，抗体である免疫グロブリンのクラスで，**IgM型**のものを測定すれば，初感染であるかを判定するのにも役にたつ。以上の原則はほとんどの感染症に共通しているので，ぜひ覚えておきたい。

　感染症の検査がとくに重要となる疾患に，梅毒，B型肝炎，C型肝炎，ヒ

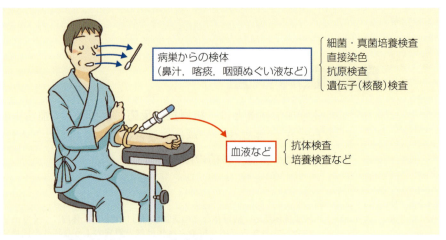

◯図2-4　感染症診断のための臨床検査

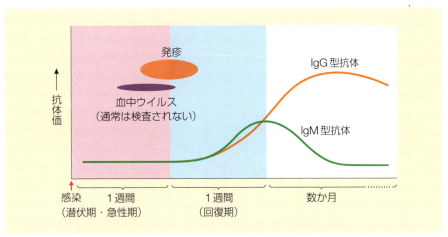

○ 図 2-5　風疹と臨床検査

ト免疫不全ウイルス(HIV)感染症(エイズ〔AIDS〕；後天性免疫不全症候群)がある。これらは感染患者への対処だけでなく，内視鏡検査のような医療行為や，針刺しなどの医療事故をおこすことによって，医療器具を介して患者から医療者へ，または患者からほかの患者へとうつる疾患であるため，医療処置による医原性の感染防止対策も重要となる。

手術や内視鏡検査などの観血的処置を受ける患者や，献血者などでは処置前に，それらの感染者(病原体保有者〔キャリア〕)でないかどうかを知るための検査が行われる。以上の感染症の検査として，ここでは抗体のほか，病原体(ウイルス)そのものの検査や，免疫血清検査とは区別される遺伝子(核酸)[1]の検査も含めて言及する。

梅毒の検査 　梅毒の診断は，脂質抗原に対する抗体をみる **RPR**[2]**法**と，梅毒菌体抗原に対する抗体を血球凝集反応でみる各種 TP 抗体法を組み合わせて行う。RPR 法は梅毒の症状をよく反映するが，自己免疫疾患など梅毒でなくても陽性となることがある。このことを生物学的偽陽性(BFP)とよぶ。TP 抗体陽性は感染したことを意味し，治癒しても陽性のままとなる。

B 型・C 型肝炎の検査 　B 型肝炎の原因である B 型肝炎ウイルスについては，母子感染などによるウイルスキャリアを含めて感染を診断するために，**HBs**[3]**抗原**が検査される。HBs 抗原は，ウイルスが現在その人の体内に存在していることを意味する。急性 B 型肝炎では，HBs 抗原，**HBe**[3]**抗原**が最初に陽性となり，症状がおさまるころから，**IgM 型 HBc**[3]**抗体**が陽性となる(○ 図 2-6)。HBe 抗

---

1) ここでいう遺伝子は病原体のものをさし，ヒトのもつ遺伝子のことではない(○ ヒトの遺伝子検査については 253 ページ)。混同しやすいため，近年では病原体の場合は「遺伝子」ではなく「核酸」の語を用いることが多い。
2) RPR：rapid plasma reagin の略。
3) HBs，HBe，HBc：○「感染と予防」193 ページの脚注を参照。

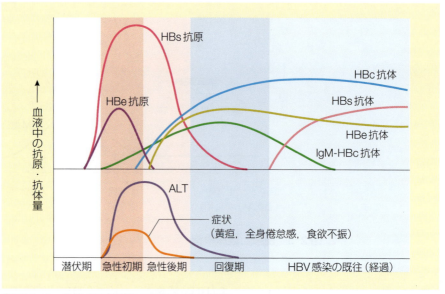

○ 図2-6　急性B型肝炎の経過と臨床検査

原はウイルスの活動が活発であることを意味し，この時期は他人への感染力が強い。IgM型HBc抗体は初感染であることを意味する。

　急性肝炎が治癒に向かい，ウイルスが排除されると，**HBe抗体**が陽性となり，他人への感染力が弱くなる。その後**HBs抗体**が陽性となり，この状態は感染に対して抵抗力を獲得したことを意味する。B型肝炎ワクチン接種者では，このHBs抗体陽性をもって免疫力がついた，と判定される。HBc抗体[1]は感染したことを意味し，長く陽性が続く。

　C型肝炎については，C型肝炎ウイルスのキャリアかどうかの診断にHCV抗体が検査される。治療が行われたあとは，そのウイルス量の変化をみるために，HCVのウイルスのRNA量が検査される。

エイズの検査●　原因となるHIV感染の診断は，**HIV抗体**の検査で行われる。ただし，感染がおこってから抗体が陽性になるまでに，6週から長ければ8週かかることに注意しなければならない。抗体が陽性になるまでのこの時期は，すでにその人の血液中にウイルス（HIV）が多く存在している状態なので，患者が感染源となる危険性がある。そのため，感染を迅速に診断しなくてはならない場合には，HIVのウイルスRNAの検出が行われる。たとえば，輸血などで，あやまってHIVが存在している血液が使用されることのないように，献血された血液はHIVのウイルスRNAの検査が行われる。

　なお，HIV抗体の検査では，初回は広く陽性者を検出するための簡便な

1）このHBc抗体は免疫グロブリンクラスを問わない抗体で，全HBc抗体ともよばれる。主たる成分はIgG型の抗体である。

方法(スクリーニング検査)を行い，陽性者については，さらに正確度の高い方法で確認を行う。HIV 感染症の検査は，その結果が社会的にもさまざまな問題を帯びてくるため，検査を行う場合は患者本人の同意を得，結果の秘密保持などに関してほかの検査よりも厳格に行わなければならない。

> **看護のポイント** **感染症の血清検査**
> - 風疹ウイルスの妊娠早期の感染は先天風疹症候群の原因となるため，風疹にかかったことがなく予防接種も受けていない妊婦で，ウイルス抗体が陽性であった際の判断が問題となる。
> - B 型肝炎ウイルスは医療現場での針刺し事故が感染経路の大部分を占めている。検体の取り扱いに十分注意し，使用済みの注射針はリキャップせずに専用容器に直接捨てる。また，B 型肝炎患者と接する機会の多い医療従事者は，あらかじめワクチン予防接種を受けておくことが望ましい。
> - HIV 感染症の検査結果の取り扱いは，とくに慎重に行う。

2 自己免疫疾患の検査

本来，抗体は自分のからだの外からもたらされた病原体などの異物に向かうものであるが，なんらかの原因で，自己の身体の成分に対する抗体(**自己抗体**)ができることがある。このことが異常の発生につながると考えられている病気を，広く**自己免疫疾患**とよぶ(→「疾病のなりたち」26 ページ)。それぞれの抗体がどのような障害をおこしているかは厳密には不明であるが，疾患の診断には役にたつので検査される。

代表的な自己抗体は，細胞の核に反応する**抗核抗体**(ANA)で，多くの自己免疫疾患で陽性となる。さらに核の中のどの成分に対する抗体であるかを調べることによって，診断をしぼり込むことができる。抗核抗体以外に種々の疾患の診断に有用なものを表にまとめた(→表 2-5)。

> **看護のポイント** **自己免疫疾患の検査**
> - 抗核抗体は健常人(とくに女性)で陽性となることがあるため，陽性であるからといってすぐに膠原病などと判断しないようにする。

3 アレルギーの検査

免疫反応が過剰におこり，結果として生体に好ましくない状態を引きおこす病態を，**アレルギー**とよぶ(→「疾病のなりたち」27 ページ)。アレルギーにはいくつかのタイプがあるが，ここでは花粉症など IgE が関与する I 型アレルギーについて述べる。

スギ花粉など，抗原となる物質を**アレルゲン**とよび，もし感作されていたら，患者の血中にはそのアレルゲンに対する免疫グロブリンの IgE が存在

○表 2-5　自己免疫(関連)疾患と診断のために有用な自己抗体

疾患	自己抗体
関節リウマチ	リウマトイド因子，抗 CCP 抗体
全身性エリテマトーデス	抗 DNA 抗体，抗 Sm 抗体
強皮症	抗 Scl-70 抗体
混合性結合組織病	抗 RNP 抗体
シェーグレン症候群	抗 SS-A 抗体，抗 SS-B 抗体
ANCA 関連血管炎	MPO-ANCA
皮膚筋炎	抗 Jo-1 抗体，抗 ARS 抗体
抗リン脂質抗体症候群	抗カルジオリピン抗体
バセドウ病	抗 TSH 受容体(刺激)抗体
橋本病	抗サイログロブリン抗体，抗甲状腺ペルオキシダーゼ抗体
原発性胆汁性肝硬変	抗ミトコンドリア抗体
1 型糖尿病	抗 GAD 抗体

する。このように，種々のアレルゲンを対象とし，どれにアレルギーがあるかを調べる検査を，**アレルゲン試験**(アレルゲン特異的 IgE 抗体検査)とよぶ。これは血液を用いたアレルギー診断検査である。検査には，ほかに，実際に患者の皮膚にアレルゲンを接種する**皮膚テスト**や**誘発試験**もあり，それらに比べるとアレルゲン試験の診断の感度は劣る。

> **看護のポイント**　**アレルギーの検査**
> - アレルゲン試験は，アレルゲンを推定するのに有用であるが，必ずしも症状と一致しない場合があることに注意する。
> - 皮膚テストや誘発試験は信頼性が高いが，実施にあたっては危険なアレルギーが誘発されないか注視する。
> - アレルギーに悩む人は多く，看護師が相談を受ける機会も多いため，検査の知識をもっておくとよりよい対応ができる。

4 輸血や移植のための検査

輸血や移植のための検査は，大規模な医療施設では輸血部という独立した部門で行われるが，中小規模の医療施設では，輸血に関連する検査も検査部で行われることが多い。看護師がその検査を行うことはないが，輸血においては，検査ミスや誤った報告は重大な結果をまねく可能性があるので，看護師もその検査について知っておく必要がある。

血液型検査●　血液型の検査では，基本的に **ABO 型**と **Rh 型**の判定が行われる。ABO 型の検査では，**オモテ試験**として，患者の血球と市販の抗 A 血清，抗 B 血清

● 表 2-6　ABO 血液型の判定

オモテ試験（患者血球使用）		ウラ試験（患者血清使用）			判定
抗 A 血清	抗 B 血清	A 型血球	B 型血球	O 型血球	
＋	－	－	＋	－	A 型
－	＋	＋	－	－	B 型
＋	＋	－	－	－	AB 型
－	－	＋	＋	－	O 型

＋：凝集あり，－：凝集なし

の凝集反応をみる。**ウラ試験**として，患者の血清と用意された A 型血球，B 型血球，O 型血球の凝集反応をみる。オモテ試験とウラ試験の結果の組み合わせで患者の血液型を決定する（● 表 2-6）。

Rh 型の検査は，患者の血球と抗 D 血清を使って行われる。

●交差適合試験　輸血の実施にあたっては，たとえ ABO 型・Rh 型の情報があっても，それ以外の血液型抗体（**不規則抗体**）もあるので，輸血を受ける患者（受血者）の血液と血液の提供者（供血者）の血液が実際に適合するかどうかを調べる。これを**交差適合試験**という。

検査は，受血者の血清と供血者の血球の凝集反応をみる**主試験**と，受血者の血球と供血者の血清の凝集反応をみる**副試験**を行い，原則として凝集のない結果（陰性）を確認して輸血が許可される。

●HLA 検査　以上に述べた検査は赤血球の血液型が問題となる場合であるが，骨髄移植や腎臓移植などのように臓器を移植する場合は，それに加えて身体の細胞すべてに存在し，その個人を特徴づける，**主要組織適合抗原**（**MHC**）が問題となる。この主要組織適合抗原が受・供血者間で大きく異なると，拒絶反応がおこる。主要組織適合抗原は，白血球に存在する抗原として**ヒト白血球抗原**（**HLA**）という名称でよばれ，専門施設で検査されている。

> **看護のポイント**　**輸血や移植のための検査**
> ●検体の取り違いによる異型輸血を防止するため，交差適合試験には血液型検査用検体は使用せず，再度採血した患者血液を用いる。
> ●輸血中は輸血副作用を早期に発見するため，注意深く患者を観察する。

5　イムノクロマトグラフィー検査

インフルエンザの検査を想定してみよう。鼻腔から綿棒で採取した検体を用いて，わずか数分でインフルエンザウイルス感染が診断できる。使われている方法は**イムノクロマトグラフィー**（**免疫クロマトグラフィー**）**法**といい，抗原抗体反応を感度よく，迅速・簡便に検査できる。以前は，迅速検査としては，粒子の凝集の状態から判定するラテックス凝集法のようなものが主流

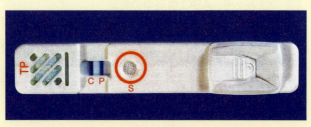

S:血清添加孔　　P:陽性であることを示すライン
　　　　　　　　　C:検体が添加されたことを示すライン

◯図2-7　イムノクロマトグラフィー検査キットの例（抗TP〔梅毒〕抗体の検出）

であったが，イムノクロマトグラフィー法はより感度が高く，陽性を色のついたラインで判定するので見やすい（◯図2-7）という利点がある。現在は，この方法が主流になってきている。

　先に述べた肝炎ウイルスの抗原と抗体，次項で述べるさまざまな病原微生物抗原などが検査対象になっている。感染症以外では，便潜血反応・妊娠反応や心筋梗塞のマーカーなどが対象となっている。大がかりな機械を使った方法や，機械を使わないまでも時間をかける方法は，測定したい抗原や抗体の量を知るのに有用なものが多い。これに比べてイムノクロマトグラフィー法は，単に陽性か陰性かをみるだけであるが，診断や治療にはたいへん役にたつ。この検査は尿試験紙検査のように操作が簡単なので，看護師が行うこともある。注意したいのは，長い時間がたつと陰性のものが陽性化することがあるので判定時間をまもることと，検体を添加したら必ず見える対照（基準）線を確認することである。

> **看護のポイント**　イムノクロマトグラフィー検査
> ●看護師が実施する場合は指示に従って行い，疑問が生じたら臨床検査技師に相談する。
> ●検査試薬の使用期限が切れていないか確認する。

E 微生物検査

　感染症は細菌，真菌（カビ），ウイルス，原虫などの微生物によって引きおこされる。微生物検査は，患者から得られる検体から感染症の原因となっている病原微生物，あるいはその由来物質をさがし出す検査である。さらに，細菌の場合は，どの薬剤が有効かの検査（薬剤感受性検査）も行われる。日常の診療でおもに対象となる病原微生物は細菌と真菌である。ウイルスやリケッチア，原虫などもしばしば対象となるが，これらの培養検査には特別な

設備が必要なため，一般の臨床検査室ではほとんど取り扱われず，特別な検査所へ検査を依頼することが多い。

なお，微生物検査に関しては「感染と予防」に詳しく書かれているので，関連の項目については索引を活用して参照し，理解を深めてほしい。

1 培養検査と検体採取の注意点

看護師は，検体採取の段階でかかわることが多いため，ここでは適切な検体採取法を中心に解説する。また，検体によっては，看護師自身が感染したり院内感染をおこす原因になったりすることがあり，感染予防にはとくに注意したい。

検体採取における注意点　細菌培養は，検体中の少ない菌を効率よく培養するため，採取や保存にいくつかの注意が必要である。

通常でも私たちの身体にはいたるところに細菌が存在し，これを常在細菌叢という（◯「感染と予防」102ページ）。それらが採取時に混入すると病原菌とともに増えてしまうことがあるため，培養検査で増えてきた菌を原因菌とみなしてよいかどうかについては，とくに注意が必要である。医師や細菌検査室の臨床検査技師は，どのような検体に，どのような菌が存在しているかの知識を動員して，原因菌を見つけ出そうとするが，まず採取の時点で，可能な限り常在細菌叢が混入しないような注意が必要となる。

血液培養や脳脊髄液培養など，皮膚を穿刺して検体を採取する場合には，一般的には皮膚をアルコールで消毒し，つぎにポビドンヨードで穿刺部位から外に向かって円を描くように消毒する。その消毒液が乾いてから穿刺する。血液培養では，とくに検出感度を上げる必要があるので，採取後なるべくすみやかに提出して，37℃で培養を開始する。採取は，1回だけでなく2〜3回行う。また，治療で先に抗菌薬を使ってしまうと，菌が減少して検出感度が低下するので，抗菌薬の影響が少ない時期の採血などを工夫する。

喀痰の場合は，患者にうがい（歯みがきも望ましい）をさせ，軽く咳をしてもらって排出された痰を用いる。その性状（色調や粘稠度など）は，看護師も記録しておく。検体が，ただの唾液のように見えたら，採取のやり直しを行う。唾液は，検査室に提出された検体を顕微鏡で観察すると，扁平上皮が多いことで気づかれる。そのような検体を培養しても，口の中の雑菌が検出されるだけである。痰に限らず，皮膚の傷から採取された組織やガーゼなども，その性状・においなどは診断に役だつことがあるので，特徴を記録しておくことが大切である。

保存の際には，たとえば，先に述べたように髄膜炎菌は低温で死滅するので，脳脊髄液は冷蔵庫に保存してはいけない。一方，ほかの多くの検体は室温では常在細菌叢由来の菌がはびこってしまうおそれがあるため，通常は冷蔵庫に保存する。

培養検査 臨床検査技師は，提出された検体から培養と菌同定の技術を駆使して検査をして，起因菌を推定し，報告する。まず，いくつかの培地に菌を培養し(**増菌培養**)，形成された菌のかたまり(コロニー)を観察して，それを次の培養(**分離培養**)にまわして，菌を純化して増やす(**純培養**)。さらに必要に応じて特殊な培養をしたり，菌の性状を調べる検査をしたりして，最終的に菌種を同定する。分離された菌について，薬剤感受性検査も同時に行う。

通常，最終的な検査結果の報告までには，一般的な細菌で2～4日かかる。ただし，途中の結果であっても，治療に役だつことがあるので，細菌検査室との情報のやりとりは頻繁に行われる。菌の種類によって，たとえば結核菌は4～6週間，真菌は2～3週間以上など，結果が出るまでにかなり長期間を要するものもある。最近は，増菌培養のあと，質量分析技術を使って菌を同定することも行われており，結果が出るまでの時間が短縮されるものもある。

2 直接塗抹検査

患者から直接得た検体をスライドガラスの上に置き，**グラム染色**や**抗酸菌(抗酸性)染色**(結核菌を検出するための染色法)を行い，検体中に存在する菌を推定する検査である。培養と異なり，正確で詳細な菌の同定は困難であるが，短時間である程度の推測はできるので，早期段階の暫定的な治療の選択の参考になる。上述したように，検体が適切であるかどうかの判断にも役だつ。

3 薬剤感受性検査

薬剤感受性検査は，検出された細菌に対して，どの抗菌薬(抗生物質)が有効かを知ることを目的とする検査で，結果は治療のための非常に重要な情報となる。培養検査もこの感受性検査も日数がかかり患者の治療に間に合わないため，多くの場合，医師の判断による見込み治療が行われるが，この感受性検査の結果を受けて，抗菌薬が変更されることもある。

この検査では，検体から分離された細菌を抗菌薬が存在するのと同じ条件で培養する。菌が増殖しない場合は，その抗菌薬がその細菌の増殖を抑えたことを意味し，その抗菌薬に対してその細菌は**感受性**であるという。逆に菌がはえてきた場合は，その抗菌薬に対してその細菌は**耐性**であるという。近年，メチシリン耐性黄色ブドウ球菌(MRSA)をはじめとして多くの**薬剤耐性菌**(→「感染と予防」126ページ)が問題となってきており，薬剤感受性検査の重要度が高まっている。

4 迅速抗原検出検査

これまで何度も述べてきたように，培養検査には，時間がかかることや，ウイルスのように培養が困難なものがあること，などの欠点がある。そこで，

インフルエンザウイルスの検査のように，微生物を抗原とみなして，先に述べたようなイムノクロマトグラフィー法などの簡便・迅速な方法で検出することが広く行われている。

対象になる微生物は，インフルエンザウイルス，HBV（HBs抗原），HCV，HIV，ロタ・アデノ・ノロなどのウイルス，肺炎球菌，肺炎レジオネラ，髄膜炎菌，腸管出血性大腸菌O157（およびその毒素），クラミジアなどであり，将来さらに増えていくと予想される。肺炎球菌と肺炎レジオネラは，尿で検出されるという利点がある。

それなら培養など不要ではないか，という疑問がわくかもしれないが，そうではない。培養は微生物を生きたまま取り出すので，薬剤感受性やそのほかの詳細な微生物の特徴を知ることができる。培養で増殖したものは，ほかからの混入がない限り信用できるが，抗原検出では反応の非特異性（本来のものではないものと反応する性質）を示すことがありうる。抗原検査にも感度の限界があって，たとえばインフルエンザの初期では陰性になることがあるなど，陰性であるからといって感染を否定する確かな根拠にならない。また治療が成功して菌が死滅しても陽性反応が長く続くことがあるなど，問題点があるので，その特徴を十分に理解したうえで，培養が可能な病原体であるなら，それをあわせて行うことが肝要である。

> **看護のポイント** **微生物検査**
> - 検体の採取・保存・運搬は決められたとおりに行う。とくに頻度の高い喀痰では，採取の仕方を適切に説明する。
> - 培養検査では途中報告でも治療の参考にできるので，検査室から連絡を受けたら主治医に伝達する。
> - 薬剤耐性菌が検出された場合，院内の規約に従って十分な感染対策をとる必要がある。実際に治療が必要な症例ではなく単なる保菌症例である場合もあり，冷静な対応が求められる。

F 遺伝子検査

遺伝子検査は文字どおり遺伝子を対象とする検査で，広い意味での遺伝子検査と狭い意味での遺伝子検査がある。

●広義の遺伝子検査　広い意味での遺伝子検査は，遺伝子を扱うものすべてが含まれる。たとえば，病原体を検出するのに，先に述べた抗原の検出がよく行われるが，病原体の遺伝子（核酸）を検出する検査のほうが感度が高いので，重要な感染症である結核・HIV感染症・新型コロナウイルス感染症などでは，遺伝子（核酸）検出が行われている。

感度が高いのは，遺伝子(核酸)を人工的に増幅する技術(PCR法)の開発による。しかし，有用な検査ではある一方，抗原検出と同じように，死菌も検出してしまうなどの問題点がある。また，人工的な増幅を行う検査であるだけに，陽性者からの検体の混入がおこると，陰性者でも陽性となってしまうので，たとえば痰がまざり合うなどのトラブルがないように十分に注意する必要がある。

病原体のほかには，白血病などで腫瘍細胞に生じた遺伝子の異常を検出する場合にも，遺伝子検査が応用されている。これは白血病の型などの診断にも役だち，また，高感度な検査であるため，白血病細胞が本当に消失したかどうかといった，顕微鏡観察では不可能な治療効果の判定にも役だつ。

●狭義の遺伝子検査　狭い意味での遺伝子検査とは，その人の生まれつきもっている遺伝子を分析する検査であり，遺伝学的検査ともよばれる。これには，遺伝性の病気の診断や，広い意味での「体質」の診断が含まれる。その診断の1つとして注目されているのが，薬剤に対する効果や副作用の出ぐあいで，あらかじめ診断することによって治療に役だてようとするものである。この分野は今後大きく発展していくものと思われる。

ただし，ほかの検査と違って，生まれつきもっている遺伝子は個人情報そのものであり，悪用された場合に重大な問題を生じる危険性があることに注意しなければならない。また，現在発症している疾患ならともかく，将来ある病気にかかる可能性が高い体質(たとえば，認知症になりやすい，など)で，本人が望まないか，または有効な予防法がない疾患では，その遺伝子診断を行うには慎重を期する必要がある。

> **看護のポイント　遺伝子検査**
> ● 個人の生まれつきもっている遺伝子の検査は，個人情報保護や倫理の問題が生ずるので，その特性を十分に理解し，結果を慎重に扱うことが求められる。

G 病理検査

病理検査とは，患者から得られた細胞や組織の形態を顕微鏡で観察して，病気の診断や治療効果の判定に役だてる検査である。

病理検査は，細胞を観察する**細胞診**と，組織を観察する**病理組織検査**(**組織診**ともいう)，および**病理解剖**(**剖検**ともいう)に分けられる。病理組織検査には**生検**，**術中迅速診断**，**摘出材料組織診断**がある。

1 細胞診

細胞診とは，尿，痰，分泌液，穿刺液（脳脊髄液など），擦過液（子宮頸部など）などの中の細胞を染色して，顕微鏡で観察する検査である。目的のほとんどはがん細胞を見つけることである。細胞診の結果，疑いのある場合には，より正確な診断のために生検。看護師はそれぞれの検体の採取について，患者によく説明する。検体は定められた容器に採取し，迅速に検査室に提出する。

2 病理組織検査（組織診）

生検 患者の組織を検査目的で採取して，病理学的な診断を行うことを，死亡後に行う剖検に対比させて**生検**という。消化管や気管支の内視鏡検査によるもの，腎臓や甲状腺を穿刺して行うもの，乳房や皮膚を切除して行うものなどがある。

看護師は検体を採取する医師の補助（道具出しなど）を行う。また，出血を伴う医療行為であるので処置後の出血に注意する。とくに，ワルファリンなどの抗凝固薬を服用している患者は要注意である。場合によっては，生検前にこれらの薬剤を中止する指示が出ることがあるので，それを徹底させる。

採取された組織はほとんどの場合，ホルマリンとよばれる**固定液**の入った容器に入れて，検査室に提出する。この際，患者の取り違えは致命的な事故に直結するので，とくに氏名の確認には注意しなければならない。

術中迅速診断 外科手術中に，方針を決定するために行う病理検査である。たとえば，肺の腫瘍が悪性かどうかわからない場合に，開胸手術の最中に切除した腫瘍の**標本**を作製し，迅速診断を行う。そして，それが良性であったなら手術はそこまでで終わるが，もし悪性であったなら，さらにそのまわりの組織を切除するなどの拡大手術が考慮される。また胃がんの手術などの場合には，転移しやすいリンパ節の迅速検査を行って，転移していないかどうかを調べる。もし陽性であったなら，これも拡大切除が考慮される。このように，術中迅速診断は，これらの判断をする場合の指標となる。

検査は迅速を期して，通常の組織固定よりは速い方法で標本（**迅速標本**という）がつくられるため，標本の品質が通常の標本に比べるとやや劣る場合がある。看護師は，切除組織を迅速に運搬する役目を担う。

摘出材料組織診断 手術で摘出された臓器・組織から，通常の方法で標本が作製され，慎重に診断や病変の広がりの最終的評価が行われる。前出の迅速標本に対比させて，**永久標本**とよばれる。

3 病理解剖（剖検）

病理解剖（剖検）とは，患者が死亡したあと，その死因や病気の進展ぐあい

などを評価するために行う解剖のことである。医学の進歩のためには大切なことである。患者の事前の同意か家族の了解が必要で、その説明は医師が行うが、協力してくれるかどうかは、看護師を含めた医療側との人間関係によるところが大きいので、看護師もその一員として信頼関係を築いていくという自覚が必要である。

看護のポイント

病理検査
- 患者みずからが採取するもの（喀痰など）では、方法を適切に説明する。
- 検体提出にあたっては、取り違えのないようにとくに注意する。
- ホルマリンには刺激臭がある。またホルムアルデヒドを含むため曝露しないように気をつける
- 病理解剖の必要がある場合は、家族からの許可が得られるよう主治医とともに接する。

H 生理機能検査

生理機能検査は**生理検査**あるいは**生体機能検査**ともよばれ、医療機器を用いて患者の生体を対象に行う検査である。生理機能検査の多くは機械工学や電子工学の技術を応用することによって、生体の構造や機能をより精密に把握しようとするもので、内科・外科に属する各系統をはじめ、産婦人科・耳鼻咽喉科・眼科など、各領域における疾患の検査が行われている。

生理機能検査は、臨床検査技師や看護師も実施しうる非侵襲的検査と、医師のみが行う侵襲的検査に大別できるが、いずれも患者の協力を必要とし、それが検査結果に大きく影響を及ぼす。呼吸機能検査・筋電図検査や神経伝導検査など、努力や苦痛を伴う検査も多いため、検査にあたっては事前にその目的や方法などを患者が十分に納得・理解できるように説明し、安全・安楽かつ的確に検査を受けられるように進める必要がある。このような検査の介助で、看護師が担っている役割は小さくない。

生理機能検査は、心電図検査・脳波検査・筋電図検査や神経伝導検査などのように電気工学的技術を応用して自動的に記録させる**機能検査**と、超音波検査や磁気共鳴画像検査（MRI）などの**画像検査**に大別される。

1 循環機能検査

1 心電図検査

心電図（ECG）は、心筋が収縮する際に生じる活動電位を体表面から電極を用いて導き出し、増幅して記録したものである。

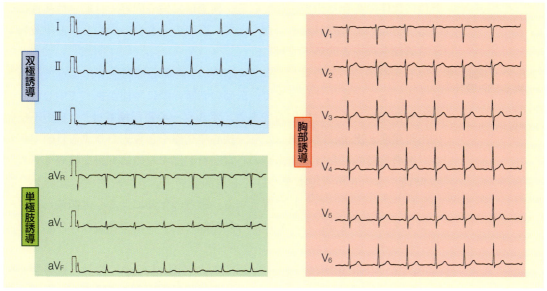

○図 2-8　正常心電図（標準 12 誘導）

標準 12 誘導　　**標準 12 誘導心電図検査**では，ベッドに臥床した状態で両手首と両足首に
心電図　1 つずつ，胸に 6 つ，合計 10 個の電極を取りつけて検査を行う。正常心電
図を○図 2-8 に示す。検査時間は通常 2〜3 分くらいである。心電図の記録
中は患者には，なるべく浅く呼吸し，からだの力を抜き，からだや手足を動
かさないようにさせる。

　標準 12 誘導心電図検査による診断精度が高い病態は，不整脈や脚ブロッ
ク，心筋梗塞や狭心症発作などである。心疾患の患者や胸痛，労作時の息
切れ，動悸などの心疾患の存在を疑う症状をもつ患者が検査の適応となるが，
健康診断などでは循環器疾患のスクリーニング検査として一般人にも広く実
施される。また，心臓以外のさまざまな臓器の疾病や全身性疾患でも，心電
図に変化が生じる。

運動負荷心電図　　**運動負荷心電図検査**は，運動による負荷を心臓に与えて虚血や不整脈など
を誘発させ，そのときの心電図を記録することが目的の検査であり，労作性
狭心症や運動誘発性心室頻拍の診断，循環器疾患患者の心臓の予備能の判断
などに用いる。運動負荷装置としては，凸形の 2 段の階段箱を上がったり下
りたりする運動を繰り返して負荷を与える**マスター二階段**，ベルトコンベア
の上を早歩きする**トレッドミル**，自転車のペダルを回転させる**エルゴメー
ター**などがある。

　患者に運動を負荷することによって安静時だけでは発見できない潜在性の
心疾患を見つけ出すことができるが，標準 12 誘導心電図検査とは違い，心
筋梗塞や突然死などの心事故につながる危険性があるため，検査にあたって
は十分な配慮が必要である。負荷試験中の心筋梗塞や心室頻拍発作出現は 1

万件に数件の割合と報告されている。検査前に検査内容・目的・危険性について説明し，患者の同意を得たうえで，医師の立ち会いのもと，心事故に対する処置を行える態勢下で行う。

ホルター心電図・携帯型心電計 狭心症や多くの不整脈は発作時の標準12誘導心電図検査によって診断されるが，心電図変化は一過性で，医師の判断の際に発作が生じていなければ診断を確定させることは困難である。**ホルター心電図検査**は，1日の不整脈の出現頻度と出現状況を調べたり，狭心症発作をとらえたりする目的で行われ，医療施設外における発作時の心電図を記録するのに有用な検査である。24時間，胸に5か所電極をつけて心電図をタイムレコーダーに記録し，記録後にそのデータを再生して解析する。患者の体動による心電図波形のアーチファクト[1]を見分けるために，行動記録カードにはできるだけ詳細に記入してもらう。

　ホルター心電図が24時間の心電図波形を記録するのに対し，**携帯型心電計**（**イベント心電計**ともよばれる）は，連続記録を行うのではなく，なんらかの自覚症状が出現した場合に，患者がボタンを押すことにより，ボタンを押した前後の心電図が記録される装置である。また，伝送機能を有する携帯型心電計もあり，電話回線を使って簡単にデータを送ることができる。

❷ 脈波伝播速度（PWV）検査・足関節-上腕血圧比（ABI）検査

PWV 検査 心臓から押し出された血液により生じた拍動を脈波という。**脈波伝播速度 pulse wave velocity（PWV）検査**は，脈波が上腕から足首まで伝わる速度を測定し，比較的太い血管のかたさを評価する検査である。健常者は血管がしなやかで弾力性があるため，拍動が血管壁で吸収されてスピードが遅くなる。しかし，動脈硬化のおこっている血管は，血管壁がかたくなっているために拍動が血管壁で吸収されずスピードが速くなる。なおPWVは年齢とともに上昇する。

ABI 検査 **足関節-上腕血圧比 ankle brachial pressure index（ABI）検査**は，四肢の血圧測定を同時に行って足首の血圧と上腕の血圧を測定し，その比率（足首の収縮期血圧／上腕の収縮期血圧）を算出して，比較的太い動脈の内腔が狭くなっていないかどうかを調べる検査である。通常，横になった状態で両上腕，両足首の血圧を測定すると，足首の方がやや高い値になる。しかし，動脈の内腔が非常に狭くなると，そこから下流の血圧は低下して，足首の血圧が上腕の血圧より低くなるため，足首の血圧と上腕の血圧の比が減少する。ABI値が0.9以下は，動脈が狭窄していることを示す。

1）アーチファクト：目的と無関係の因子（筋肉・眼球などの運動や，装置の問題など）が影響して波形上にあらわれたもの。

> **看護のポイント** 　**循環機能検査**
> - 標準 12 誘導心電図検査中には，会話・体動・深呼吸をせず，リラックスするよう患者に説明する。また，近くに ME 機器や電気製品があると交流が混入する場合があるので必ず電源を切る。
> - 運動負荷心電図検査では，患者が危険な状態に陥ることがあるので，救急治療のための設備・薬剤をそろえておかなければならない。また，負荷終了後は突然運動をやめずに，負荷量を低減させた運動を 1〜2 分続けさせるクールダウンが必要である。
> - ホルター心電図は日常行動下での記録を目的とし，長時間の検査になるため，患者の不安やストレスの軽減に努め，できる限りふだんどおりの行動をしてもらう。

2 神経・筋機能検査

1 脳波検査

検査の目的　中枢神経系(脳)の細胞の活動電位を頭皮上から導き出し，増幅して記録したものを**脳波**という(⇒図 2-9)。**脳波検査(EEG)** によって脳の機能異常をその形態的異常より早い時期に発見することができるので，大脳半球や脳幹の急性進行性疾患であるてんかん，代謝性脳症，脳炎による意識障害，脳死などの診断に用いられる。また，その臨床経過や治療効果の判定にも役だつ。

脳波検査には，視覚・聴覚・体性感覚などを刺激して誘発された電気活動である誘発電位の波形を観察する**脳誘発電位検査**もある。

実施上の注意　脳波検査はペーストとよばれる，ハンドクリームよりもやや粘性のあるクリームで頭皮に電極を取りつけて行うため，患者にはヘアスプレーやムースなどの整髪料はいっさい使用しないよう説明する。また，生体由来のアーチ

⇒ 図 2-9　正常脳波(覚醒安静閉眼時)

ファクトのなかでとくに大きい筋電図と眼球運動の振幅を除くため,患者をリラックスさせる必要がある。

とくに痛みを伴う検査ではないが,検査時間が長いので,検査前には必ずトイレをすませてもらう。そのほか,てんかんの診断に用いられることが多いので,つねに痙攣発作に対する準備をしておく必要がある。

② 筋電図検査

検査の目的● 筋電図検査(**EMG**)は,筋力低下,異常感覚,感覚低下などの症状があるときに,原因が脳なのか神経なのか筋なのかを見分け,その疾患を診断するために行う。中枢や末梢の神経や筋は,その細胞膜に**活動電位**という電気的興奮を生ずることによって,情報を伝えたり,筋収縮をおこしたりしている。筋電図の手法は,この活動電位を,生体に設置した電極を用いて記録し,微少な電位差を増幅器を用いて増幅して測定している。針電極を用いて筋に刺入する**針筋電図検査**と,皮膚表面にはりつける電極によって手や足を刺激する**神経伝導検査(誘発筋電図検査)**に大別され,針筋電図検査は医師しか行えない。

◼ 針筋電図検査

針筋電図検査は,筋力低下や筋萎縮の原因が筋自体の病変によるものか,支配神経の病変に由来するものかを鑑別する場合に用いる。とくに,筋強直性ジストロフィー,筋萎縮性側索硬化症,多発性筋炎などの診断に有用である。

実施上の注意● 針筋電図検査は,筋の力を抜いて安静にした弱収縮状態と自分で力を入れて筋を収縮させた強収縮状態のそれぞれについて,筋に針電極を直接刺入して筋線維の活動電位を調べるもので,**運動単位電位(MUP)**とよばれるスパイク状の電位が出現し,これをおもに評価する(→図2-10)。力を入れてもらいながら刺入した針を動かすので,相当な痛みを伴い,検査時間も1時間以上かかることもまれではない。

◼ 神経伝導検査

針筋電図検査は観血的検査であるために医師のみが行うが,**神経伝導検査(NCS)**は臨床検査技師も行うことができる。末梢神経障害の評価に使われ

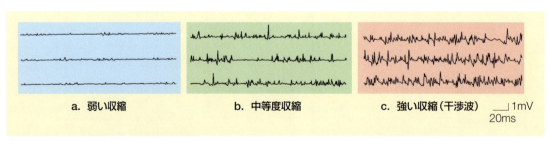

○ 図2-10 筋の随意収縮時正常電位

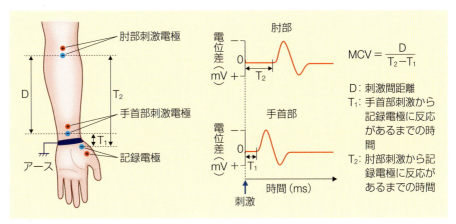

○ 図 2-11　正中神経伝導速度

るほか，筋力低下や感覚障害のレベル診断における重要な情報となるので，多くの神経疾患において適応となっている。

検査の目的　神経伝導速度には，神経線維の種類に応じて**運動神経伝導速度**（MCV）や**感覚神経伝導速度**（SCV）などがある。末梢神経に障害（ニューロパチー）が存在するか，その病変が限局性か広汎性か，病変の主体が軸索変性か脱髄性かを知るために，これらの伝導速度の検査を行う。

　たとえば肘と手首との伝導速度は，①肘と手首の2か所で神経を電気的に刺激し，手のひらの筋や指の感覚神経線維に反応がおこるまでの時間を計測する。②刺激を加えた2点間の距離を，その時間の差で除することにより求める（○図2-11）。おもに上肢では正中神経と尺骨神経，下肢では脛骨神経と腓骨神経がスクリーニングに用いられる。

実施上の注意　皮膚温低下は伝導速度を低下させるため，四肢末梢が冷たい場合は事前に十分加温する。とくに感覚神経の検査では，体温に近い皮膚温が望ましい。

> **看護のポイント**　**神経・筋機能検査**
> - 脳波検査では，患者によっては痙攣や過呼吸がおこることもあるため，応急処置の準備をしておく。また，検査中に刺激を与えないように心がける。
> - 針筋電図検査は針を用いた検査であるので，患者が緊張しないように努める。また，検査後に皮下出血があったり血腫をつくることがあるが，後遺症の心配はないことを患者に伝える。

3　呼吸機能検査

呼吸機能検査は**肺機能検査**ともよばれ，肺で酸素と二酸化炭素の**ガス交換**が正常に行われているかどうかを評価するために行う。具体的には，呼吸器疾患の診断，ガス交換機能の総合的評価による呼吸器疾患の重症度判定，疾患の経過把握とリハビリテーションの効果判定などが目的となる。たとえば，

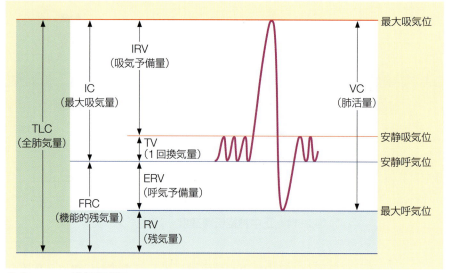

◯ 図 2-12　肺気量分画

　慢性閉塞性肺疾患(COPD)の診断は呼吸機能検査なしには行えず，気管支喘息においては，たえず変化する気道の状態・病態は，呼吸機能検査を行うことによってのみ正確な把握が可能になる。

検査の種類　呼吸機能検査には呼吸器疾患の病態によって，スパイロメトリー測定，フローボリューム曲線，ピークフロー測定，クロージングボリューム測定，換気不均等分布測定，肺拡散能力測定，静肺コンプライアンス測定，パルスオキシメーター測定などの検査がある。

スパイロメトリー　スパイロメトリーは，患者の口もとにおける気量(呼吸による空気の容積)の出入りを計算することによって，各種の肺気量を求める検査で，呼吸機能検査のうちで最も基本的な検査であり，スクリーニング検査として必ず行われる。肺気量は，最大吸気位，最大呼気位，安静吸気位および安静呼気位の4つの基準位によって，基本的な肺気量分画に区別される(◯図2-12)。

　換気障害のパターンを◯図2-13に示した。%肺活量[1]($\%VC$)が80%未満であれば，肺の容量が減少した**拘束性換気障害**と判断され，間質性肺炎，肺線維症，肺結核後遺症，肺葉切除，胸郭の変形などが原因とされる。1秒率[2]($FEV_1\%$)が70%未満であれば，空気が肺を出入りしにくい**閉塞性換気障害**と判断され，肺気腫，慢性閉塞性肺疾患，気管支喘息などが原因疾患とされる。拘束性換気障害と閉塞性換気障害の両方がある場合には，**混合性換気障害**と判断される。また，**1秒量**(FEV_1)は気道過敏性の指標に用いら

---

1) %肺活量：その人(年齢，体格，性別)の努力肺活量(最大吸気位から最大呼気位まで呼出した気量)の予測値で実際の計測値を除した値の百分率。
2) 1秒率：努力肺活量で1秒量(最大吸気位から最大呼出で1秒間に吐き出した気量)を除した値の百分率。

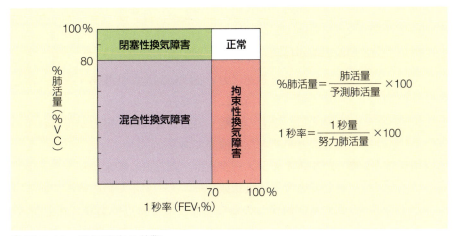

● 図 2-13　換気障害の分類

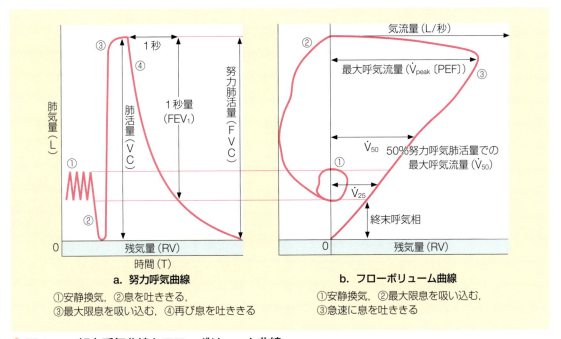

a. 努力呼気曲線
①安静換気，②息を吐ききる，
③最大限息を吸い込む，④再び息を吐ききる

b. フローボリューム曲線
①安静換気，②最大限息を吸い込む，
③急速に息を吐ききる

● 図 2-14　努力呼気曲線とフローボリューム曲線

れる。

　肺活量は換気の場，すなわち静的な肺気量の測定であるのに対し，**努力呼気曲線**は換気の効率，すなわち動的な肺気量の測定である（●図 2-14-a）。最大努力呼出を行う際，肺気量の変化だけでなく気流量も同時に測定し，肺気量と気流量の変化を記録して得られるのが**フローボリューム曲線**である（●図 2-14-b）。最近の機器は努力呼気曲線と同時にフローボリューム曲線を測定し，描出できるようになっている。

実施上の注意点　　これらの検査は患者の鼻を鼻栓や患者自身の手指で押さえて口だけで呼吸

させ，呼吸した息の量をはかって分析するものである。患者が種々の努力を伴った呼吸をすることによって現在の呼吸器（肺や呼吸筋など）の状態を診断する負荷検査法であり，最大限の呼吸量に対してどうであるかをみたり，まとまった息を急速に力いっぱい完全に吐き出すなど，ふだんとは違った呼吸を検査担当者の指示に従って行ってもらう。

ゆえに，患者の理解や協力と最大限の努力が得られないと，最良の結果を得ることができない検査である。

●パルスオキシメーター　パルスオキシメーターは，動脈血の酸素飽和度を非侵襲的かつ継続的に測定して患者の呼吸状態をモニターするための機器である。最大の利点は，動脈血を採血することなく測定できる点であり，在宅酸素療法（HOT）患者の管理にも用いられている。

> **看護のポイント**　**呼吸機能検査**
> ● 結核などでは感染防止上，スパイロメトリー検査は禁忌である。そのほかの重篤な呼吸器疾患患者の場合も，慎重に行う必要がある。
> ● スパイロメトリー検査などでは，苦痛な呼吸を繰り返し施行することがあるため，患者の協力が得られるよう接する。

4 睡眠ポリグラフィ（PSG）検査

睡眠ポリグラフィ polysomnography 検査（終夜睡眠ポリグラフィ検査）とは，睡眠中の身体の状態を，装着した電極を通して測定する検査である。脳波以外に，呼吸に関するパラメーターである呼吸曲線や経皮的動脈血酸素飽和度，心電図，筋電図，眼球運動（レム睡眠とノンレム睡眠），胸壁の運動，腹壁の運動などを組み合わせて同時に観察・記録する（●図2-15）。この検査では，睡眠の深さ（睡眠の段階）や質，中途覚醒の有無を判定し，呼吸やいびき，呼吸障害の有無や程度がわかるので，睡眠時無呼吸症候群をはじめとした睡眠呼吸障害や睡眠障害の診断確定・病態把握に用いられる。検査は終夜に行うため，入院して実施する。

> **看護のポイント**　**呼吸機能検査**
> ● 睡眠ポリグラフィ検査は，夜間に長時間（8時間程度）かけて行われる検査で，臨床検査技師が終夜監視する。
> ● センサーを装着するため，患者が多少気にすることもあるが，危険は伴わず，夜中にトイレに行くことも可能である。

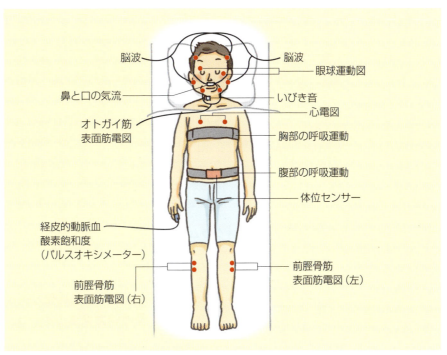

○ 図2-15　睡眠ポリグラフィ検査

5 聴力・平衡機能検査

① 聴力検査

検査の意義と種類

聴力検査には数多くの検査方法があり，中耳や内耳の病変の程度や病変部位を知ることができる。聴力検査は，**自覚的聴力検査**と**他覚的聴力検査**に大別される。

自覚的聴力検査は難聴の診断に不可欠な検査であり，その成績は治療法の選択や治療効果の判定に役だつ。おもな自覚的聴力検査には次のものがある。

・標準純音聴力検査：検査音に単一周波数である純音を用いての気導と骨導の聴力検査
・標準語音聴力検査：言葉を聞きとる能力を測定しての総合的な聴覚機能の判定
・**簡易聴力検査**：おもにスクリーニングを目的としてオージオメーターで行う検査と音叉を用いる検査

純音を用いた聴力検査は，耳鼻咽喉科外来で行われる最も基本的な検査であり，難聴の程度と予後の判定，病変部位の推定，先天性難聴の小児の言語発達のための聴力判定，高齢者での補聴器の適合など，その目的は幅広い。

オージオグラム

オージオメーターの検査結果を記録したものが，**オージオグラム**である。横軸に周波数（低音の 125 Hz〜高音の 8,000 Hz），縦軸に音として聞こえる

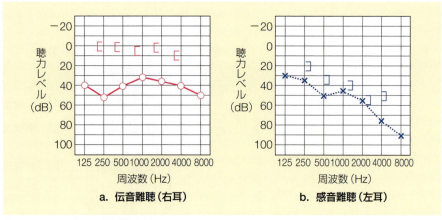

▶図 2-16 オージオグラム

最小の大きさを dB(デシベル)で記入する。**気導聴力検査**の場合は，右耳は「○」で，左耳は「×」で示す。**骨導聴力検査**の場合は，右耳は「[」で，左耳は「]」で示す。

　伝音難聴と**感音難聴**の検査成績の例を▶図 2-16 に示した。伝音難聴では気導値(右耳の○)は低下しているが，骨導値(右耳の[)は正常に近いために両者に気骨導差が生じている。補聴器による音の増幅で聞きとりの改善が期待できる。感音難聴では，気導値(左耳の×)と骨導値(左耳の])の両方とも低下して気骨導差がない。音を大きくしても聞きとりはわるい。

ティンパノグラム●　他覚的聴力検査は鼓膜穿孔のない伝音難聴の診断に有用であり，中耳腔内圧と鼓膜・中耳伝音系の可動性がわかる**ティンパノメトリー**と，鼓膜穿孔がない患者で反射弓の求心路(聴覚系)，中枢(脳幹)，遠心路(顔面神経・アブミ骨筋・中耳伝音系)のいずれかの異常がわかる**耳小骨筋反射検査**がある。

　ティンパノメトリーは，外耳道を耳栓で密閉して内圧を ＋200〜－200 mmH₂O の範囲で変化させたときの，鼓膜の振動しやすさをコンプライアンスであらわしたものである。ティンパノメトリーの検査結果を記録したものが**ティンパノグラム**で，横軸に外耳道内の圧力を，縦軸にコンプライアンスを示している。波形により，A，B，C 型の 3 パターンに分類される(▶図 2-17)。

❷ 平衡機能検査

　平衡神経系の異常を検査する**平衡機能検査**は，めまいや平衡障害疾患の診療に不可欠な検査であり，標準検査，頭位および頭位変換眼振検査，刺激または負荷を加える特殊検査，重心動揺検査，電気眼振図などがある。

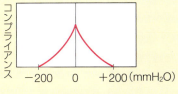 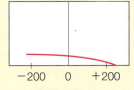 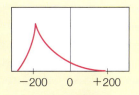

A型：正常　　　　　　B型：ピーク欠如　　　　　C型：中耳腔陰圧
　　　　　　　　　　　（滲出性中耳炎）　　　　（耳管狭窄症）

◯ 図2-17　ティンパノグラム

看護のポイント　聴力・平衡機能検査
- 聴力検査は，聴力障害を有する患者や高齢者などが対象となるため，患者の理解力を判断し，わかりやすく検査の説明をする。
- 平衡機能検査中にめまいや心悸亢進などの自律神経症状がおこる場合もあるため，すぐに対応できるよう準備をしておく。

6 超音波検査

検査の目的と仕様　超音波とは，ヒトの聴覚ではとらえられない周波数の高い音波である。**超音波検査**は超音波の伝わる性質と反射する性質を利用した画像検査である。**エコー検査**ともよばれ，X線やCTのような放射線被曝がまったくないため，医療現場で最も頻繁に行われている画像検査である。超音波検査は，X線やCTあるいはシンチグラフィーや血管造影などと同じように，全身の臓器について解剖学的な状態と生理学的な機能の2つの情報が得られるので，病態の把握や病気の診断をするのに役だつ。

それぞれ検査の対象部位によって，各種の**振動子（トランスデューサ[1]）** が使われる。胸壁や腹壁などの皮膚表面から検査するときには電子セクター，リニアー，コンベックスなどがあり，食道・直腸・腟・血管内などの体内からの検査には内視鏡やカテーテルなどのような**管腔内振動子**がある。

超音波診断装置の画像表示には**断層法（Bモード法）**，**Mモード法**，**パルスドップラー法**，**カラードップラー法**，**連続波ドップラー法**などがあり，検査目的に合わせて用いられる。

心臓超音波検査　**心臓超音波検査**は**心エコー検査**ともよばれる。心臓の形態，血流，機能情報を画面上に映し出すことにより，心臓の大きさ，心筋の厚さ，弁の状態，心筋の動きなどを評価することができるので，心臓のあらゆる疾患・病態の診断に利用される（◯ 図2-18）。

腹部超音波検査　腹部超音波検査では，肝臓・胆囊・膵臓・脾臓・腎臓・大動脈・大静脈・

---

[1] 探触子やプローブともよばれる。

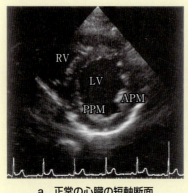

a. 正常の心臓の短軸断面	b. 正常の心臓の長軸断面

LV：左心室
RV：右心室
APM：前乳頭筋
PPM：後乳頭筋
LA：左心房
AO：大動脈

◯ 図 2-18　心臓超音波画像

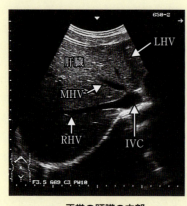 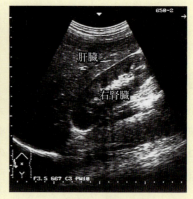

a. 正常の肝臓の内部　　b. 正常の右腎と肝臓

RHV：右肝静脈
MHV：中肝静脈
LHV：左肝静脈
IVC：下大静脈

◯ 図 2-19　腹部超音波画像

　膀胱・前立腺・子宮・卵巣など，ほとんどの臓器が対象になる（◯図 2-19）。また，体表領域の乳腺や甲状腺などの検査も行える。臓器を画面上に映し出すことにより，臓器一面に広がりはびこるびまん性病変や，臓器の一部にだけある限局性病変の診断に利用でき，とくに腫瘍の診断には最適である。

　検査は胸壁や腹壁などの皮膚表面から振動子をあてて行う。検査にあたって，検査部位の皮膚表面には超音波の通過をよくするためにゼリーを塗る。消化管の検査では，消化管にガスが多いときには観察が不十分になってしまうので，検査当日は検査終了まで絶対に飲食をしないように指導する。ただし，消化管以外の超音波検査であれば，飲食の制限はない。また，婦人科疾患の診断や前立腺の検査など骨盤腔内の超音波検査では，膀胱に尿を充満させる場合があるので，検査前にトイレに行かないように指導する。

　産科領域では，超音波検査による胎児の頭蓋・胸郭・大腿骨などの計測によって，胎児の成長が順調か否かを判断できる。また，異常妊娠や胎児の疾

頸動脈超音波検査　頸動脈超音波検査は，動脈硬化病変の検索に用いる非侵襲的な検査である。頸動脈を画面上に映し出して，**内膜中膜複合体厚**（IMT）を評価する。内膜中膜複合体厚の基準値は1mm以下である。血管壁の内面において，まわりの部分より突出したものを隆起病変（プラーク）という。さらに，カラーパルスドップラー法を加えると，狭窄部位の範囲がわかる。

虚血性脳血管障害のみならず虚血性心疾患でも高頻度に頸動脈病変を合併するが，頸動脈超音波検査は簡便に短時間で頸動脈の動脈硬化性病変が詳細に観察できるので，スクリーニング検査として有用である。

末梢血管の超音波検査には，頸動脈のほかに四肢末梢動脈や下肢静脈などがある。肺塞栓症の原因となる下肢深部静脈血栓症のスクリーニング検査では，超音波検査が第一選択の検査法である。

管腔内超音波検査　食道・直腸・腟・血管内など管腔内から行う超音波検査では，特殊な形状の振動子が使われる。超音波画像ガイドによる穿刺により細胞診を行ったり，ドレナージをするときには穿刺用振動子や専用ガイドが使われる。管腔内への器具の挿入とあわせて穿刺が必要な場合は，医師から説明があることを知らせておく。穿刺時は患者が動かないように介助し，検査中・検査後の観察とバイタルサインのチェックを十分に行う。

> **看護のポイント　超音波検査**
> - 非侵襲的に繰り返し行うことができ，経過を追ううえでも有用な検査であるが，手技には熟練が必要である。
> - 腹部超音波検査前の禁飲食など，検査前の準備について患者が理解しているか確認する。

7 磁気共鳴画像検査（MRI）

磁気共鳴画像検査（MRI）は，磁気を利用した検査である。強い磁場の中に患者を入れ，一定の周波数の電磁波を加えて，共鳴現象をおこした原子核からの信号を受信してコンピュータで画像化したものが，MRI画像である（●図2-20）。検査の種類としては，通常のMRIのほかに血管を描出する**MRA**，胆管系や尿路のイメージを得る**MRCP**や**MRU**などがある。MRIはX線やCTに比べて，いくつかの特徴や危険性がある。

利点　非常に高い組織コントラストが得られるので，診断能にすぐれている。水平断面像以外に矢状断面像をはじめ，任意に多方向の多断面像が得られるので，病変の立体的評価がしやすい。骨や空気からはアーチファクトが発生しないので，骨に囲まれた脳や脊髄の鮮明な画像が得られる。血管からは信号が発生せず，血管を描出できるので，造影剤を使用せずに血管の情報が得られる。X線やCTと違って放射線被曝がない。

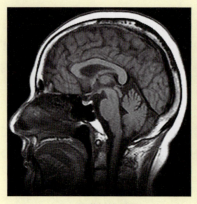
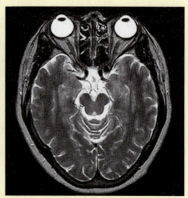

a. 正常矢状断面　　　　　　　　　　b. 水平断面

○ 図 2-20　正常な脳の MRI 画像

欠点　MRI 室には強い磁場がかかっているため，MRI 検査時には特別な注意が必要である。検査室内に磁性体を持ち込むと，磁石に吸い寄せられた磁性体はミサイルのように飛んでいくので，それが患者にあたると負傷・死亡事故につながることもある。撮影する前に，眼鏡，入れ歯，ヘアピン，ネックレス，指輪，ピアス，腕時計，ベルトなど身につけている金属物はすべて外してもらい，鍵やクレジットカード類も不用意に持ち込ませない。心臓ペースメーカーをつけた患者，体内に外科用クリップやボルトなどの金属物を入れた患者，刺青を入れた患者，化粧をした患者は撮影してはならない。

　また，高度の閉所恐怖症患者も検査ができない。

　検査の注意としては，検査中に大きな雑音がすることや，からだを動かせないことも伝えておく必要がある。

> **看護のポイント**
>
> **MRI 検査**
> - 小児が MRI 検査を受ける場合は，騒音下で長時間の不動が困難なため，鎮静薬を用いることがある。その際には，患児の状態をつねに観察し，呼吸停止などの合併症があったらすぐに対応できるようにしておく。

まとめ

- 検査に供する尿には新鮮尿と蓄尿とがあり，尿について肉眼的観察，比重・pH，タンパク質・糖・ウロビリノゲンの検査，尿沈渣の鏡検などがおもに行われる。またホルモンの代謝産物の定量や，最近では妊娠反応も尿検査の 1 つとして行われる。
- 脳・脊髄・髄膜などの疾患を診断する際に脳脊髄液（髄液）の検査が行われ，脳脊髄液圧のほかに細胞数・タンパク質・糖などが調べられる。髄膜炎の診断には細菌検査が必要である。
- 一般血液検査は，血液疾患のほかに多くの疾患で広く行われ，血液凝固検査は出血傾向

のある場合に行われる。赤血球沈降速度(血沈または赤沈)検査は最も頻繁に行われる検査の1つで，体内に炎症や組織破壊などのある場合に値が亢進する。そのほか，赤血球・白血球・血小板の数やヘモグロビン濃度などの検査が行われる。
- 免疫血清検査では，ウイルス抗体価の検査，血清梅毒反応，自己抗体の検査，血液型検査など多種類のものが行われる。また感染症のベッドサイドにおける検査としてイムノクロマトグラフィー検査が普及している。
- 血液生化学検査は種類が多く，一般的に行われているが，全血を必要とする場合と，血清を必要とする場合とがある。
- 生理機能検査は直接，患者を対象として行う検査であり，患者の状態がそのまま検査に反映される面が多いため，検査において最も必要なことは，まず患者の検査に対する不安を取り除き，協力が得られるようにすることである。

復習問題

❶ 次の文章の空欄を埋めなさい。
- 尿沈渣の観察では必ず(①　　　)尿を用いる。
- 腰椎穿刺の穿刺部位は，第(②　　　)腰椎間腔，あるいは第(③　　　)腰椎間腔である。
- 骨髄穿刺の穿刺部位は，安全面から(④　　　)骨が選択されることが多い。
- (⑤　　　)の濃度が 7 g/dL 程度に低下すると輸血が考慮される。
- 血小板数は(⑥　　　)能力の目安となる。
- CRP は(⑦　　　)に反応して増加する血清タンパク質である。

❷ 〔 〕内の正しい語に丸をつけなさい。
① 再生不良貧血では，白血球数(WBC)が〔 増加・減少 〕する。
② 急性心筋梗塞の診断には〔 γ-GT・アミラーゼ・トロポニン 〕が用いられる。
③ ％肺活量 80％ 以上で，1秒率(FEV_1％) 70％ 未満であれば〔 拘束性・閉塞性・混合性 〕換気障害と判断される。
④ オージオグラムで，気導値と骨導値の両方とも低下して気骨導差がない場合は，〔 伝音・感音 〕難聴である。

❸ 左右を正しく組み合わせなさい。
① AST 高値　　・　　・Ⓐ腎不全
② リパーゼ高値　・　　・Ⓑ肝炎
③ HbA1c 高値　・　　・Ⓒ膵炎
④ クレアチニン高値・　・Ⓓ糖尿病

〔付表〕おもな検査項目と基準範囲

＊：共用基準範囲（日本臨床検査標準協議会が提唱した全国共通の基準範囲）で設定されている値を掲載した検査項目。
＊＊：臨床判断値（→220ページ）を掲載した検査項目。
そのほか，無印の検査項目は，一般的に用いられる基準範囲を掲載した検査項目である。ただし腫瘍マーカーはカットオフ値（→220ページ）を示した。

検査項目	基準範囲
■一般検査	
●尿	
量	1,000～1,500 mL/日
pH	5.0～7.5
比重	1.010～1.025
タンパク質	（−）
糖質	（−）
ケトン体	（−）
ビリルビン	（−）
ウロビリノゲン	（±）
潜血	（−）
沈渣（/400倍視野）	赤血球：4個未満，白血球：4個未満，細菌：4個未満，上皮細胞（扁平）：少数，円柱（硝子）：少数
●脳脊髄液（髄液）	
細胞数	5個/μL以下
タンパク質	10～40 mg/dL
グルコース	50～75 mg/dL
■血液検査	
●血液一般	
赤血球沈降速度（赤沈/血沈）	（1時間値）男性：2～10 mm，女性：3～15 mm
赤血球（血球計算）＊	
・赤血球数（RBC）＊	男性：435～555万/μL，女性：386～492万/μL
・ヘモグロビン（Hb）濃度＊	男性：13.7～16.8 g/dL，女性：11.6～14.8 g/dL
・ヘマトクリット（Hct，Ht）値＊	男性：40.7～50.1%，女性：35.1～44.4%
・平均赤血球恒数＊	平均赤血球容積（MCV）：83.6～98.2 fL 平均赤血球ヘモグロビン量（MCH）：27.5～33.2 pg 平均赤血球ヘモグロビン濃度（MCHC）：31.7～35.3%
白血球数（WBC）＊	3,300～8,600/μL
血小板数（Plt）＊	15.8万～34.8万/μL
●出血・凝固	
出血時間	（デューク法）1～5分
プロトロンビン時間（PT）	凝固時間：10～12秒 国際標準化プロトロンビン時間比（INR）：0.9～1.1
活性化部分トロンボプラスチン時間（APTT）	25～40秒
フィブリノゲン	170～410 mg/dL
フィブリン分解産物（FDP）	5 μg/mL以下
■生化学検査	
総タンパク質＊	6.6～8.1 g/dL
アルブミン＊	4.1～5.1 g/dL
アルブミン・グロブリン比（A/G）＊	1.32～2.23
血清タンパク質分画	アルブミン：60.5～73.2%，α_1グロブリン：1.7～2.9%，α_2グロブリン：5.3～8.8%，βグロブリン：6.4～10.4%，γグロブリン 11～21.1%

〔付表〕おもな検査項目と基準範囲

検査項目	基準範囲
アスパラギン酸アミノトランスフェラーゼ(AST)*	13〜30 U/L
アラニンアミノトランスフェラーゼ(ALT)*	男性：10〜42 U/L，女性：7〜23 U/L
乳酸脱水素酵素(LD)*	124〜222 U/L
アルカリホスファターゼ(ALP)	38〜113 U/L
ガンマグルタミルトランスフェラーゼ(γ-GT)*	男性：13〜64 U/L，女性：9〜32 U/L
コリンエステラーゼ(ChE)*	男性：240〜486 U/L，女性：201〜421 U/L
アミラーゼ(AMY)*	44〜132 U/L
リパーゼ	11〜53 U/L
クレアチンキナーゼ(CK)*	男性：59〜248 U/L，女性：41〜153 U/L
血糖**	空腹時：110 mg/dL 未満，および 75 g グルコース負荷後 2 時間：140 mg/dL 未満 ※なお，共用基準範囲では，73〜109 mg/dL
グリコ(糖化)ヘモグロビン(HbA1c)**	4.6〜6.2% ※なお，共用基準範囲では，4.9〜6.0%
インスリン	5〜15 μU/mL
総コレステロール**	130〜220 mg/dL ※なお，共用基準範囲では，142〜248 mg/dL
HDL コレステロール**	男性：40〜86 mg/dL，女性：45〜96 mg/dL ※なお，共用基準範囲では，男性：38〜90 mg/dL，女性：48〜103 mg/dL
LDL コレステロール**	60〜140 mg/dL ※なお，共用基準範囲では，65〜163 mg/dL
中性脂肪**	50〜150 mg/dL ※なお，共用基準範囲では，男性：40〜234 mg/dL，女性 30〜117 mg/dL
ビリルビン*	0.4〜1.5 mg/dL
・インドシアニングリーン(ICG)試験	(15 分値)10% 以下
血液尿素窒素(BUN)*	8〜20 mg/dL
血清クレアチニン(Cr)*	男性：0.65〜1.07 mg/dL，女性：0.46〜0.79 mg/dL
尿酸(血清)*	男性：3.7〜7.8 mg/dL，女性：2.6〜5.5 mg/dL
アンモニア(血漿)	30〜66 μg/dL
ナトリウム(Na)*	138〜145 mmol/L
カリウム(K)*	3.6〜4.8 mmol/L
塩素(塩化物)(Cl)*	101〜108 mmol/L
カルシウム(Ca)*	8.8〜10.1 mg/dL
血清鉄*	40〜188 μg/dL
不飽和鉄結合能	男性：105〜260 μg/dL，女性：110〜325 μg/dL
フェリチン	男性：20〜250 ng/mL，女性：10〜200 ng/mL
CRP(C 反応性タンパク質)*	0.14 mg/dL 以下

●血液ガス

検査項目	基準範囲
動脈血酸素分圧(Pao_2)	88〜102(95±7)mmHg
動脈血二酸化炭素分圧($Paco_2$)	38〜46 mmHg
pH(動脈血)	7.35〜7.45
炭酸水素(重炭酸)イオン(HCO_3^-)(血漿)	22〜26 mEq/L
動脈血酸素飽和度(Sao_2，Spo_2)	95% 以上

■免疫血清検査

検査項目	基準範囲
リウマトイド因子(RF)	RAPA 試験：抗体価 40 倍未満，定量：15 U/mL 未満
抗核抗体	40 倍未満
免疫グロブリン G(IgG)*	861〜1,747 mg/dL

検査項目	基準範囲
免疫グロブリン A(IgA)*	93〜393 mg/dL
免疫グロブリン M(IgM)*	男性：33〜183 mg/dL，女性：50〜269 mg/dL
免疫グロブリン D(IgD)	9 mg/dL 以下
免疫グロブリン E(IgE)	400 U/mL 以下
・血清補体価(CH_{50})	33〜48 U/mL
補体 C3*	73〜138 mg/dL
補体 C4*	11〜31 mg/dL
●腫瘍マーカー	
AFP	10 ng/mL 以下
PIVKA-Ⅱ	40 mAU/mL 以下
CEA	5.0 ng/mL 以下
CA19-9	37 U/mL 以下
CA125	35 U/mL 以下
CYFRA21-1	3.5 ng/mL 以下
PSA	4.0 ng/mL 以下
CA15-3	27.0 U/mL 以下

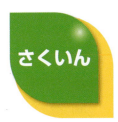

さくいん

記号・数字・欧文

%VC　262
%肺活量　262
Ⅰ型アレルギー　22, **27**, 247
1型糖尿病　**30**, 248
1秒率　44, **262**
Ⅱ型アレルギー　27
2型糖尿病　30
Ⅲ型アレルギー　27
Ⅳ型アレルギー　27
18トリソミー　11
21トリソミー　11
α細胞　76
α-フェトプロテイン　36, **64**
α溶血　141
β細胞　30, 76
β溶血　141
β-ラクタマーゼ　139
γ-GT　233
γ溶血　141
δ細胞　76
ABI　258
ABO型　248
ACTH　76, **241**
ADH　242
AFP　36, **64**, 240
AIDS　28, **190**
Alb　239
ALP　233
ALT　233
AMR　139
ANA　247
APTT　230
ART　191
ASO　141
AST　233
ATL　37
ATLV　192
A型インフルエンザ　185
A型肝炎　61, **192**
A型肝炎ウイルス　61, **192**
A群レンサ球菌　141
A細胞　76
BCG　113, **157**

BFP　245
BNP　236
BUN　232, **235**
Bウイルス　178
Bウイルス病　178
B型インフルエンザ　185
B型肝炎　62, 193
　──の検査　245
B型肝炎ウイルス　62, **192**
B群レンサ球菌　142
B細胞（リンパ球）　25, 69, 70, 71, **110**
B細胞, ランゲルハンス島の　29, 76, 237
Bモード法　267
Ca　219, **236**
CA125　240
CA15-3　240
CA19-9　36, 240
CD4陽性T細胞　190
CEA　36, 240
CIN　87
CJD　80, 195
CK　**234**, 236
CKD　83
CK-MBアイソザイム　236
Cl　236
^{60}Co　121
COPD　44
COVID-19　100, 101, **184**
CPC　4
Cr　219
CRE　127
CRP　228, 231, **239**
CRS　182
CYFRA21-1　240
C型インフルエンザ　185
C型肝炎　**62**, 194
　──の検査　245
C型肝炎ウイルス　62, **194**
C細胞　74
C反応性タンパク質　228, **239**
Cペプチド　237
DIC　**71**, 230
DM　93

DNA　133
DNAウイルス　171, 177
DNA相同性試験法　137
DPT-IPV　113, 145
D型肝炎　194
D型肝炎ウイルス　194
D細胞　76
EB　157
EBウイルス　37, 70, **178**, 195
ECG　256
EDTA-2Na　216
EEG　259
eGFR　235
EIA　115, 175
ELISA　115, 175
EMG　260
ESBL　126
E型肝炎　194
E型肝炎ウイルス　194
FDP　230
Fe　236
FEV_1　262
FEV_1%　262
FL細胞　175
FSH　241
FT_3　240
FT_4　240
GFR　235
GH　241
GOT　233
GPT　233
HAV　61, **192**
HAワクチン　192
HbA1c　216, 232, **237**
HBc抗原　193, 246
HBc抗体　246
HBe抗原　193, 245
HBe抗体　246
HBs抗原　193, 245, 246
HBs抗体　246
HBV　62, **192**
Hb濃度　219, **227**
hCG　224
HCO_3^-　242
Hct値　227

HCV　62, **194**
HDL コレステロール　232, **238**
HDV　194
HeLa 細胞　175
HER2 遺伝子　90
HEV　194
HIV　28, **190**
HIV 遺伝子　246
HIV 感染症　190
HIV 抗体　246
HLA 検査　249
HPV　7, 37, **87**
HTLV-1　7, 37, 69, **192**
Ht 値　227
HUS　147
ICG 試験　234
IFN　176
IgA　110
IgA 腎症　84
IgD　110
IgE　27, 110, 247
IgG　110
IgM　110, 244
IgM 型 HBc 抗体　245
IMT　269
INH　157
INR　230
JC ウイルス　173, **179**
K　219, 232, 235, **236**
LD　232, 236
LDH　233
LDL コレステロール　232, **238**
LH　241
MAC　157
MCHC　227
MCTD　93
MCV（平均赤血球容積）　227
MCV（運動神経伝導速度）　261
MDRA　127, **144**
MDRP　126, **145**
MDRTB　127
MERS　184
MERS コロナウイルス　184
MHC　249
MIC　127
MPO-ANCA　248
MRA　269
MRCP　269
MRI　269
MRSA　126, **139**, 252
MRU　269
MR 混合ワクチン　113, 182, 187
MUP　260

M 抗原　141
M タンパク質　141
M モード法　267
Na　219, 232, **236**
NAG ビブリオ　152
NAT　191
NCS　260
NK 細胞　109
O139 抗原　151
O157　147
O1 抗原　151
O26　147
$PaCO_2$　242
PAN　93
PaO_2　242
PAS　157
PAS 反応　4
PCR 法　137, 254
pH　133, 242
phenui ウイルス科　189
PIVKA-Ⅱ　64, 240
Plt　219, **228**
PM　93
PML　173
POCT　213
PP 細胞　76
PRL　241
ProGRP　240
PSA　36, **86**, 240
PT　**230**, 234, 235
PTH　242
PT-INR　230
PWV　258
PZA　157
QFT　44, 157
Q 熱　146
RA　93
RBC　227
RF　93
RFP　157
Rh 型　248
RNA　133
RNA ウイルス　171, 180
RPR 法　245
RS ウイルス　188
R 因子　127
R プラスミド　127
SARS-CoV-2　101, **184**
SARS コロナウイルス　183
SCV　261
SFTS　189
SIADH　73
SIL　87
SLE　26, 83, **93**

SM　157
SS　93
SSc　93
SSSS　138
STD　143
STI　143
　── の種類　163
STSS　142
ST 合剤　203
T_3　74, **240**
T_4　74, **240**
TG　238
TIA　78
TIG　159
TNM 分類　36
TP　238
TSH　72, 240
T 細胞　14, 25, 69, 70, **110**
T スポット　44, 157
ulcer　55
vCJD　195
VLDL　238
VRE　126, 139, **142**
VRSA　139
WBC　219, **228**
X 連鎖遺伝病　12
X 連鎖顕性遺伝病　13
X 連鎖潜性遺伝病　12

和文

あ

アーチファクト　**258**, 269
アーテスネート　208
アイソザイム検査　234
秋疫レプトスピラ症　164
亜急性硬化性全脳炎　187
亜急性細菌性心内膜炎　142
悪性黒色腫　91
悪性腫瘍　34
　── の検査　239
悪性中皮腫　46
悪性胚細胞腫瘍　89
悪性貧血　68
悪性リンパ腫　**70**, 75, 178
アクチノマイセス属　158
あざらし肢症　10
アシクロビル　176, 177
アジスロマイシン水和物　**209**
アジソン病　76, 241
アシデミア　242
アシドーシス　242
アシネトバクター属　144

さくいん

亜硝酸塩　223
アストロウイルス科　184
アスパラギン酸アミノトランスフェラーゼ　233
アスベスト　37, 46
アスペルギルス症　202
アスペルギルス（属）　202
　——-ニガー　202
　——-フミガーツス　202
　——-フラバス　203
アスペルギローマ　202
圧排性増殖　32
圧迫萎縮　14
アデノウイルス科　178
アテローム　52
アトピー性皮膚炎　91
アドレナリン　75, 241
アナフィラキシー型反応　27
アナフィラキシーショック　22
アニサキス　209
アビガン　186
アフラトキシン　64, 203
アフリカ睡眠病　210
アポトーシス　16
アポリポタンパク質　238
アミノ酸代謝障害　29
アミノ配糖体系抗菌薬　147, 154, 158
アミラーゼ　224, **234**
アミロイド　**29**, 80
アミロイドーシス　**29**, 83
アムビゾーム　202
アムホテリシン B　125, 202, 203
アメーバ症　8
アメーバ赤痢　58, **205**
アメパロモ　206
アモキシシリン水和物　162
アモリン　162
アラセナ-A　176
アラニンアミノトランスフェラーゼ　233
アルカリ　123
アルカリホスファターゼ　233
アルカレミア　242
アルカローシス　242
アルキル化剤　123
アルコール　122
アルコール性肝障害　62
アルサス型アレルギー　27
アルシアンブルー染色　4
アルツハイマー病　80
アルドステロン　22, 75, 241
アルファウイルス属　182

アルファ-フェトプロテイン　64
アルブミン　232, **239**
アルベカシン硫酸塩　139
アレナウイルス科　188
アレルギー　**27**, 115
　——の検査　247
アレルギー性紫斑病　71
アレルギー性鼻炎　27
アレルゲン　27, 247
アレルゲン試験　248
アレルゲン特異的 IgE 抗体検査　248
アンコチル　204
アンドロゲン　75, 86
アンピシリン水和物　147, 150, 154, 158, 161, 164
アンモニア　63, 64

###

胃炎　54
胃潰瘍　55
胃がん　34, **56**, 240
易感染者　105
易感染性　27
異形成　59, 87
異型性　33
異型度　33
医原性感染　107
医原性疾患　8
医原病　8
意識障害　79
萎縮　14
萎縮性胃炎　54
移植　248
異染小体　154
イソジン　123
イソニアジド　157
イソニコチン酸ヒドラジド　157
イソプロパノール　122
イソプロピルアルコール　122
イタイイタイ病　8
胃体部　53
一次結核症　43
一類感染症　116
一過性脳虚血発作　78
一酸化炭素中毒　8
一般検査　222
遺伝　11
遺伝子　10, 12
遺伝子異常　38
遺伝子検査　245, 253
遺伝子診断　**137**, 175
遺伝子増幅法　137

遺伝性球状赤血球症　68
遺伝性疾患　11
遺伝性乳がん　38
遺伝病　11
イトラコナゾール　202, 204
イトリゾール　202
イナビル　186
イヌ型レプトスピラ症　164
イベント心電計　258
イムノクロマトグラフィー　175, **249**
医療・介護関連肺炎　42
医療関連感染　105
イワノフスキー　99
印環細胞がん　57
インキュベーター　133
いんきんたむし　203
インスリノーマ　76
インスリン　29, 66, 76, 237
陰性石けん　123
インターフェロン　126, **176**, 194
インターフェロン-γ遊離試験　44, 156
インテグラーゼ阻害薬　176
咽頭結膜熱　178
院内感染　**105**, 140, 224
院内感染防止対策　118
院内肺炎　42
陰部ヘルペス　177
インフルエンザ　8
インフルエンザウイルス　185
インフルエンザ菌　153

う

ウィダール反応　115
ウィリス動脈輪　79
ウイルス　101, **170**
ウイルス性肝炎　62
ウイルス性出血熱　188
ウイルス性食中毒　184
ウィルソン病　63
ウィルヒョウ転移　36
ウィルムス腫瘍　85
ウインドウ期　191
ウイントマイロン　147
ウエストナイルウイルス　183
ウエストナイル熱　183
ウェルシュ菌　160
ウエルパス　123
ウシ海綿状脳症　195
うっ血　18
ウラ試験　249
ウロビリノゲン　223

運動神経伝導速度　261
運動単位電位　260
運動負荷心電図　257

永久標本　255
エイズ　28, **190**
　──の検査　246
栄養菌糸　198
エールリキア-シャフィーンシス　165
エールリッヒ　100
液性免疫　111
エコーウイルス　181
エコー検査　267
エコノミークラス症候群　20
壊死　16
エストロゲン　64, 81, 88, 90, 241
壊疽　16
壊疽性炎　26
エタノール　122
エタンブトール塩酸塩　157
エチルアルコール　122
エチレンオキサイドガス　121
エチレンオキシドガス　121
エチレンジアミン四酢酸　216
エプスタイン＝バーウイルス　37
エボラウイルス　188
エボラ出血熱　188
エムポックスウイルス　177
エリスロポエチン　83
エリスロマイシン　125, 153, 155, 158, 161
エルゴメーター　257
エルシニア（属）　150
　──-エンテロコリチカ　150
　──-シュードツベルクローシス　150
円形潰瘍　60
炎症　16, **23**
　──の検査　239
　──の五徴候　24
　──の種類　26
炎症細胞　24
炎症性サイトカイン　109
炎症性腸疾患　58
塩素　236
塩素ガス　122
円柱　223
エンテカビル水和物　194
エンテロウイルス属　180
エンテロコッカス（属）　142

　──-フェカーリス　142
　──-フェシュウム　142
エンテロトキシン　138
エンベロープ　172

黄色ブドウ球菌　138
黄癬　203
黄体形成ホルモン　73, 241
黄疸　31, 61, 63, 66, 233
黄疸出血性レプトスピラ　164
黄疸出血性レプトスピラ症　164
嘔吐毒　138
黄熱　183
黄熱ウイルス　183
オウム病クラミドフィラ　167
横紋筋肉腫　35
オージオグラム　265
オージオメーター　265
オートクレーブ　120
小川培地　156
オキシドール　123
オセルタミビルリン酸塩　176, 186
おたふくかぜ　187
オプソニン作用　109
オモテ試験　248
オリエンチア-ツツガムシ　166
オルソヘパドナウイルス属　192
オルトヘペウイルス属　194
オルトミクソウイルス科　185

外因　7
海外旅行者下痢症　152
回帰熱　163
回帰熱ボレリア　163
外耳道炎　92
外出血　21
外毒素　108
界面活性剤　123
海綿状脳症　80
潰瘍　55
潰瘍性大腸炎　58
カイロミクロン　238
火炎滅菌　120
化学的外因　7
化学療法　125
牙関緊急　158
芽球　69
核酸　31, 171, 245, 253
核酸増幅検査　191
拡散法　127

喀痰　251
拡張型心筋症　47
拡張性肥大　47
獲得性　10
獲得耐性　126
獲得免疫　108
確認培地　137
隔壁　198
角膜炎　92
核様体　132
隔離　117
過形成　14
鵞口瘡　201
仮骨　81
過酢酸　124
過酸化水素　123
火傷　7
下垂体機能低下症　73
下垂体梗塞　73
下垂体腺腫　73, 76
下垂体前葉ホルモン　240
ガス壊疽　160
ガス交換　41, 261
ガス滅菌　121
化生　17
仮性結核菌　150
仮性肥大　14
画像検査　256
家族性大腸腺腫症　38, **60**
カタル　187
カタル性炎　26
喀血　21
褐色細胞腫　23, 30, **76**, 241
活性型マクロファージ　110
活性化部分トロンボプラスチン時間　230
活動電位　260
カットオフ値　220
カテコールアミン　23, 75, 76, **241**
カドミウム　8
カナマイシン一硫酸塩　125
化膿　25
化膿性炎　26
化膿性炎症性疾患　141
化膿性髄膜炎　226
化膿レンサ球菌　141
過敏症　**27**, 115
株化細胞　175
花粉症　228
下壁梗塞　49
芽胞　131, **132**
カポジ肉腫　28, 178
鎌状赤血球症　68

さくいん ● 279

過マンガン酸カリウム　123
カラアザール　210
カラードップラー法　267
カリウム　219, 235, **236**
カリシウイルス科　184
顆粒球　228
顆粒膜細胞腫　89
カルシウム　219, **236**
カルジオリピン　162
カルシトニン　74
カルバペネム系抗菌薬　126, 145
カルバペネム耐性菌　139
カルバペネム耐性腸内細菌目細
　菌　127
がん　34
　── による死亡　38
　── に罹患した人数　38
　── の原因　37
　── の進行度分類　35
　── の広がり方　36
簡易血糖検査　216
簡易聴力検査　265
がん遺伝子　32
がんウイルス　195
肝炎　8, 31, **61**
肝炎ウイルス　61, **192**
感音難聴　266
感覚神経伝導速度　261
肝がん　193
換気不均等分布測定　262
桿菌　130
管腔内振動子　267
管腔内超音波検査　269
肝硬変　23, 28, 61, **62**, 193, 233
肝細胞がん　34, **64**, 240
カンジダ（属）　201
　── -アルビカンス　201
カンジダ症　8, 91, **201**
間質液　18
間質性肺炎　41, **42**
がん腫　34
感受性　126, 127, 252
感受性ディスク法　127
冠状動脈　21
　── の閉塞箇所と梗塞巣の関
　　係　49
肝性脳症　64
関節液　226
間接型ビリルビン　233
関節リウマチ　93, 248
感染　103
頑癬　203
感染型食中毒　107
感染経路　106

── の遮断　117
感染経路別予防策　118
感染源　103
完全抗原　109
感染症　103
　── の血清検査　244
　── の予防　115
感染症法　116
感染性ウインドウ期　191
感染性心内膜炎　50
感染性廃棄物　124
がん胎児性抗原　36
感度　220
肝内結石　65
管内増殖性糸球体腎炎　84
肝内胆管がん　64
乾熱滅菌　120
ガンビアトリパノソーマ　210
カンピロバクター（属）　161
　── -コリ　161
　── -ジェジュニ　161
　── -フェタス　162
肝不全　62
鑑別培地　137
汗疱状白癬　203
ガンマグルタミルトランスフェ
　ラーゼ　233
ガンマグロブリン療法　114
がん抑制遺伝子　32
乾酪壊死　16, 43

偽陰性　220
記憶障害　80
器官　2
気管支喘息　44
気管支肺炎　41
奇形　**10**, 46
偽結核菌　150
器質化　20
基質拡張型β-ラクタマーゼ産
　生菌　126
希釈法　127
基準値　219
基準範囲　219
偽小葉　62
偽性血小板減少症　228
寄生虫関連検査　225
季節性インフルエンザ　185
北里柴三郎　100
気中菌糸　198
気導聴力検査　266
キニーネ塩酸塩水和物　208
機能検査　256

機能亢進症　72
機能障害　24
機能低下症　72
偽ポリポーシス　59
偽膜　154
偽膜性腸炎　59, 160
ギムザ染色　162
キモトリプシン　66
逆性石けん　123
逆転写酵素　190
逆転写酵素阻害薬　176
脚ブロック　257
キャリア　62, **104**, 245
球桿菌　142
球菌　130
求心性肥大　47
急性胃炎　54
急性炎症　25
急性灰白髄炎　180
急性肝炎　61, 192
急性冠症候群　48
急性硬膜下血腫　79
急性骨髄性白血病　69
急性糸球体腎炎　141
急性出血性結膜炎　180, 181
急性出血性膀胱炎　178
急性腎炎症候群　84
急性心筋炎　180
急性膵炎　66
急性胆嚢炎　66
急性転化　69
急性リンパ性白血病　69
急性濾胞性結膜炎　179
急速進行性腎炎症候群　84
狂牛病　80, **195**
狂犬病　189
狂犬病ウイルス　189
鏡検法　135
凝固因子　230
凝固壊死　16
凝固系　71
狭窄症　49
強酸性電解水　124
凝集原　115
凝集素　115
凝集反応　115
狭心症　21, 48, 257
胸水　**19**, 46, 226
恐水発作　190
偽陽性　220
胸腺　14
強直　75
強皮症　248
莢膜　131

莢膜細胞腫　89
胸膜肺全摘出術　46
巨核球　69
虚血　21, 77
虚血性萎縮　14
虚血性心疾患　47
巨細胞性動脈炎　93
巨細胞封入体　178
巨細胞封入体病　178
巨人症　73
巨赤芽球　68
巨赤芽球性貧血　26, 54, 68
キラーT細胞　110
ギラン-バレー症候群　161
キロミクロン　238
筋萎縮性側索硬化症　82
筋炎　83
菌塊　158
緊急検査　218
菌交代現象　126
菌交代症　126
菌糸　158, 197
筋ジストロフィー　83
菌糸体　198
筋電図検査　260

グアルニエリ小体　171
空気感染　43, 106
クールー　195
クエン酸ナトリウム　216
クォンティフェロン　44, 157
クッシング症候群　23, 30, 76, 241
クッシング病　73, 76
グッドパスチャー症候群　27
クドア-セプテンプンクタータ　209
クモ膜下出血　79
クラインフェルター症候群　11
グラヴィッツ腫瘍　34
クラビット　150
クラミジア　87, 102, 166
―― -トラコマチス　167
クラミドフィラ-シッタシ　167
クラミドフィラ-ニューモニエ　168
グラム陰性球菌　142
グラム陰性菌　130, 135
グラム陰性好気性桿菌　144
グラム陰性通性嫌気性桿菌　146
グラム染色　135, 252
グラム染色法　130

グラム陽性桿菌　153
グラム陽性球菌　137
グラム陽性菌　130, 135
クラリシッド　162
クラリスロマイシン　162
グリア細胞　77
クリアランス試験　224
グリオーマ　80
グリオブラストーマ　80
グリコーゲン　31
グリコヘモグロビン　237
クリプトコックス症　202
クリプトコックス-ネオフォルマンス　202
クリプトスポリジウム　208
クリプトスポリジウム症　208
クリミア-コンゴ出血熱　189
クルーズトリパノソーマ　210
グルカゴノーマ　76
グルカゴン　66, 76
グルコース　29, 31, 76, 219, 224, 232
グルコン酸キニーネ注射薬　208
グルタミン酸オキサロ酢酸トランスアミナーゼ　233
グルタミン酸ピルビン酸トランスアミナーゼ　233
グルタラール　123
グルタルアルデヒド　123
クレアチニン　219, 224, 232, 235
グレーブス病　74
クレゾール石けん液　122
クレブシエラ(属)　150
―― -ニューモニエ　150
クロイツフェルト-ヤコブ病　80, 195
クロージングボリューム測定　262
クローン病　58
クロストリジウム(属)　158
―― -テタニ　158
―― -パーフリンゲンス　158
―― -ボツリヌム　158
クロストリディオイデス(属)　158
―― -ディフィシレ　160
クロファジミン　157
クロモミコーシス　203
クロラムフェニコール系抗菌薬　150
クロルヘキシジングルコン酸塩　122

け

頸管炎　87
経気道感染　106
経口感染　106
蛍光抗体法　115, 175
形質細胞　24, 25, 71, 110
形質細胞腫　71
携帯型心電計　258
経胎盤感染　172
頸動脈超音波検査　269
経皮的動脈血酸素飽和度　264
劇症型溶血性レンサ球菌感染症　142
劇症肝炎　61
下血　21, 55
血液学的検査　227
血液ガス検査　216, 242
血液型検査　248
血液型母子不適合　31
血液検査　227
血液生化学検査　231
血液像検査　228
血液培養　251
結核　8, 41, 43
結核菌　43, 99, 155
血管肉腫　35
血球数　216, 227
血行性転移　36
血腫　21
血漿　231
結晶体変性　15
血小板　67
血小板凝集能　228
血小板数　219, 228
血清　175, 231
血清クレアチニン値　235
血清タンパク質分画検査　239
血清病　27
血清療法　100, 114
結石　32, 233
結節性多発動脈炎　93
血栓　19, 77
血栓症　19
血栓塞栓症　20
欠損ウイルス　194
血中グルコース濃度　237
血中尿素窒素　235
血沈　230
血糖　216, 219, 232
血糖値　237
血尿　222
血尿症候群　84
血友病　12, 71

さくいん

ケトン体　223
下痢　147
下痢原性大腸菌　147
検疫　117
原核生物　131
嫌気性菌　130, **158**
嫌気培養法　137
顕性感染　104
原生動物　205
検体　4, **212**, 244
　——の正しい採取　215
　——の正しい保存　217
検体検査　212
ゲンタシン　145
ゲンタマイシン硫酸塩　125, 145, 154
原虫　101, **205**
原発性アルドステロン症　23, **76**
原発性異型肺炎　164
原発性硬化性胆管炎　63
原発性胆汁性肝硬変　248
原発性胆汁性胆管炎　62
原発性副甲状腺機能亢進症　75

コアグラーゼ　138
抗 ARS 抗体　248
抗 CCP 抗体　248
抗 DNA 抗体　248
抗 GAD 抗体　248
抗 Jo-1 抗体　248
高 LDL コレステロール血症　28
抗 RNP 抗体　248
抗 Scl-70 抗体　248
抗 Sm 抗体　248
抗 SS-A 抗体　248
抗 SS-B 抗体　248
抗 TSH 受容体抗体　241, 248
高圧蒸気滅菌　120
抗ウイルス薬　125, **176**
好塩基球　67, 228
公害病　7
口蓋裂　10
光化学スモッグ　7
光学顕微鏡　135
抗核抗体　247
膠芽腫　80
抗カルジオリピン抗体　248
硬がん　35
好気性菌　130
好気培養法　137
抗菌薬　125

口腔がん　34
高血圧　22, 52, 76, 77
抗結核薬　125, **157**
抗原　109
抗原抗体反応　4, **243**
抗原抗体複合体　110
抗原虫薬　125
抗原提示細胞　109
膠原病　93
抗甲状腺ペルオキシダーゼ抗体　241, 248
抗細菌薬　125
抗サイログロブリン抗体　74, 241, 248
交差耐性　127
交差適合試験　249
好酸球　23, 67, 228
好酸球性多発血管炎性肉芽腫症　93
抗酸菌　155
抗酸菌染色　252
抗酸性　155
抗酸性染色　130, 252
高山病　8
鉱質コルチコイド　76
恒常性　72
甲状腺機能亢進症　73, 240
甲状腺機能低下症　73, 240
甲状腺刺激ホルモン　72, 73, 240
甲状腺腫大　14
甲状腺ホルモン　74, 240
抗真菌薬　125
抗ストレプトリジン O　141
硬性下疳　162
抗生物質　100, 125
酵素　108
梗塞　21, 77
拘束性換気障害　43, 262
酵素免疫測定法　115, 175
抗体　110, 175, 243
抗体陰性期　191
抗体価　175
抗体産生細胞　110
好中球　23, 25, 67, 109, 228
後天性　10
後天性免疫不全症候群　28, **190**
喉頭がん　34
高トリグリセライド血症　28
口内炎　177
高尿酸血症　31
紅斑　141
高比重リポタンパク質　238

抗微生物薬適正使用の手引き　139
高病原性鳥インフルエンザウイルス　185
高分化　33
高分化型腺がん　56
酵母　197, 198
酵母様真菌　197
抗マイクロゾーム抗体　74
硬膜外血腫　78, 79
硬膜下血腫　78, 79
抗マラリア薬　208
抗ミトコンドリア抗体　248
抗利尿ホルモン　**73**, 242
抗利尿ホルモン分泌不適切症候群　73
抗リン脂質抗体症候群　248
誤嚥性肺炎　42
呼吸機能検査　261
コクサッキーウイルス　180
コクシエラ（属）　146
　—— -バーネッティイ　146
コクシジオイデス属　200
黒色酵母菌症　203
黒色糸状菌症　203
黒色真菌　203
黒色真菌症　203
黒色石　65
個人防護用具　119
骨芽腫　82
骨巨細胞腫　82
骨腫瘍　81
骨髄異形成症候群　70
骨髄球　68
骨髄性白血病　68
骨髄穿刺　228
骨折　81
骨粗鬆症　75, 81
骨導聴力検査　266
骨軟骨腫　**82**
骨肉腫　35, 82
コッホ　98
コッホ釜　122
固定　4
固定液　255
コバルト 60　121
コプリック斑　187
コリネバクテリウム（属）　154
　—— -ジフテリエ　154
五類感染症　117
コルチゾール　75, **241**
コレステロール　238
コレステロール胆石　65
コレラ菌　59, 99, **151**

コレラ毒素　151
コロナウイルス科　183
コロニー　136
混合感染　104
混合性換気障害　262
混合性結合組織病　93, 248
コンポーネントワクチン　113

さ

サーズコロナウイルス　183
催奇形性　10
再キャップ　119
細菌　101, 130
　――の遺伝　134
　――の大きさ　131
　――の形　131
　――の検査法　135
　――の構造　131
　――の増殖　134
　――の発育　133
　――の病原因子　108
細菌性食中毒　107
　――の病原菌　149
細菌性赤痢　58, 149
細菌性大腸炎　59
細菌性肺炎　8
細菌培養　251
細菌濾過器　170
細菌濾過フィルター　170
サイクロスポーラ　210
サイクロセリン　157
採血　216
再興感染症　100
在郷軍人病　145
最小発育阻止濃度　127
再生　17
再生不良性貧血　68, 228
再疎通　20
サイトカイン　109
サイトメガロウイルス　11, 178
サイトメガロウイルス腸炎　58
細胞　2
　――の傷害　13
細胞質　131
細胞傷害型アレルギー　27
細胞傷害性T細胞　110
細胞診　3, 5, 255
細胞性免疫　111
細胞内寄生性細菌　108
細胞壁　131
細胞変性効果　175
細胞膜　131
細胞溶解反応　115
サイロキシン　74, 240

作業性肥大　14
左心不全　51
擦過細胞診　5
殺菌　119
ザナミビル水和物　176, 186
サポウイルス　184
サリチル酸　124
サリドマイド　10
ザルコシスチス-フェイヤー
　　　　　　　　　　209
サルバルサン　100
サルファ剤　100, 208
サルモネラ（属）　148
　――-エンテリティディス
　　　　　　　　　　149
　――-ティフィリウム　149
酸塩基平衡　242
酸化剤　123
霰粒腫　92
三類感染症　117

し

次亜塩素酸ナトリウム　123
ジアフェニルスルホン　157
ジアルジア症　209
シーハン症候群　73
シェーグレン症候群　93, 248
ジェンナー　100
紫外線殺菌　121
ジカウイルス　183
ジカウイルス感染症　183
自家栄養菌　133
痔核　63
自覚的聴力検査　265
志賀赤痢菌　149
志賀毒素　147
志賀毒素産生性大腸菌　147
敷石状変化　58
色覚異常　12
磁気共鳴画像検査　269
色素細胞母斑　91
色素胆石　65
色素変性　15
子宮筋腫　88
子宮頸がん　34, 87, 179, 195
子宮頸管炎　87
子宮頸部上皮内腫瘍　87
子宮腺筋症　88
子宮体がん　34, 89
糸球体腎炎　83
糸球体濾過量　235
子宮内膜異型増殖症　88
子宮内膜症　89
子宮内膜性嚢胞　89

子宮内膜増殖症　88
死菌ワクチン　113
耳垢腺腫　92
自己抗体　26, 247
自己免疫疾患　16, 26
　――の検査　247
自己免疫性肝炎　63
自己免疫性溶血性貧血　31, 68
歯根膿瘍　142
脂質異常症　28, 77
　――の検査　238
脂質代謝障害　28
思春期早発症　73
糸状菌　197
耳小骨筋反射検査　266
シスト　205
ジスロマック　209
自然耐性　126
自然免疫　108
市中肺炎　42
疾患　2
失血性貧血　68
湿潤性増殖　32
疾病　2
指定感染症　117
至適pH　133
至適温度　133
子嚢胞子　199
死の三徴候　38
紫斑　21
ジフテリア　100, 154
ジフテリア菌　154
ジフテリア毒素　154
しぶり腹　150
ジフルカン　204
脂肪肝　28
脂肪酸　28
脂肪性肝炎　63
脂肪変性　15
シャーガス病　210
煮沸消毒　122
充血　18
周産期リステリア症　154
重症筋無力症　83
重症熱性血小板症候群　189
重症熱性血小板症候群ウイルス
　　　　　　　　　　189
修飾麻疹　187
重心動揺検査　266
縦走潰瘍　58
重層扁平上皮内病変　87
従属栄養菌　133
重炭酸イオン　242
シュードモナス（属）　144

―――-エルジノーサ 144
住肉胞子虫 209
修復 13, 16
重複感染 104
終夜睡眠ポリグラフィ検査 264
集落 136
宿主 103
粥腫 52
粥状硬化症 20, 28, 47, 52
主細胞 54
手指衛生 119
主試験 249
手指消毒 119
手術標本診断 5
樹状細胞 109
腫脹 24
出芽 198
出芽酵母 198
出血 21, 71
出血時間 216, 229
出血性炎 26
出血性ショック 22
術中迅速診断 5, 255
種痘 177
受動免疫 111
受動免疫療法 114
シュニッツラー転移 37
腫瘍 32
腫瘍ウイルス 195
主要組織適合抗原 249
腫瘍マーカー 36, 231, 239
純培養 136, 252
上衣腫 80
上咽頭がん 178, 195
漿液性炎 26
消化酵素 66
消化性潰瘍 55
焼却 120
猩紅熱 141
常在細菌叢 102, 109, 251
小細胞がん 45
小循環 17
常染色体 11
常染色体顕性遺伝病 12
常染色体潜性遺伝病 12
小頭症 11
消毒 119
消毒用エタノール 123
小児仮性コレラ 182
小児白色便性下痢症 182
小児麻痺 180
上皮性腫瘍 89
上皮内がん 87

小胞子菌 203
静脈角 18
静脈血採血 216
初期変化群 43
除菌 119
職業がん 37
食細胞 109
食餌性ボツリヌス症 160
褥瘡 16
食中毒 107, 138
食中毒原因寄生虫 209
食道がん 34, 53
食道静脈瘤 23, 53, 63
女性化乳房 64
女性ホルモン 86
ショック 22
しらくも 203
腎盂がん 34
腎盂腎炎 84
心エコー検査 267
心外膜炎 51
真核生物 132
腎芽腫 85
新型インフルエンザ等感染症 117
新型クロイツフェルト-ヤコブ病 195
新型コロナウイルス 101
新型コロナウイルス感染症 100, 101, 117, 184
新感染症 117
心奇形 46
真菌 101, 197
真菌感染症 200
心筋梗塞 21, 22, 23, 48, 236, 257
心筋症 47
真菌症 200
真菌性アレルギー 203
真菌中毒症 203
針筋電図検査 260
真空管採血 216
真空採血管 216
神経原性ショック 22
神経膠細胞 77
神経膠腫 80
神経細胞 77
神経鞘腫 81
神経性萎縮 14
神経線維腫症 12, 38
神経伝導検査 260
心原性ショック 22
進行胃がん 56
進行がん 35

新興感染症 100
進行性多巣性白質脳症 173, 179
進行大腸がん 60
人工弁 50
深在性真菌症 200, 201
腎細胞がん 35, 85, 240
心室中隔欠損症 47
人獣共通感染症 145
侵襲性髄膜炎菌感染症 114
滲出液 19, 226
腎症候性出血熱 189
尋常性疣贅 91
新生児黄疸 31
新生児リステリア症 154
腎性貧血 68
新生物 32
新鮮尿 222, 224
心臓超音波検査 267
心臓破裂 49
心臓弁膜症 49
迅速抗原検出検査 252
迅速標本 255
心タンポナーデ 22, 48
人畜共通感染症 145
心電図 256
心内膜炎 50, 77
腎軟化症 84
侵入門戸 106
心嚢液 226
心嚢炎 51
心嚢腔液 19
心肥大 47
心不全 48, 51, 236
腎不全 75, 83, 235
深部皮膚真菌症 201, 203
心房中隔欠損症 46
心膜炎 51
蕁麻疹 27, 91
シンメルブッシュ消毒器 122

髄液 225
膵炎 66
髄芽腫 80
膵がん 240
膵管がん 66
随時尿 224
水腫 19
膵腫瘍 66
水腎症 14
膵臓がん 34
膵臓ポリペプチド 76
垂直感染 62, 107

さくいん

膵島　66, **76**, 237
水痘　8, 91, **177**
水痘-帯状疱疹ウイルス　177
膵頭部がん　31
髄膜炎　79, **143**, 226
髄膜炎菌　79, **142**, 226
髄膜腫　81
睡眠ポリグラフィ検査　264
髄様がん　74
頭蓋内圧亢進症状　78
スキルス胃がん　56
スキルスがん　35
スタフィロコッカス属　137
スタンダードプリコーション
　　　　　　　　118, 218
スタンフォード分類　52
頭痛　79
ステージ　35
ステロイドホルモン　75
ステント　48
ストレプトコッカス(属)　140
　── -アガラクチエ　141
　── -ピオゲネス　141
ストレプトマイシン硫酸塩
　　　　　　　　　　157
ストレプトリジンO　141
ストレプトリジンS　141
スパイロメトリー　262
スピロヘータ　162
スペクチノマイシン塩酸塩水和
　物　143
スポロトリクス-シェンキイ
　　　　　　　　　　203
スポロトリクム症　203
スポロトリコーシス　203
スルファメトキサゾール　203

 せ

生化学検査　231
生活習慣病　23
性感染症　87, 143, **163**, 167, 177
制御性T細胞　110
静菌作用　126
生菌ワクチン　113
生検　255
生検診断　5
星細胞腫　80
性索間質性腫瘍　89
成熟奇形腫　89
正常細菌叢　102
精上皮腫　86
生殖菌糸　198
成人T細胞白血病　37, 69, **192**,
　　　　　　　　　　195

成人腸管定着性ボツリヌス症
　　　　　　　　　　160
性腺刺激ホルモン　86, 241
性染色体　11
精巣摘除術　86
生体機能検査　256
成長ホルモン　73, 241
精度管理　221
静肺コンプライアンス測定
　　　　　　　　　　262
生物学的外因　7
生物学的偽陽性　245
成分ワクチン　**113**, 176
生理機能検査　212, **256**
生理的萎縮　14
赤芽球　68, 69
脊髄損傷　22
石炭酸　122
赤沈　230
石綿　8, 46
赤痢アメーバ　205
赤痢菌　59, **149**
世代時間　134
癤　91
石灰変性　15
赤血球　67
赤血球凝集素　185
赤血球凝集抑制反応　**115**, 175
赤血球数　227
赤血球沈降速度　230
石けん　123
接合菌症　202
接合伝達　134
接合胞子　199
接触感染　107
接触皮膚炎　91
ぜにたむし　203
セファロスポリン系抗菌薬
　　　　　　　　142, 147
ゼフィックス　194
セフェム系抗菌薬　126, 150
セフォタキシムナトリウム
　　　　　　　143, 150, 153
セフォタックス　143
セフォビッド　145
セフォペラゾンナトリウム
　　　　　　　　　　145
セフトリアキソンナトリウム水
　和物　143, 148, 153
セミノーマ　86
セラチア(属)　151
　── -マルセッセンス　151
セレウス菌　154
全HBc抗体　246

線維芽細胞　16, 20
線維腫　89
線維性嚢胞症　12
線維腺腫　90
線維素性炎　26
腺がん　**34**, 60
潜函病　8
潜血　223
穿孔　55
浅在性真菌症　201
穿刺液　226
穿刺吸引細胞診　5
腺腫　60
染色　4
染色体　10, 11, 135
全身性エリテマトーデス　26,
　　　　　27, 83, **93**, 248
全身性硬化症　93
喘息　8, 27, 228
選択毒性　203
先端成長　198
先端発育　198
仙痛　65
穿通　55
前庭部　53, 56
先天異常　10
先天性黄疸　31
先天性巨細胞封入体病　178
先天性ジカウイルス感染症
　　　　　　　　　　183
先天性耳瘻孔　92
先天性トキソプラズマ症　208
先天性風疹症候群　11, **182**
先天梅毒　163
前頭側頭型認知症　80
潜伏感染　104
潜伏期　**103**, 244
前壁梗塞　49
腺ペスト　150
線毛　131
前立腺がん　86, 240
前立腺特異抗原　36, 86
前立腺肥大症　86

 そ

素因　9
臓器　2
早期胃がん　56
臓器移植法　38
早期がん　35
臓器親和性　173
早期大腸がん　60
双球菌　30, 132
増菌培地　137

さくいん

増菌培養　252
造血幹細胞　67
巣状分節性糸球体硬化症　84
創傷ボツリヌス症　160
総胆管結石　65
総タンパク質　238
早朝尿　224
増幅動物　183
僧帽弁　50
僧帽弁狭窄症　50
僧帽弁閉鎖不全症　50
足関節-上腕血圧比検査　258
即時型アレルギー　27
塞栓　**20**, 77
塞栓子　20
側副血行路　21, **23**, 63
側壁梗塞　49
粟粒結核　44
組織　2
　── の傷害　13
組織液　18
組織型　34
組織診　3, 4, 255
組織侵入性大腸菌　147
組織培養　174
ゾビラックス　176, 177
ソマトスタチン　66, 76
ゾルフーザ　186
ソンネ赤痢菌　149

た

ターナー症候群　11
タール　37
タール便　55
体液性免疫　111
耐塩性　138
体腔液　19
大血管転位　46
大細胞がん　45
胎児赤芽球症　31, 68
胎児水俣病　10
代謝障害　28
体循環　17
大循環　17
代償　242
代償性肥大　14
帯状疱疹　91, **178**
耐性　**126**, 252
耐性遺伝子　127
耐性菌　126
大腸アメーバ　205
大腸がん　34, **60**, 240
大腸菌　147
大腸腺腫　60

大動脈　17
大動脈解離　52
大動脈弁狭窄症　50
大動脈弁閉鎖不全症　50
大脳動脈輪　79
大葉性肺炎　**41**, 142
ダウン症候群　11
他覚的聴力検査　265
高安動脈炎　93
ダグラス窩　37
タゴシッド　139
多剤耐性　127, 139
多剤耐性アシネトバクター
　　　　　　　　127, **144**
多剤耐性結核菌　126
多剤耐性緑膿菌　126, **145**
多剤併用療法　191
多指症　10
脱分化　33
多発血管炎性肉芽腫症　93
多発性筋炎　93
多発性硬化症　226
多発性骨髄腫　**71**, 82
多発性内分泌腫瘍症　75
タミフル　176, 186
胆管炎　65
胆管がん　31, **66**, 233, 240
胆管結石　233
単球　24, 67, 228
単細胞生物　132
炭酸水素イオン　242
担子胞子　199
単純ヘルペスウイルス　87, **177**
単純疱疹　91
探触子　267
胆石　31, 32
胆石症　65
単染色　135
断層法　267
炭疽菌　153
胆嚢炎　66
胆嚢がん　66
胆嚢結石　65
タンパク質　171
タンパク質代謝障害　29
タンパク質変性　15
タンパク尿　84, **222**

ち

チアノーゼ　46
地域流行型真菌感染症　201
チール-ネールゼン染色　4, **135**, 155
遅延型アレルギー　27

チクングニヤウイルス　182
腟炎　87
腟カンジダ　201
腟トリコモナス　87, **206**
チニダゾール　206
遅発性ウイルス感染症　173
遅発性中枢神経感染症　195
チフス菌　148
中間尿　224
中耳炎　92, 142
中耳真珠腫　92
注射器採血　216
虫垂炎　8
中性脂肪　28, 232, **238**
中東呼吸器症候群　184
中分化　33
中和　110
中和試験　175
中和反応　115
腸炎　58
腸炎エルシニア　150
腸炎ビブリオ　152
超音波検査　267
腸管出血性大腸菌　147
腸管浮腫　24
腸球菌属　142
蝶形紅斑　94
腸結核　60
腸上皮化生　54
腸チフス　58, **148**
超低比重リポタンパク質　238
腸内細菌目　146
聴力検査　265
直接型ビリルビン　233
直接浸潤　36
直接塗抹検査　252
直接法　127
直腸子宮窩　37
直腸静脈瘤　24, 63
チョコレート嚢胞　89
陳旧性心筋梗塞　49
沈降反応　115

つ

通性嫌気性菌　134
痛風　31, **235**
つつが虫病　166
つつが虫病オリエンチア　166
つつが虫病リケッチア　166
ツベルクリン反応　44, 156

て

手足口病　180
手洗い　119

低HDLコレステロール血症　28
低温殺菌　122
低カルシウム血症　75
定期接種　112
抵抗力　104, 108
テイコプラニン　139
低身長症　73
ディスジャーミノーマ　89
ディスプラジー　87
低タンパク血症　64
定着因子　108
ディック反応　141
低比重リポタンパク質　238
ディフィシレ菌　160
低分化　33
低分化型腺がん　56
低容量性ショック　22
ティンパノグラム　266
ティンパノメトリー　266
デーデルライン桿菌　155
デーン粒子　193
デオキシヘモグロビン　46
適応　13
摘出材料組織診断　255
テタニー　75
鉄　236
鉄欠乏性貧血　67
テトラサイクリン　125, 142, 150, 152, 155, 158, 164, 166
テネスムス　150
テノゼット　194
テノホビルジソプロキシルフマル酸塩　194
デュークス分類　60
デューク法　229
デュシェンヌ型筋ジストロフィー　12
デルタウイルス属　194
転移　36
転移性肝腫瘍　64
転移性脳腫瘍　81
伝音難聴　266
電気眼振図　266
デングウイルス　183
デング熱　183
電子顕微鏡　136
点状出血　21
伝染性紅斑　179
伝染性単核症　178
伝染性単球症　178
伝染性軟属腫ウイルス　177
伝染性軟疣　177
伝染性膿痂疹　91

伝達性海綿状脳症　195
天然痘　177
癜風　200

糖　224
頭位および頭位変換眼振検査　266
頭蓋内圧亢進症状　78
糖化ヘモグロビン　237
糖原　31
糖原病　12, 31
糖原変性　15
糖質コルチコイド　76
凍傷　7, 91
凍瘡　91
痘瘡　177
痘瘡ウイルス　177
糖代謝障害　29
疼痛　24
同定　136
糖尿病　29, 76, 77, 223
──の検査　237
糖尿病神経障害　31
糖尿病腎症　30, 83
糖尿病性アシドーシス　223, 243
糖尿病網膜症　31, 92
糖負荷試験　224
頭部白癬　203
動脈管　47
動脈管開存症　47
動脈血採血　216
動脈血酸素分圧　242
動脈血二酸化炭素分圧　242
動脈硬化症　20, 28, 52
動脈瘤　52, 79
トガウイルス科　182
ドキシサイクリン塩酸塩水和物　164
トキソイド　114, 155
トキソプラズマ　11, 79, 208
トキソプラズマ症　208
鍍銀染色　162
特異性炎　26
特異度　220
毒素　108
毒素型食中毒　107, 138
毒素原性大腸菌　147
毒素性ショック症候群　139
特発性間質性肺炎　42
特発性血小板減少性紫斑病　71
独立栄養菌　133
吐血　21, 55

突然変異　127
突発性発疹　178
ドノバンリーシュマニア　210
ド＝ベーキー分類　52
ドマーク　100
トラコーマ　92, 167
トラコーマクラミジア　167
トランスサイレチン　239
トランスデューサー　267
トリアシルグリセロール　28, 238
鳥インフルエンザウイルス　185
トリグリセリド　28, 238
トリコスポロン（属）　203
　──－アサヒ　203
　──－ムコイデス　203
トリコスポロン症　203
トリコフィトン属　203
トリコモナス症　206
トリソミー　11
トリパノソーマ　210
トリプシン　66
トリメトプリム　203
トリヨードサイロニン　74, 240
努力呼気曲線　263
ドルーゼ　158
トレッドミル　257
トレポネーマ（属）　162
　──－パリダム　162
トロビシン　143
トロポニン　236
貪食作用　109

内因　7
内因子　68
内耳炎　92
内出血　21
ナイセリア属　142
ナイセル染色　154
ナイセル染色法　135
内臓真菌症　200
内臓リーシュマニア症　210
内毒素　108
内軟骨腫　82
内膜中膜複合体厚　269
ナイロウイルス科　189
ナグビブリオ　151
ナチュラルキラー細胞　109
夏型過敏性肺炎　203
ナトリウム　219, 224, 236
生ワクチン　113, 176
ナリジクス酸　147

さくいん ● 287

軟骨肉腫　35, 82

に

肉芽　16
肉芽腫　43, 58
肉腫　34, **35**
二形性真菌　199
二次結核症　43
二次性高血圧　23
二次性副甲状腺機能亢進症　75
二相性　173
日光皮膚炎　7, 91
ニパウイルス　188
二分裂　134
日本脳炎　182
日本脳炎ウイルス　79, **182**
乳がん　34, 81, **90**, 240
乳管内乳頭腫　90
ニューキノロン系抗菌薬　145, 146, 147, 148, 150, 152, 164,
ニューキノロン耐性淋菌　143
乳酸桿菌属　155
乳酸脱水素酵素　233
乳児ボツリヌス症　160
乳腺炎　90
乳頭がん　74
ニューモウイルス科　188
ニューモシスチス-イロベチー
　　　　　　　　　　202
ニューモシスチス肺炎　28, **202**
尿管がん　34
尿検査　222
尿細菌検査細胞診　224
尿酸　**31**, 232, 235
尿試験紙検査　223
尿生化学定量検査　223
尿潜血　222
尿沈渣　222
尿定性検査　223
尿濃縮試験　224
尿崩症　73, 236
尿路感染症　223
尿路結石　**32**, 85
尿路上皮　83
尿路上皮がん　34, 85
二類感染症　116
任意接種　112
妊娠糖尿病　30
妊娠反応検査　224
認知症　80

ぬ

ヌクレアタム菌　161
ヌクレオカプシド　185

ね

ネオリケッチア-センネツ　165
ネガティブフィードバック
　　　　　　　　　　241
ネグリ小体　190
ネコひっかき病　145
熱傷　91
熱帯熱マラリア　206
熱帯リーシュマニア　210
ネフローゼ症候群　84
粘液胞子虫　209

の

脳炎　79
脳虚血　**77**
脳血管障害　23, **77**
脳血管性認知症　80
脳梗塞　21, 23, 77
脳挫傷　79
脳死　38
嚢子　205
脳出血　23
脳腫瘍　80
脳性ナトリウム利尿ペプチド
　　　　　　　　　　236
脳脊髄液検査　225
脳脊髄液培養　251
能動免疫　111
脳内出血　79
脳軟化症　78
膿尿　222
脳波検査　259
脳ヘルニア　78
脳誘発電位検査　259
膿瘍　25
膿漏眼　143
ノカルジア属　158
ノルアドレナリン　75, 241
ノロウイルス　107, **184**

は

バーキットリンパ腫　70, 178, 195
バークホルデリア属　146
肺炎　41
肺炎桿菌　150
肺炎球菌　42, **142**
肺炎クラミドフィラ　168
肺炎マイコプラズマ　164
バイオセーフティー　125
バイオハザード　124
媒介昆虫による感染　107
肺拡散能力測定　262

肺がん　34, **45**, 81, 240
肺気腫　44
肺機能検査　261
廃棄物　124
肺気量分画　262
肺結核　41, **43**, 156
敗血症性ショック　22
肺高血圧症　47
胚細胞　86
胚細胞腫瘍　89
肺循環　17
肺小細胞がん　240
肺水腫　19
肺線維症　42
肺塞栓　20
培地　136, 137
梅毒　163
　──の検査　245
梅毒血清反応　162
梅毒トレポネーマ　87, **162**
ハイブリダイゼーション法
　　　　　　　　　　137
肺ペスト　150
肺胞性肺炎　41
肺毛細血管　17
培養　136, 174
培養検査　251
廃用性萎縮　14
白癬　8, 91
白癬菌　203
バクタ　203
剝脱性皮膚炎　138
バクテリオファージ　134
バクテロイデス（属）　161
　── -フラジリス　161
白内障　92
白皮症　12
剝離細胞診　5
剝離・擦過細胞診　5
麦粒腫　92
はしか　186
橋本病　26, **74**, 241, 248
播種性クリプトコックス症
　　　　　　　　　　202
播種性血管内凝固症候群　**71**, 230
播種性転移　36
破傷風　8, **158**
破傷風菌　100, **158**
破傷風毒素　158
破傷風ヒト免疫グロブリン
　　　　　　　　　　159
バシラス属　153
パスツール　98

パスツリゼーション 122
バセドウ病 14, 74, 240, 248
バソプレシン分泌不適切症候群 73
秦佐八郎 100
発育環 205
発芽 198
白血球 67
白血球数 219, 228
白血球反応 222
白血球分画 228
白血病 8, 34, 68
白血病細胞 68
発疹チフス 165
発疹チフスリケッチア 165
発疹熱 165
発疹熱リケッチア 165
発熱 24
発熱毒素 141
パニック値 219
パネート細胞 54
羽ばたき振戦 64
パピローマウイルス科 179
ハプテン 109
ハベカシン 139
パラアミノサリチル酸 157
パラガングリオーマ 76
バラクルード 194
バラ疹 148
パラソルモン 75
パラチフス 148
パラチフスA菌 148
パラミクソウイルス科 186
針刺し 8, 119, 124
針生検 5
パルスオキシメーター 264
パルスドップラー法 267
バルトネラ（属） 145
　── -ヘンセラエ 145
パルボウイルス科 179
バロキサビルマルボキシル 186
ハロゲン 122
パロモマイシン硫酸塩 206, 209
半月体形成糸球体腎炎 84
半合成ペニシリン 139
バンコマイシン 125, 139, 160
バンコマイシン耐性黄色ブドウ球菌 139
バンコマイシン耐性腸球菌 126, 139, 142
瘢痕 16, 43, 49
斑状出血 21

斑状小水疱性白癬 203
伴性遺伝病 12
ハンセン病 157
ハンタウイルス科 188
ハンタウイルス肺症候群 189
パンデミック 185

非O139コレラ菌 152
非O1コレラ菌 152
非アルコール性脂肪肝炎 62
ピークフロー測定 262
皮下真菌症 201
非機能性腺腫 73
ビクシリン 147
非結核性抗酸菌 157
微好気性菌 134
微好気培養法 137
ピコルナウイルス科 180, 192
脾腫 24, 63, 148
微小糸球体病変 84
微小変化群 84
ヒスタミン 27, 110
ヒストプラスマ属 200
微生物 101
微生物検査 250
ヒ素 37
鼻疽菌 146
肥大 14
肥大型心筋症 47
非代償性肝硬変 62
ビタミンB_{12} 68
ビダラビン 176
ピック病 80
非定型抗酸菌 157
ヒトT細胞白血病ウイルス 7, 37, 69, 192, 195
ヒトTリンパ球向性ウイルス 192
非特異性炎 26
ヒト絨毛性ゴナドトロピン 224
ヒト白血球抗原 249
ヒトパピローマウイルス 7, 37, 87, 179, 195
ヒトパラインフルエンザウイルス 186
ヒトパルボウイルスB19 179
ヒトヘルペスウイルス6 178
ヒトヘルペスウイルス7 178
ヒトヘルペスウイルス8 178
ヒトメタニューモウイルス 188
ヒト免疫不全ウイルス 28, 190

ヒビテン 122
ビフィズス菌 155
皮膚がん 7
皮膚筋炎 93, 248
皮膚糸状菌症 203
皮膚テスト 248
ビブラマイシン 164
ビブリオ（属） 151
　── -アルギノリティカス 153
　── -バルニフィカス 153
ピペラシリンナトリウム 145
非ホジキンリンパ腫 70
飛沫 43, 186
飛沫核 43, 107, 156
飛沫核感染 106
飛沫感染 106
肥満細胞 27, 110
百日咳 145
百日咳菌 145
病院感染 105
病気 2
病期 35
病原菌 102
病原真菌 197
病原体 102
病原大腸菌 59, 147
病原微生物 102
病後免疫 111
表在性真菌症 201, 203
標識抗体法 175
標準12誘導心電図検査 257
標準語音聴力検査 265
標準純音聴力検査 265
標準予防策 118, 218
病的萎縮 14
病的骨折 81
皮様嚢腫 89
表皮菌 203
表皮ブドウ球菌 138
標本 255
病理解剖 3, 6, 255
病理学 2
病理検査 254
病理診断 3
病理組織検査 255
日和見感染 28, 105, 173
日和見感染症 144
日和見真菌感染症 200
日和見病原体 105
ピラジナミド 157
びらん 55
ピリメタミン 208

ビリルビン 31, 63, 223, 232, 233
ビリルビンカルシウム石 65
非淋菌性尿道炎 167
貧血 67, 227

ファーター膨大部 64
ファビピラビル 186
ファロー四徴症 47
不安定狭心症 48
フィードバック機構 72
フィブリン分解産物 230
フィラデルフィア染色体 69
フィラメント 198
フィロウイルス科 188
風疹 11, 91, **182**
―― の検査 244
風疹ウイルス 182
封入体 171
プール熱 178
フェニューウイルス科 189
フェニルケトン尿症 12
フェノール 122
フェノールゲンチアナバイオレット 135
孵化鶏卵培養 174
負荷試験 218
不活化ワクチン 113, 176
不完全ウイルス 194
不完全抗原 109
不規則抗体 249
副甲状腺機能亢進症 75
副甲状腺機能低下症 75
副甲状腺ホルモン 242
副細胞 54
副試験 249
副腎機能低下症 241
副腎髄質腫瘍 241
副腎髄質ホルモン 241
副腎皮質刺激ホルモン 73, 241
腹水 19, 24, 64, 226
腹痛 147
腹部超音波検査 267
腹壁静脈怒張 63
複方ヨードグリセリン 123
腹膜播種 56
不顕性感染 104
藤野恒三郎 152
浮腫 19, 63
不正性器出血 87
不整脈 22, 49, 257
不全発病者 104
フソバクテリウム（属） 161

―― -ヌクレアタム 161
普通染色法 135
フッ化ナトリウム 216
物理的外因 7
ブドウ球菌性熱傷様皮膚症候群 138
ブドウ球菌属 137
ブドウ糖 29
ブニヤウイルス科 188
腐敗性炎 26
普遍的予防策 218
フュオヒフォミコーシス 203
フラジール 206
フラジリス菌 161
ブラストミセス属 200
プラスミド 127, 134
フラビウイルス科 **182**, 194
孵卵器 133
フランシセラ（属） 146
―― -ツラレンシス 146
プリオン 79, 101, **195**
プリン体 31, **235**
ブルガリア乳酸菌 155
フルコナゾール 204
フルシトシン 204
ブルセラ属 145
フレクスナー赤痢菌 149
フレミング 100
フローサイトメトリー 228
フローボリューム曲線 263
プロゲステロン 88, 89, 241
プロジフ 202
プロテアーゼ阻害薬 176
プロテウス属 151
プロトロンビン時間 230, 234
プロトンポンプ阻害薬 162
プロラクチン 73, 241
フロリードF 204
分芽 198
分化度 33
分生子 199
分離培地 137
分離培養 136, 252
分裂酵母 198

ペア血清 175
平圧蒸気消毒 122
平滑筋肉腫 35
平均赤血球ヘモグロビン濃度 227
平均赤血球容積 227
平衡機能検査 266
閉鎖不全症 49

閉塞性黄疸 31, 66, 223
閉塞性換気障害 44, 262
ベーチェット病 58, 93
ベーリング 100
壁細胞 54
ベクター **107**, 183
ペスト 150
ペスト菌 150
ベナンバックス 203
ペニシリナーゼ 139
ペニシリン 100, 126, 139
ペニシリンG 143, 164
ペニシリン耐性菌 139
ペニシリン耐性淋菌 143
ヘパシウイルス属 194
ヘパトウイルス属 192
ヘパトーマ 34, **64**
ヘパドナウイルス科 192
ペプシノゲン 54
ペプシン 54
ペプチドグリカン 126, 131
ヘペウイルス科 194
ヘマトキシリン-エオジン染色 4
ヘマトクリット値 227
ヘモグロビン尿 223
ヘモグロビン濃度 219, 227
ヘモクロマトーシス 63
ヘモフィルス属 153
ペラミビル水和物 186
ヘリコバクター（属） 162
―― -ピロリ 54-56, 70, **162**
ヘルパーT細胞 110
ヘルパンギーナ 180
ヘルペスウイルス科 177
ベロ細胞 175
ベロ毒素 147
ベロ毒素産生性大腸菌 147
変異型クロイツフェルト-ヤコブ病 195
ベンザルコニウム塩化物 123
ベンジルペニシリン 139
ベンス-ジョーンズタンパク 71
変性 15
偏性嫌気性菌 134, **158**
偏性好気性菌 134
偏性細胞内寄生性 **165**, 170
ベンゼン 37
便潜血検査 225
ペンタミジンイセチオン酸塩 203
ペントシリン 145
ヘンドラウイルス 188

便の検査　225
扁平コンジローマ　162
扁平上皮がん　**34**,45
弁膜症　49
片麻痺　79
鞭毛　131

ボイド赤痢菌　149
蜂窩織炎　91
剖検　**6**,255
膀胱炎　223
膀胱がん　34
膀胱直腸窩　37
ホウ酸　124
放散痛　48
胞子　198
胞子嚢胞子　199
放射線　**7**,37,69
　　　──による先天異常　11
放射線性萎縮　14
放射線腸炎　60
放射線滅菌　121
紡錘菌　161
放線菌属　158
蜂巣炎　91
膨脹性増殖　32
乏突起膠細胞腫　80
傍濾胞細胞　74
ポール-バンネル反応　178
ボールマン分類　56
母子感染　**107**,245
母児感染　107
ホジキンリンパ腫　70
ホスフルコナゾール　201
ホスホマイシン　126,147,150
ホスミシン　150
補体　109
補体結合反応　**115**,175
ボタロー管　47
ポックスウイルス科　177
発作性夜間ヘモグロビン尿症
　　　　　　　　　　　68
発疹チフス　165
発疹チフスリケッチア　165
発疹熱　166
発疹熱リケッチア　166
発赤　24
ボツリヌス菌　159
ボツリヌス食中毒　160
ボツリヌス毒素　159
ポビドンヨード　123
ポリープ　59,60
ポリオ　180

ポリオウイルス　180
ポリオーマウイルス科　179
ホルター心電図　258
ボルデテラ（属）　145
　　　──-パーツシス　145
ホルマリン　4,**123**,255
ホルムアルデヒド　37,**123**
ホルムアルデヒドガス　120
ホルモン　72
　　　──の検査　240
ボレリア属　163
本態性高血圧　23
ポンティアック熱　146

マーズコロナウイルス　184
マールブルグウイルス　188
マールブルグ病　188
マイコトキシン　203
マイコバクテリウム（属）　155
　　　──-アビウム　157
　　　──-アビウム-コンプレックス　157
　　　──-イントラセルラーレ
　　　　　　　　　　　157
マイコプラズマ（属）　164
　　　──-ニューモニエ　164
膜性腎症　84
膜性増殖性糸球体腎炎　84
マクロファージ　24,25,109
マクロライド系抗菌薬　142,
　　　　　　　　145,146,164
麻疹　91,**186**
麻疹ウイルス　186
麻疹後脳炎　187
マスター二階段　257
マスト細胞　110
末端肥大症　73
麻痺　77
マラリア　206
マラリア原虫　206
マラロン　208
マルファン症候群　12
満月様顔貌　76
慢性胃炎　54
慢性炎症　25
慢性化膿性肉芽腫症　158
慢性肝炎　61,194
慢性気管支炎　44
慢性甲状腺炎　74
慢性硬膜下血腫　79
慢性骨髄性白血病　69
慢性腎炎症候群　84
慢性腎臓病　83

慢性膵炎　66
慢性胆囊炎　66
慢性閉塞性肺疾患　44
慢性リンパ性白血病　69
マンモグラフィー　90

ミオグロビン尿　223
ミクロスポルム属　203
ミコナゾール　204
みずむし　203
三日熱マラリア　206
光田反応　157
水俣病　8
ミニダーゼ　185
ミノサイクリン　163,166
ミノマイシン　163
未分化　33
未分化がん　**34**,74
未分化肉腫　35
脈波伝播速度検査　258

む

無為性萎縮　14
ムーコル症　202
ムーコル目　202
無隔菌糸　198
無菌性髄膜炎　180
無症候性キャリア　62
無症候性タンパク尿　84
無症状病原体保有者　104
無性胞子　199
ムンプス　187
ムンプスウイルス　187

め

明細胞がん　85
メサンギウム増殖性糸球体腎炎
　　　　　　　　　　　84
メタボリックシンドローム
　　　　　　　　　　　238
メチシリン　139
メチシリン耐性黄色ブドウ球菌
　　　　　　126,**139**,252
メチレンブルー　135
滅菌　119
メドゥーサの頭　**23**,63
メトロニダゾール　206,209
メファキン　208
メフロキン塩酸塩　208
メラニン　91
メラノーマ　91
メラノサイト　91
メルゼブルグの三徴　74

免疫　26, 108
免疫グロブリン　110
免疫クロマトグラフィー　249
免疫血清検査　115, 175, 231, 243
免疫組織化学染色　4
免疫担当細胞　26
免疫反応　23
免疫不全　27

網膜芽細胞腫　12
網膜芽腫　92
網膜剥離　92
モラクセラ（属）　144
　——-カタラリス　144
門脈圧亢進症　23, 62

薬剤感受性検査　127, 252
薬剤性腸炎　60
薬剤耐性菌　105, 118, **126**, 252
薬剤耐性菌に関するグローバルアクションプラン　139
薬剤耐性対策アクションプラン　139
薬剤耐性マラリア　208
薬物血中濃度検査　243
野兎病菌　146

ゆ
ユーイング肉腫　82
融解壊死　16
有隔菌糸　198
有機水銀　8, 10
有性胞子　199
誘発筋電図検査　260
誘発試験　248
輸血　248

癰　91
溶血環　141
溶血性　141
溶血性尿毒症症候群　147
溶血性貧血　27, **68**
溶血性レンサ球菌　50, **141**
溶血毒　141
羊水　226
陽性石けん　123
腰椎穿刺　225
溶レン菌　141
ヨードチンキ　123
四日熱マラリア　206

予防接種　112
四種混合ワクチン　145
四類感染症　117

らい菌　157
ライノウイルス　181
ライム病　164
ライム病ボレリア　163
ラクチス乳酸菌　155
ラクトバシラス属　155
らせん菌　130, **161**
ラッサウイルス　188
ラッサ熱　188
ラニナミビルオクタン酸エステル水和物　186
ラピアクタ　186
ラブドウイルス科　189
ラミブジン　194
卵円孔開存症　46
卵黄嚢腫瘍　89
ラングハンス型巨細胞　43
卵形マラリア原虫　206
ランゲルハンス島　29, 66, **76**, 237
ランスフィールドの分類　141
卵巣過剰刺激症候群　73
卵巣子宮内膜症　89
卵巣腫瘍　89
ランブル鞭毛虫　209
ランブル鞭毛虫症　209
ランプレン　157

リーシュマニア　210
　——-ドノバニ　210
　——-トロピカ　210
リード-ステルンベルグ細胞　70
リウマチ因子　93
リウマチ熱　50, 141
リウマトイド因子　248
裏急後重　150
リケッチア　102, **164**
　——-ジャポニカ　165
　——-チフィ　165
　——-プロワツェキイ　165
　——-リケッチイ　165
リスター　99
リステリア症　154
リステリア（属）　154
　——-モノサイトゲネス　154
リパーゼ　66, 234, 238
リファジン　157

リファンピシン　157
リポタンパク質分画　238
流行性角結膜炎　178
流行性筋痛症　180
流行性耳下腺炎　187
両性界面活性剤　123
良性腫瘍　33
緑色レンサ球菌　142
緑内障　92
緑膿菌　144
緑レン菌　142
リレンザ　176, 186
リン　235
淋菌　142
淋菌性結膜炎　143
リンゴ病　179
リン酸クロロキン　208
淋疾　143
臨床検査　212
臨床判断値　220
リンパ液　18
リンパ芽球　69
リンパ管　18
リンパ球　24, 25, 67, 68, 110, 228
リンパ行性転移　36
リンパ腫　34, 70
リンパ性白血病　68
淋病　143

類骨骨腫　82
類上皮細胞　43
ルイ=パスツール　98
類鼻疽菌　146
ループス腎炎　83, 93
ルビウイルス属　182

れ
レアギン　27
霊菌　151
レーウェンフーク　98
レオウイルス科　181
レクチゾール　157
レジオネラ症　145
レジオネラ（属）　145
　——-ニューモフィラ　145
レジオネラ肺炎　145
レックリングハウゼン病　12
レトロウイルス科　190
レニン　22, 241
レビー小体型認知症　80
レプトスピラ症　164
レプトスピラ属　164

レプロミン反応　157
レボフロキサシン水和物　150
連合弁膜症　50
レンサ球菌感染後疾患　141
レンサ球菌性毒素性ショック症候群　142
レンサ球菌属　140
連続波ドップラー法　267

瘻孔　58
労作性狭心症　48
漏出液　19, 226
老人斑　80
ローデシアトリパノソーマ　210
濾過除菌　121
濾出液　226

ロセフィン　143
ロタウイルス　181
ロベルト＝コッホ　98
濾胞がん　74
濾胞腺腫　74
ロングフライト症候群　20

わ
ワイル病　164
ワクチン　112, 176